La Curación
Autoinmune

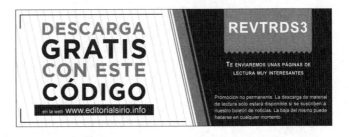

La información contenida en este libro se basa en las investigaciones y experiencias personales y profesionales del autor y no debe utilizarse como sustituto de una consulta médica. Cualquier intento de diagnóstico o tratamiento deberá realizarse bajo la dirección de un profesional de la salud.

La editorial no aboga por el uso de ningún protocolo de salud en particular, pero cree que la información contenida en este libro debe estar a disposición del público. La editorial y el autor no se hacen responsables de cualquier reacción adversa o consecuencia producidas como resultado de la puesta en práctica de las sugerencias, fórmulas o procedimientos expuestos en este libro. En caso de que el lector tenga alguna pregunta relacionada con la idoneidad de alguno de los procedimientos o tratamientos mencionados, tanto el autor como la editorial recomiendan encarecidamente consultar con un profesional de la salud.

Título original: THE AUTOIMMUNE FIX: HOW TO STOP THE HIDDEN AUTOIMMUNE DAMAGE THAT KEEPS YOU SICK, FAT, AND TIRED BEFORE IT TURNS INTO DISEASE
Traducido del inglés por Antonio Gómez Molero
Diseño de portada: Editorial Sirio, S.A.
Maquetación de interior: Toñi F. Castellón

Gráficos de la página 43 de *The New England Journal of Medicine*, Melissa R. Arbuckle, Micah T. McClain, Mark V. Rubertone, *et al.*, «Development of Autoantibodies before the Clinical Onset of Systemic Lupus Erythematosus», vol. n.º 349, Copyright © 2003 Massachusetts Medical Society. Reproducido con permiso de Massachusetts Medical Society.

© de la edición original
2016, Tom O'Bryan

© de la presente edición
EDITORIAL SIRIO, S.A.
C/ Rosa de los Vientos, 64
Pol. Ind. El Viso
29006-Málaga
España

www.editorialsirio.com
sirio@editorialsirio.com

I.S.B.N.: 978-84-18000-38-6
Depósito Legal: MA-305-2020

Impreso en Imagraf Impresores, S. A.
c/ Nabucco, 14 D - Pol. Alameda
29006 - Málaga

Impreso en España

Puedes seguirnos en Facebook, Twitter, YouTube e Instagram.

Dr. TOM O'BRYAN

La Curación
Autoinmune

Cómo detener el daño silencioso de la autoinmunidad
que te hace enfermar, subir de peso y sentirte agotado,
antes de que se convierta en una enfermedad grave

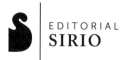

EDITORIAL
SIRIO

A Kelly, Jason y Mia:
os quiero esté donde esté

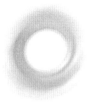

ÍNDICE

PRÓLOGO

El número de personas con enfermedades crónicas está aumentando rápidamente en los Estados Unidos. Se prevé que para el año 2030 a cerca de la mitad de toda la población se le diagnosticará algún tipo de enfermedad crónica. Esto tiene varias consecuencias. En primer lugar, significa que hay más personas que están enfermando a una edad más temprana. En segundo lugar, se prevé que para 2044 el coste de Medicare y Medicaid* para tratar estas condiciones crónicas superará a todos los impuestos recaudados por el gobierno estadounidense. Es más, las enfermedades crónicas más comunes son las autoinmunes, en las que el cuerpo, en un esfuerzo por protegerse, se ataca a sí mismo.

¿Cómo vamos a tratar con esto como comunidad? La respuesta es que la salud no se genera en el consultorio del médico.

---

* Medicare y Medicaid son dos programas de seguros de salud del Gobierno de Estados Unidos. Medicare está destinado a personas mayores o discapacitadas, y Medicaid a personas con ingresos y recursos limitados.

La salud se genera donde vivimos, en las cocinas en las que cocinamos y en donde comemos. Creo firmemente que el tenedor es la herramienta más poderosa de que disponemos para transformar nuestra salud, y sé que mi amigo y colega el doctor Tom O'Bryan está de acuerdo.

Hoy en día sabemos que los alimentos que durante toda la vida se nos ha aconsejado que comamos, y que muchos consumimos a diario, en realidad nos hacen daño. Entre dichos alimentos se encuentran los productos elaborados con trigo, el azúcar, los lácteos y las grasas procesadas comercialmente. Cuando entendemos esto, cambia nuestra relación con los alimentos que consumimos, y nos sentimos mejor. Esta obra nos ofrece esa enseñanza.

La comunidad médica tradicional, es, en parte, responsable de los problemas de salud que sufren millones de personas. Al sugerir que la respuesta a la lucha contra la obesidad era una dieta baja en grasas, les estábamos diciendo a nuestros pacientes que comieran pasta integral, pan y margarina. Sin embargo, con el transcurso de los años, descubrimos que, en realidad, ese consejo estaba equivocado, ya que sucedía justo lo contrario. La dieta baja en grasas no era la cura para la epidemia de obesidad, sino su causa principal. Yo llamo al resultado *diabesidad*.

Ahora sabemos que comer alimentos con un contenido elevado de las grasas adecuadas nos adelgaza mientras que el azúcar nos engorda, y que los productos elaborados con harina, que el cuerpo convierte en azúcar, son uno de los mayores desencadenantes de la epidemia de diabesidad.

El modo en que cultivamos el trigo y molemos la harina produce un contenido de almidón mucho mayor que el que comían nuestros antepasados. Por término medio, el pan de trigo integral tiene más contenido de azúcar que el mismo azúcar. Si comes dos rebanadas de pan de trigo integral, tus niveles de azúcar en la sangre aumentarán más que si comieras una barrita de caramelo. En este libro, aprenderás que este aumento del azúcar en la sangre no solo conduce a la obesidad, sino que crea el asesino silencioso de la inflamación, una causa principal de la mayoría de las enfermedades crónicas que los médicos tratan a diario.

De manera que si crees que por consumir pan de trigo integral estás comiendo algo bueno y saludable, aquí está el doctor O'Bryan para aclarar la confusión. La mayoría de las empresas de la industria alimentaria añaden cereales integrales a sus productos para que parezcan saludables, lo mismo que hace diez, veinte o treinta años ponían la etiqueta de *bajo en grasa* en los alimentos. El doctor O'Bryan te enseñará a eliminarlos de tu dieta. La verdad es que cualquier tipo de producto elaborado con harina que contenga gluten es un problema prácticamente para todo el mundo.

A lo largo de los años, he visto a más de quince mil pacientes en el Centro UltraWellness de Lenox (Massachusetts). No hay nadie que venga a mi consulta, ni un solo paciente, que no se haga una prueba de sensibilidad al gluten. Todo aquel que tenga una enfermedad crónica o cualquiera de sus síntomas es considerado «culpable de consumir gluten» mientras no se demuestre lo contrario.

Si eres uno de los millones de personas que son conscientes de que no se sienten bien pero no saben exactamente por qué, este libro es para ti. La información que estás a punto de conocer te llevará más allá del sistema de atención médica tradicional, que no te ofrece las respuestas que buscas. Aquí aprenderás a implementar estrategias para poder cambiar tus comportamientos cotidianos y empezar a sentirte mejor, perder todo el peso que quieras y recuperar tu energía.

Este nuevo y apasionante libro podría ser tu primer contacto con el mundo de la medicina funcional. Tanto el doctor O'Bryan como yo, además de miles de médicos y profesionales de la salud de todo el mundo, creemos que la medicina funcional es el futuro de la medicina. Su objetivo es identificar y abordar las causas profundas de la enfermedad, y contempla el cuerpo no como una serie de órganos independientes divididos por especialidades médicas, sino como un sistema integrado. Los profesionales de la medicina funcional están capacitados específicamente para tratar la totalidad del sistema, no solo los síntomas. De esta manera, podemos abordar las causas subyacentes de la enfermedad, a menudo con los medios menos invasivos posibles. Esta línea de pensamiento nos lleva de vuelta al punto de partida: el tenedor.

Al elegir los alimentos apropiados y evitar los inadecuados, podrás superar tu adicción al azúcar y los carbohidratos, disminuir la inflamación y recuperar la salud. También aprenderás a diagnosticar con precisión los problemas subyacentes que te empujan por la senda de la salud deficiente o, como lo llama el doctor O'Bryan, el espectro autoinmune.

Tom y yo realizamos nuestra formación inicial de medicina funcional juntos hace casi veinte años. Él es, indudablemente, parte de la solución a la crisis de salud actual, ya que cada año enseña a miles de profesionales de la salud del mundo entero acerca del espectro autoinmune. Su estilo de vida sin gluten y su biografía nos proporcionan los mejores ejemplos para que el resto lo sigamos. Si adoptas sus sugerencias, te convertirás también en parte de nuestra comunidad, tendrás una mejor salud y mejorará tu calidad de vida.

Dr. Mark Hyman, director del Cleveland Clinic Center for Functional Medicine ('centro clínico de medicina funcional de Cleveland'), presidente del Institute for Functional Medicine ('instituto de medicina funcional') y autor incluido en la lista de *bestsellers* de *The New York Times* con sus obras *La solución del azúcar en la sangre*, *La solución del azúcar en la sangre*, *La dieta detox en 10 días* y *Come grasa y adelgaza*

AGRADECIMIENTOS

Este libro es la suma de mis más de treinta años de estudio. Comenzó con mis mentores, y es un honor para mí mostrarles mi agradecimiento. Al doctor George Goodheart, que me enseñó que «el lenguaje corporal nunca miente» y a hacerme siempre la pregunta: «¿Por qué el cuerpo está haciendo lo que hace?». Al doctor Jeffrey Bland, que me enseñó a investigar «el porqué» y a tener presente una perspectiva más amplia. Al doctor Aristo Vojdani, cuya obra nos proporciona las herramientas para medir el sistema inmunitario. Y al doctor Leonard Faye, que con su enfoque, lleno de sentido común, me enseñó que el cuerpo es una obra maestra totalmente interconectada e integrada.

A mis abuelos, Bepe y Assunta Ceschini, que llegaron a los Estados Unidos pasando por la isla de Ellis en 1922 a las edades de veinticuatro y veintidós años respectivamente. Venían con muy poco dinero, no hablaban inglés, llegaban sin un destino específico y simplemente querían una vida mejor para ellos y su futura familia.

Su valor ha sido siempre lo que me ha sustentado cuando las cosas se ponían difíciles.

A mis padres, Thom y Nellie, que dieron todo lo que tenían para que sus hijos tuvieran más oportunidades. A mi hermana Karen, que con su incansable paciencia me permite sacar lo mejor de mí. A mi hermano Dennis, que tiene una autenticidad que es un modelo para todos nosotros. Y a Marzi, mi confidente, cuyo apoyo incansable alimenta mi cuerpo y mi alma.

A theDr.com, el vehículo que me permite transmitir mi mensaje. Mi más sincero agradecimiento a todo el equipo que mantiene sus ruedas engrasadas y su maquinaria funcionando: Karen Cortis, Michelle Ross, Kris Blakeman, Lynn Douglas, Laura Danaher, Melissa Mersch, Gena Stokes, Maria Michelle y Erin Crutcher. A Mary Agnes y Tommy Antonopoulos y todo el equipo de viralintegrity.com, que han sido mis mayores animadores y son responsables de difundir mi contenido a través de Internet y las redes sociales. Ajustan la frecuencia de mi mensaje para transmitirlo al mundo.

Cuando conocí al equipo editorial de Rodale, supe que había vuelto a casa. Fue hace treinta y cinco años, cuando la revista *Prevention* de Rodale y los estudios de casos del doctor Jonathan Wright demostraron que la atención sanitaria podía ser racional y eficaz. ¡Gracias, Rodale! Hoy tengo la inmensa suerte de trabajar con Rodale Books. A mi editora Marisa Vigilante y su asistente Isabelle Hughes, cuya labor ha sido fundamental para el éxito de este libro.

A mi equipo editorial, que ha sido extraordinario. A mis agentes Celeste Fine y John Maas, cuya paciencia y orientación han sido ejemplares. Gracias por proporcionarme la hoja de ruta para cada aspecto del viaje de este libro. A la camaradería y el apoyo de Tom Malterre solo los supera la profundidad de su conocimiento de los temas de este libro. Gracias, Alissa Segersten, creadora de las maravillosas recetas que se incluyen en él; todos los días me sentaba a tu mesa completamente feliz. A Pamela Liflander, cuyo apoyo editorial permitió que mis ideas fluyeran libremente y creó un orden para este cuerpo de conocimiento. Esa no fue una tarea fácil. ¡Gracias, Pam!

Mi eterno agradecimiento a mis pacientes, que comparten sus historias, vienen en busca de ayuda, confían en mi guía y celebran sus resultados. Y por último, también quiero darte las gracias a ti, lector, por arriesgarte a invertir tu tiempo y tu dinero en la lectura de este libro. Rezo por que encuentres en él una guía para un futuro más saludable para ti y la próxima generación.

INTRODUCCIÓN

Ante el hecho de que millones de personas buscan desesperadamente soluciones a una epidemia de misteriosos problemas de salud que las debilitan, voy a mostrarte que la causa subyacente de muchas de estas enfermedades está relacionada con tu sistema inmunitario: el mecanismo corporal cuya misión es protegerte, pero que se encuentra tan desbordado que involuntariamente te está haciendo mucho daño.

Llamamos *autoinmunidad* al trastorno por el cual el cuerpo se ataca a sí mismo y daña a los órganos y los tejidos. Una persona podría pasarse toda la vida con los primeros síntomas de la autoinmunidad, que pueden consistir en dolor en las articulaciones, aumento de peso, dificultades para concentrarse, desequilibrios intestinales, depresión, trastornos del estado de ánimo y fatiga, sin recibir nunca un diagnóstico de enfermedad. Por otro lado, los médicos o los amigos te aseguran, con la mejor intención, que «estás bien, es solo estrés», aunque tu voz interior te esté diciendo que algo va mal. Los médicos que evalúan estos síntomas son bien-intencionados, pero como los análisis de sangre no muestran nada que parezca una crisis, es posible que te hayan dado consejos genéricos, del tipo «perder peso», «dormir más», «comer mejor» o «reducir el estrés». O peor aún, podrías salir del consultorio del médico con una receta para medicamentos contra la ansiedad que te ayude a «calmarte». No es de extrañar que perdamos la esperanza a medida que nuestro estado empeora, desconcertados sobre qué le puede estar sucediendo a nuestra salud. Después de todo, el médico nos dijo que estamos sanos.

La verdad, y lo que me gustaría comunicarte en este libro, es que la autoinmunidad se desarrolla a lo largo de un espectro. La diabetes no se produce de la noche a la mañana, se desarrolla lenta, casi imperceptiblemente, con el tiempo. Tampoco te despiertas un día con alzhéimer, sino que se trata de un proceso de décadas con muchos pasos de progresión a lo largo de los años. Ahora los científicos saben que en las enfermedades autoinmunes, como la diabetes y el alzhéimer, el proceso comienza ya a los veinte o treinta años, con múltiples pasos a lo largo de los cuales la salud va disminuyendo.

En el caso del alzhéimer, podría comenzar con dificultades para concentrarse, luego el olvido, la confusión, la pérdida de memoria y, finalmente, la demencia. Para la diabetes, el espectro podría comenzar con antojos de alimentos, luego desequilibrios de azúcar en la sangre (hipoglucemia), a continuación, síndrome metabólico con aumento de peso, seguido de neuropatías (entumecimiento y hormigueo que van y vienen) y por último un diagnóstico de diabetes con un alto riesgo de enfermedad cardíaca.

Aparte del malestar, el mayor problema con el que nos enfrentamos es que un diagnóstico médico puede emitirse solo *después* de que se haya producido un daño tisular significativo. Para entonces, solo cabe un tratamiento riguroso: una vida entera tomando medicamentos y una batalla cuesta arriba para revertir la enfermedad. Si bien la ciencia ha mostrado avances claros en el tratamiento de muchas de las más de ochenta enfermedades autoinmunes, ¿no te gustaría saber, cuanto antes mejor, si es la autoinmunidad lo que está causando tus síntomas?

Es mucho lo que está en juego: actualmente, en los Estados Unidos, la primera causa de morbilidad y mortalidad, es decir, de enfermar y finalmente morir de alguna afección, es el sistema inmunitario tratando de protegernos. Los médicos e investigadores han sabido durante décadas que la principal causa de enfermedad y muerte en el mundo es la enfermedad cardiovascular, con el cáncer en segundo lugar y las enfermedades autoinmunes (en su conjunto) en tercero. Sin embargo, ha habido un cambio de paradigma en la comprensión del desarrollo de las enfermedades cardíacas y el cáncer. La aterosclerosis, que originalmente se percibía como una enfermedad de almacenamiento de lípidos (grasas) en la pared arterial, ahora se identifica como una enfermedad inflamatoria crónica. En la actualidad, desde esta perspectiva, y con el conocimiento de que el único sistema corporal que participa en la inflamación es nuestro sistema inmunitario, creemos que los desencadenantes de este son el principal mecanismo que causa la enfermedad y la muerte.[1] Yo debería saberlo. La autoinmunidad y la sensibilidad al gluten, uno de los mecanismos más habituales para activar el sistema inmunitario, han sido mi mundo durante los últimos veinticinco años. He educado a cientos de miles de ciudadanos, y a decenas de miles de médicos, enfermeras y nutricionistas de todo el mundo, acerca del efecto de la elección de alimentos, la digestión, la nutrición y la autoinmunidad en la salud general. Además, mi propio historial médico, así como lo que mi familia ha experimentado, constituyen un ejemplo del drama del espectro autoinmune.

MI HISTORIA

Nunca he sido uno de esos niños que siempre supieron que querían ser médico o que se sentían motivados a serlo por su propia experiencia con enfermedades crónicas. De hecho, siempre me consideré un niño sano. Crecí en las calles de Detroit y me apasionaban las artes marciales. A los veinte años, conocí el aikido, una forma de artes marciales a la que se ha llamado zen en movimiento. Esta práctica resonó con mi alma: la premisa de eliminar la resistencia, redirigir una poderosa energía y dejar que el cuerpo fluya.

Pese a que ahora soy conocido en todo el mundo por mi trabajo sobre la autoinmunidad y la sensibilidad al gluten, lo creas o no, cuando tenía unos veinte años era panadero en un restaurante orgánico en Ann Arbor (Míchigan). Irónicamente, solía hornear el mejor pan. La gente venía desde muy lejos a comprar mi pan orgánico, sin levadura, de cereales integrales. Horneaba cuarenta y ocho hogazas al día de ese fabuloso pan totalmente artesanal. Cuando era más joven siempre tenía mucha hambre: recuerdo que solía sacar el pan del horno, cortar un trozo, untarle mantequilla de cacahuete, rociarle miel y luego añadirle rodajas de plátano. Creía que aquello era sano: pan de trigo integral con miel y mantequilla de cacahuete orgánicas. Los plátanos eran naturales. La miel, también natural y ciertamente mejor que el azúcar procesado. Sin embargo, ceder a esos antojos de hambre era probablemente lo peor que podía hacerle a mi salud: esa comida era una bomba de relojería de azúcar. Estaba todo el tiempo hambriento y cansado debido a que tenía unos niveles crónicamente bajos de azúcar en la sangre, pero con ese aperitivo me estaba metiendo en el cuerpo el equivalente a cuatro barritas de Snickers. Durante un rato me sentía bien, pero al cabo de una hora llegaba el inevitable bajón y con él la sensación de cansancio. ¿Alguna vez has notado que estás cansado y bostezando una hora después de haber comido? Estas subidas y bajadas crean la típica montaña rusa que muchos de nosotros sentimos. Solo trataba de vivir de la forma más saludable que podía, así que seguí comiendo mi pan de trigo integral orgánico, sin darme cuenta del daño que me estaba haciendo.

Al mismo tiempo, siendo, como era, un *hippie* de largas melenas, de los que propugnaban la «vuelta a la naturaleza» en Ann

Arbor en 1970, tenía un círculo de amigos que comenzaban a leer artículos sobre alimentación y nutrición en la revista *Prevention*. Recuerdo que me llamaron la atención los artículos del doctor Jonathan Wright, de la Universidad de Míchigan, que es donde estaba estudiando. Su punto de vista fue mi introducción inicial al tema de la atención médica, a pesar de que en ese momento estaba más interesado en las artes marciales.

Tras graduarme, decidí seguir mi pasión por aprender todo lo posible sobre el delicado arte marcial del aikido. Me mudé a Japón y viví en una escuela de artes marciales como *deshi*,* perfeccionando mi técnica y limpiando baños para el gran maestro. Físicamente, nunca me había sentido mejor. Tenía muchísima energía y resistencia, vivía una vida plena y alegre. Se me ocurre ahora, al escribir este libro, que una de las razones por las que tenía tanta lucidez y un rendimiento físico tan grande es que mi dieta consistía principalmente en arroz, que no tiene las proteínas tóxicas del gluten que hay en el trigo; había dejado atrás mi dieta occidental. Sin embargo, al cabo de un tiempo, anhelaba regresar a los Estados Unidos. Había conocido a mi futura esposa antes de irme de allí y la extrañaba. Así que regresé y a los seis meses nos casamos.

Mi esposa sufría de un dolor de espalda derivado de un accidente que tuvo a los doce años. El dolor era tan fuerte que de vez en cuando tenía que ser hospitalizada en silla de ruedas durante una semana. Mientras buscaba una nueva carrera profesional y trataba de encontrar un modo de aliviar su dolor, conocí al doctor Harold Swanson, un quiropráctico de ochenta y cuatro años. La primera vez que fui a su consulta con mi esposa, tuve que llevarla en brazos. Sin embargo, salió de allí por su propio pie. Había algo en el doctor Swanson y la energía de la quiropráctica que me recordaba al aikido, cuya traducción del japonés significa 'apartarse y dejar que fluya la energía'. Esa misma teoría es la premisa de la quiropráctica: que el cuerpo puede curarse a sí mismo liberando su flujo de

---

* N. del T.: discípulo, en japonés.

23

energía. El vínculo entre las dos disciplinas era notable, así que decidí hacerme quiropráctico.

Tras volver a mi alimentación habitual tardé un tiempo en notar que no me sentía bien. Me encontraba en pleno apogeo físico después de entrenar con practicantes de aikido de élite; además, estaba entusiasmado por mi matrimonio y por las perspectivas del futuro que me aguardaba. Mirando hacia atrás, ahora sé que era pura adrenalina. De no haber estado en mejor forma física que nunca en mi vida, habría sentido los síntomas antes.

En 1978, nos mudamos a Chicago para poder estudiar en la Universidad Nacional de Ciencias de la Salud, la escuela quiropráctica más orientada a la investigación. Durante mi primer fin de semana asistí a un seminario del doctor Kirpal Singh, un profesor invitado de Los Ángeles, cuya conferencia sobre electroacupuntura cambió por completo mi concepción de lo que un médico es capaz de percibir. Contó una anécdota de una mujer de cuarenta y dos años que recuerdo textualmente hasta el día de hoy.

La mujer había ido a verlo porque acababan de diagnosticarle diabetes del adulto. Después de un examen inicial, le dijo:

—Creo que cuando eras niña, tuviste un virus que casi te mata. El virus se asentó en el páncreas, causó inflamación y perturbó el equilibrio hormonal hasta el punto de presentar síntomas de hipoglucemia. Has tenido hipoglucemia durante los últimos treinta y cinco años. Ahora se ha convertido en diabetes tipo 2.

El doctor Singh contó que la mujer se quedó asombrada y le dijo:

—Doctor, tiene razón. Tuve hipoglucemia durante muchos muchos años, pero nunca estuve enferma de niña.

Él le respondió muy tranquilo:

—Sí, lo estuviste. Si tu madre vive, llámala y pregúntale.

La mujer llamó directamente desde su consulta:

—Hola, mamá. Estoy en el consultorio de un médico. Todo está bien, pero me acaba de decir que probablemente estuve gravemente enferma cuando era niña. ¿De verdad lo estuve?

Su madre respondió:

—Es verdad, cariño. Eras muy pequeña, y el médico estaba fuera de la ciudad. Lo intentamos todo, como ponerte bolsas de hielo en los pies, porque tenías una fiebre altísima. En ese momento no nos dábamos cuenta, pero estuviste a punto de morir.

Cuando terminé de escuchar la historia, me quedé sentado con la boca abierta. ¿Cómo lo sabía?

El fin de semana siguiente, Sheldon Deal, médico quiropráctico y antiguo ganador de la competición de culturismo Mr. Arizona, vino a dar conferencias. La charla del doctor Deal tuvo lugar en un hotel a la salida del campus, y en el escenario había una televisión en color funcionando sin volumen. Abrió su maletín y sacó un imán del tamaño de los actuales *smartphones*, lo sostuvo y se acercó a la televisión. La imagen de la pantalla se puso del revés. Cuando se alejó de ella, la imagen volvió a ponerse derecha. Caminó hacia ella y otra vez se puso al revés. «Eso es lo que le hace la energía electromagnética a tu sistema nervioso». En 1978, se empezaban a usar relojes electrónicos. Era la gran novedad del momento, y la gente estaba preocupada. Hoy en día, las baterías de los teléfonos móviles o dispositivos *Bluetooth* son incluso más preocupantes y podrían estar contribuyendo a la inflamación del cerebro y el desarrollo de tumores cerebrales.[2] Esa información me hizo darme cuenta de que nuestra exposición ambiental puede tener un impacto silencioso, pero profundo, en nuestra salud.

Como el fin de semana anterior, me quedé sentado lleno de asombro. Ciertamente eso no tenía nada que ver con ninguna formación médica con la que estuviera familiarizado. Me entusiasmaba aprender todo lo posible. Comprendí que la atención quiropráctica significaba mucho más que manipular huesos y músculos. También se centraba en la dieta, la nutrición, el medioambiente y lo que más tarde se estructuraría como los principios de la medicina funcional.

Durante mi último año de estudio, mi esposa y yo estábamos tratando de formar una familia, pero teníamos dificultades para concebir. Llamé por teléfono a los siete médicos holísticos más famosos de los que había oído hablar, y cada uno de ellos amablemente me dedicó su tiempo y me dio un consejo. Cada experto contribuyó con alguna noción que me ayudó a resolver el rompecabezas, entre ellas una radical: dejar el gluten. Así que creé un programa basado en todas sus recomendaciones, y en seis semanas mi esposa se quedó embarazada. Uno de los componentes críticos que abordamos fue el gluten y las sensibilidades lácteas, y ambos comenzamos a cambiar nuestra dieta. Empecé a correr de nuevo, y mis tiempos de maratón fueron mejores que nunca; sin embargo, no veía la conexión entre el mayor rendimiento y mi nueva dieta.

Enseguida algunas de nuestras buenas amigas me preguntaron si las ayudaría a quedarse embarazadas. También ellas habían pasado por la inseminación artificial, y nada había funcionado. ¡En tres meses, hubo una segunda mujer embarazada! Estaba entusiasmado de ver que podía ayudar a quienes sufrían de desequilibrios hormonales e infertilidad, y no podía esperar a abrir mi consulta. Decidí centrar mi práctica en el tratamiento de parejas con desequilibrios hormonales e infertilidad.

Cuando tras graduarme, en 1980, abrí mi consultorio, tenía ya a treinta y tres mujeres como posibles pacientes. Creé un enfoque integral y holístico de la atención médica. También asumí roles de liderazgo. Hubo un momento en que fui presidente de la Sociedad de Quiropráctica de Illinois y también asumí la responsabilidad de convertir el masaje en una terapia reembolsable: a principios de la década de los ochenta, formalicé el proceso de presentación de la solicitud documentando y normalizando cuidadosamente el valor terapéutico del masaje para los trastornos musculoesqueléticos.

A medida que aumentaban mis pacientes, comprendí que todos tenían sensibilidades alimentarias que podía detectar sometiéndolos a una dieta sin gluten. De hecho, muchas de las mujeres que vi con desequilibrios hormonales tenían un problema con el gluten, que se manifestaba en síndrome premenstrual, infertilidad, amenorrea o abortos espontáneos inexplicables. Testamos a cada una de ellas para ver si tenían la enfermedad celíaca, y por lo general los resultados dieron negativo. Esto era un problema, porque la única afección relacionada con una alergia o sensibilidad al trigo que se aceptaba en aquel momento era la enfermedad celíaca. Pero los cuerpos de los pacientes nunca mentían: al seguir mi consejo de evitar el trigo por completo sus problemas se resolvían o mejoraban significativamente. Por aquel entonces, no había ningún método científico aceptado que lo confirmase, pero yo sabía lo que veía: cientos de mis pacientes respondían favorablemente a una dieta sin gluten. Saber esto, y el protocolo de tratamiento posterior que desarrollé, me llevó al mundo del tratamiento de la sensibilidad al gluten con o sin enfermedad celíaca.

Mientras tanto, mi propia salud se estaba resintiendo, y ni siquiera lo sabía. A los cuarenta años, era corredor de larga distancia, todavía esbelto y con un cuerpo bastante en forma. Luego me diagnosticaron una catarata, que es algo muy poco habitual en un hombre sano de cuarenta años. Estuve unos días investigando el problema y descubrí que los altos niveles de plomo pueden ser un desencadenante de las cataratas, pero ¿quién tiene altos niveles de plomo en nuestra época? Estaba seguro de que yo no, pero de todas formas me hice la prueba. ¡Quién se lo iba a imaginar, tenía los niveles más altos de envenenamiento por plomo que cualquiera de los cientos de personas a los que le había hecho la prueba! Repasé mi vida, ya que a menudo las experiencias por las que pasamos arrojan luz sobre un problema, y recordé que hasta los ocho años viví con mi familia en Detroit, justo al otro lado del río de la planta de ensamblaje más grande de Ford. En la década de los cincuenta no había controles de contaminación como los hay ahora, y el aire era altamente tóxico. Piensa en los problemas de contaminación del agua en Flint (Míchigan), en la actualidad.

Una vez que extraje el plomo de mi organismo siguiendo un protocolo que incluía saunas infrarrojas y la nutrición adecuada, que actuaba como un imán para eliminarlo, volví a correr maratones y triatlones. Aunque tenía un estilo de vida saludable y comía alimentos de buena calidad, de vez en cuando sentía que necesitaba más calorías porque mi nivel de azúcar en la sangre bajaba por hacer ejercicio tan enérgicamente. Conocía la solución: comía media docena de rosquillas de manzana y canela en el camino para hacer una carrera de veinticuatro kilómetros. Al fin y al cabo, lo quemaría todo con las más de dos horas de carrera. No hay nada malo en ese tipo de lógica, ¿verdad?

Luego me hice la prueba, usando un protocolo similar al que encontrarás en este libro, y los resultados me asombraron: tres niveles diferentes y elevados de anticuerpos que con el tiempo afectarían a mi función cerebral. Tenía altos niveles de anticuerpos contra la proteína básica de mielina, que es el mecanismo que provoca la aparición de esclerosis múltiple. Ocurría lo mismo con los anticuerpos contra los péptidos cerebelosos, vinculados a una pérdida de equilibrio y velocidad de procesamiento cerebral y contra el gangliósido, que encoge el cerebro y causa deterioro cognitivo y demencias. Esta prueba mostró claramente que yo también estaba en el espectro autoinmune.

Que quede claro que tenía niveles elevados de los tres, y al mismo tiempo estaba comiendo bien y haciendo triatlones. Por fuera, nadie diría que estaba enfermo. Me sentía bastante sano. No experimentaba ningún síntoma, pero era innegable que tenía los anticuerpos. Los resultados de la prueba no iban a desaparecer porque los ignorara o tomara una aspirina. De manera que me decidí a cambiar, dejé *por completo* el gluten y los lácteos y seguí el protocolo nutricional adecuado para ayudar a mi sistema inmunitario a sanar. Al cabo de unos dos años, me repetí las pruebas. Los anticuerpos ya no eran excesivos; ahora se encontraban dentro de su rango normal.

Mis observaciones no fueron completamente confirmadas hasta 2001, cuando asistí a una conferencia de mi amigo el doctor David Perlmutter. Exponía un estudio de diez hombres cuyas migrañas eran tan graves que habían estado recibiendo una indemnización laboral durante una media de ocho años. Mientras escuchaba la conferencia, me puse a pensar en los niños de esas familias y en lo estresante que sería el entorno de su hogar, escuchando constantemente: «Cállate, *shhh*, *shhh*, papá tiene dolor de cabeza». Estas familias se habrían gastado los ahorros de toda la vida y el dinero que tenían guardado para la jubilación únicamente tratando de sobrevivir. Resultó que los diez hombres con migrañas debilitantes tenían sensibilidad al gluten y no enfermedad celíaca. Cuando el autor del estudio los sometió a una dieta sin gluten, siete de ellos no volvieron a padecer un dolor de cabeza. Dos consiguieron un alivio parcial. El décimo rechazó la dieta. Las resonancias magnéticas de los diez pacientes mostraban lesiones en sus cerebros causadas por una inflamación que comenzó con la sensibilidad al gluten.

Las piezas de la historia de la autoinmunidad estaban empezando a encajar. Me di cuenta de que millones de personas sufrían enfermedades autoinmunes no diagnosticadas o, lo que es peor, mal diagnosticadas, que causaban daño tisular (como lesiones en el cerebro) y que comenzarían a provocar síntomas y finalmente llevarían a un diagnóstico de enfermedad. Decidí centrar mi atención en la educación nutricional y el nuevo mundo de la medicina funcional, un término acuñado por primera vez en la pasada década de los ochenta por uno de mis mentores, el doctor Jeffrey Bland. Quería difundir a un público más amplio mis hallazgos: que la sensibilidad al gluten era, en sí misma, un problema tremendo, independientemente de un diagnóstico confirmado de enfermedad celíaca. Mi labor, y la de otros en medicina funcional, también confirmó que si tienes sensibilidad al gluten, u otros alimentos o desencadenantes ambientales, puede manifestarse como inflamación en *cualquier* tejido del cuerpo. Habíamos encontrado el desencadenante —la «leña que alimentaba el fuego»— que iniciaba la cascada de síntomas que llevaba a las enfermedades autoinmunes. Para entonces, yo ya vivía completamente sin gluten, lácteos ni azúcar. A los cincuenta y dos años, me sentía muy bien, y mi rendimiento en el triatlón estaba a la altura del de un treintañero.

Di mi primera gran conferencia en 2004 en la American Academy of Clinical Nutritionists ('academia estadounidense de nutricionistas clínicos'), y desde ese momento no he parado. Para la mayoría de los espectadores que asisten a mis charlas estas siguen siendo eventos que les cambian la vida: da igual en qué parte del mundo esté hablando, en líneas generales, y a pesar de sus buenas intenciones, los médicos y otros profesionales de la salud sencillamente no comprenden hasta qué punto las decisiones que tomamos sobre nuestro de estilo de vida, como, por ejemplo, los alimentos que comemos y el medioambiente que creamos, pueden afectar tan gravemente a nuestra salud.

Este mensaje me volvió a tocar la fibra sensible cuando unas amigas encontraron a mi madre, de ochenta años, sentada en una silla en su casa, consciente pero completamente incoherente. En la sala de urgencias, los médicos le diagnosticaron encefalopatía metabólica tóxica, términos complejos para referirse a un trastorno neurológico que incluye alucinaciones y conversaciones irracionales, causadas por una toxicidad en el torrente sanguíneo denominada sepsis (lo que yo llamo mugre en la sangre). Cuando llegué allí, el médico me dijo que no había nada que pudiera hacer aparte de ayudar a mi madre a sentirse cómoda y ver cómo su vida se apagaba; su propia madre sufría la misma afección. Pero yo no estaba dispuesto a aceptar ese diagnóstico. Para entonces, llevaba veinte años practicando la medicina funcional, y sabía que síntomas como el de mi madre rara vez eran el problema, sino más bien una señal del cuerpo de algún otro problema subyacente. Me di cuenta de que a pesar de que sabía tanto sobre la sensibilidad al gluten, nunca le había hecho pruebas. Cuando solicité los análisis, nos enteramos de que mi madre tenía la enfermedad celíaca y nunca se la habían diagnosticado. La respuesta autoinmune de su cuerpo, exacerbada por la malabsorción, la desnutrición y la deshidratación que a menudo acompañan al celíaco de edad avanzada, estaba causando los síntomas de la encefalopatía metabólica tóxica. La saqué del hospital y la llevé a casa, y la sometió a una dieta sin gluten, sin lácteos y sin azúcar; además, aumenté su ingesta de agua a tres litros al día. En pocas semanas, no solo se sentía mejor, sino que exigía que la dejaran volver a conducir.

En un lado del espectro autoinmune estaba mi madre, a la que a los ochenta años le diagnosticaron la enfermedad celíaca solo porque tuvo un día realmente malo. No recuerdo que se quejara por motivos de salud en toda su vida, pero ahora estoy seguro de que hubo muchos días en los que sentiría malestar. La enfermedad celíaca, como cualquier otra afección autoinmune, no surge de la noche a la mañana. Yo, en cambio, estoy en el otro extremo del espectro: a pesar de que era mucho más joven y parecía saludable, también sufría de un trastorno que podría haber causado una enfermedad devastadora si no se hubiera abordado. En ambos casos los cambios en el estilo de vida fueron el primer paso para la curación.

¿DE QUÉ TE PUEDE SERVIR A TI TODO ESTO?

Ahora ha llegado el momento de que te ayude. Si tienes calambres estomacales, distensión abdominal, estreñimiento, dolores de cabeza ocasionales o acné y te sientes fatigado aunque estés bebiendo café todo el día, tengo que decirte que eso no es normal. No tienes que vivir así. Estos molestos síntomas, por no hablar de los síntomas más inmovilizadores, son un mensaje de tu cuerpo que dice «algo no está bien aquí». Con este libro aprenderás a escuchar los mensajes que tu cuerpo está transmitiéndote, y podrás discernirlos porque entenderás perfectamente el mecanismo que más pasamos por alto y que afecta directamente a tu salud.

Lo bueno es que no es difícil hacer cambios en tu estilo de vida que sienten las bases para transformar tu vida y tu salud en solo tres semanas. El objetivo es reducir la inflamación: la razón por la que te sientes enfermo, cansado o hinchado y olvidadizo. Abordar estos síntomas por sí solo no funciona, que es por lo que estás frustrado.

En lugar de eso, vamos a encontrar lo que está causando la inflamación que provoca estos síntomas.

El gluten (la familia de proteínas del trigo), los lácteos y el azúcar son los desencadenantes más comunes que ponen en marcha todo el mecanismo de inflamación y autoinmunidad. Hay otros, pero el mundo clínico de la medicina funcional considera que esos son «los tres grandes». Los productos químicos tóxicos y los metales pesados que se encuentran en el medioambiente, como el plomo en mi caso, también son impulsores destacados del mecanismo autoinmune. Cuando dejas de «arrojar leña al fuego» al deshacerte de estos principales grupos de alimentos que causan inflamación y desencadenan la autoinmunidad, tu cuerpo comienza a enfriarse y reducir la inflamación. Lo mejor de todo es que la ciencia es clara: al actuar de ese modo puedes detener y finalmente revertir el daño de muchas enfermedades autoinmunes.

No estoy prometiendo una panacea que curará todas las enfermedades posibles en tres semanas, pero mi programa te situará en la senda adecuada. Seguir este plan creará una diferencia innegable en tu bienestar. Dormirás mejor, aumentará tu energía y por fin podrás perder esos kilos de más sin tener que morirte de hambre.

De hecho, algunos de los síntomas que a menudo te han frenado durante años comenzarán a desvanecerse. Es debido, principalmente, al tratamiento de la inflamación por lo que los científicos, investigadores y médicos pueden publicar tantos estudios de casos de éxito en revistas médicas, y a esto se deben también los testimonios aparentemente increíbles que quizá has escuchado acerca de la curación del trastorno de déficit de atención e hiperactividad (TDAH), el acné en adolescentes, la depresión en adultos, la artritis paralizante grave, los tumores oculares (sí, así es), la artritis reumatoide, la psoriasis, el lupus, etc. Cuando sueltas el «freno de emergencia» de la inflamación que paralizaba al cuerpo tras eliminar los alimentos que activan la respuesta del sistema inmunitario, la persona mejora. Por eso puedo afirmar con seguridad que sean cuales sean tus problemas de salud actuales, tu salud empezará a mejorar al seguir el programa.

En este libro encontrarás todo lo que necesitas para entender el mecanismo autoinmune, ver cómo se está manifestando en tu cuerpo, reconocer dónde comenzó y abordar el problema para poder avanzar y disfrutar de una salud óptima. La autoinmunidad es un laberinto. Te mostraré el camino de salida. Además, estarás tan entusiasmado con recuperar tu salud y tu vitalidad que seguir el programa se volverá algo totalmente natural para ti.

NO TE CONFORMES CON UNA SALUD MEDIOCRE

Cada vez que doy una conferencia sobre la reversión de la autoinmunidad, empiezo preguntándole al público: «En esta sala, ¿cuántos estáis sanos?». Por lo general, casi todo el mundo alza la mano. Luego pregunto: «¿Cuántos creéis que tenéis un bienestar físico, mental y social óptimo, y no solo una ausencia de enfermedad y molestias?». Esta declaración es la definición de la palabra *salud* según el *Diccionario médico ilustrado* de Dorland. Al llegar aquí, todos bajan las manos, con excepción de una persona entre trescientas. Sonrío y le digo: «Bien hecho. ¡Choca esos cinco!». La verdad es que creemos que estamos sanos, y no lo estamos. Nos conformamos con la mediocridad tanto en nuestra salud como en nuestras vidas.

En este libro estoy incitando a una revolución, una revolución contra la mediocridad. Hay dos estadísticas que ponen mi misión en perspectiva. En primer lugar, el sistema de atención sanitaria de los Estados Unidos es el más caro del mundo; sin embargo, los informes revelan que es tremendamente ineficaz si lo comparamos con el de otros países altamente industrializados. Peor aún, según el *New England Journal of Medicine*, por primera vez en la historia de la especie humana hemos alcanzado un punto en el que nuestra descendencia tendrá una esperanza de vida más corta que sus padres. Nuestros hijos enfermarán antes, se les diagnosticarán afecciones antes y morirán también antes que sus padres, de trastornos de salud completamente prevenibles, como la diabetes, la obesidad, las enfermedades cardiovasculares y el alzhéimer. En la actualidad hay más niños que nunca con un diagnóstico de diabetes, TDAH, autismo y artritis idiopática juvenil pediátrica. Esto es sencillamente inaceptable.

La atención sanitaria mediocre que aceptamos está creando un mundo en el que nuestros hijos morirán con menos años que nosotros. Este es un ejemplo: durante mi formación médica se nos enseñó que la diabetes tipo 2 del adulto sería la próxima epidemia. Ya no la llamamos diabetes del adulto porque muchos niños tienen esta enfermedad. Ahora es solo diabetes tipo 2: una de las mayores amenazas para la salud en el mundo industrializado. Y las predicciones eran correctas: la «próxima epidemia» está aquí, ahora.

El pronóstico para los adultos no es mucho mejor. Nuestra sociedad ha aceptado la disparatada noción de que la fatiga y los achaques y dolores que nos limitan se deben al «hecho» de que estamos envejeciendo o de que tenemos mucho estrés. En televisión vemos ridículos anuncios sobre fármacos que pueden devolvernos la alegría si simplemente pasamos por alto las advertencias de que podrían causar cáncer, ceguera, deterioro cerebral o muerte. Ignoramos los mensajes de advertencia y nos quedamos con las imágenes de felicidad. Pero tu vida, sobre todo a medida que envejeces, no tiene por qué ser una espiral descendente de depresión y otros problemas de salud. Por eso, en lugar de resignarte, vas a conocer los datos científicos que explican por qué no disfrutabas de una buena salud, y descubrirás lo que puedes hacer ahora al respecto. También conocerás por qué se presentan los síntomas molestos en determinadas partes del cuerpo.

Imagina que el cuerpo humano es una cadena de órganos y sistemas interconectados. Cada vez que tiras de una cadena, esta se romperá siempre por el eslabón más débil. Dondequiera que esté tu eslabón débil, ahí es donde más te afectará la inflamación, causando síntomas. Este eslabón débil podría ser la razón por la que tienes una vaga sensación de malestar. Puede que se trate del peso, la memoria, la tiroides, las articulaciones o las hormonas. El eslabón débil de tu cadena es el punto y la manera en que experimentarás el malestar. Es posible que hayas estado asociando estos síntomas con envejecer, pero la realidad es que la edad tiene muy poco que ver con tu sensación de bienestar.

Identificar este eslabón débil nos da la oportunidad de abordar el problema asociado con él lo antes posible. Esta investigación es el campo de la autoinmunidad predictiva del investigador; la medicina funcional es el campo clínico que trata de qué hacer al respecto. Saber lo que el futuro puede depararnos podría ser la motivación que necesitas para echar un buen vistazo a tus antecedentes familiares, así como a tu estilo de vida actual, y ver lo que está desequilibrado. A partir de entonces podremos trabajar juntos para que consigas empezar a sentirte bien de nuevo.

Debemos dejar de seguir adelante a ciegas creyendo que estamos «bien». Tenemos que despertar y aprender a cuidar de nuestro cuerpo. A medida que empieces a descubrir la historia de la autoinmunidad, aprenderás más sobre ti de lo que jamás has imaginado. Luego puedes transmitir esta información a tus médicos y, en lugar de tratar o estabilizar tus síntomas —o peor aún, de que te vuelvan a decir que no tienes nada malo—, finalmente podrás abordar tu salud general de la manera más sostenible posible. La mayoría de nuestros investigadores hoy en día buscan modos de suprimir la respuesta inmunitaria. Creo que el primer paso es, una vez más, dejar de arrojar leña al fuego. De ese modo tendrás más posibilidades de apagarlo.

Podemos cambiar por completo el estado de salud de nuestra sociedad. Sin embargo, a menos que abordemos los mecanismos que ponen a nuestro sistema inmunitario en modo de ataque, seguiremos envejeciendo prematuramente y se desarrollarán enfermedades a edades más tempranas. La consecuencia de no hacer nada para controlar la respuesta autoinmune es que incluso aunque tengas los genes para gozar de una salud vibrante y dinámica a los noventa, es probable que no alcances esa edad.

No tienes por qué creerme a mí: las pruebas están en la investigación. El sistema inmunitario es una de las áreas en las que se han producido más investigaciones y nuevos hallazgos en medicina durante los últimos veinticinco años. De hecho, según el doctor Yehuda Shoenfeld (el padrino de la autoinmunidad predictiva y alguien de quien hablaré mucho en este libro), si revisas los premios Nobel de los últimos veinte a veinticinco años, la mayoría de ellos se dieron en reconocimiento a las revelaciones sobre el sistema inmunitario.

No obstante, los hallazgos de la investigación tardan un promedio de diecisiete años en llegar a los médicos locales.[3] El problema es que no puedes permitirte el lujo de perder diecisiete años. A menos que tus médicos estén a la última en investigación médica, puede que no sean plenamente conscientes de lo que la ciencia de vanguardia sabe ahora sobre el sistema inmunitario. Y es muy probable que, a menos que hayan estudiado durante los últimos diez años, esta información no se haya abordado en su formación médica. Por eso este libro es fundamental para tu salud: porque tu médico, aun con las mejores intenciones del mundo, quizá no te esté tratando de acuerdo con los últimos adelantos de la ciencia.

Esta obra te presenta algunos de los miles de estudios realizados en las mejores instituciones y que han sido publicados en las revistas más prestigiosas. La ciencia muestra, sin lugar a dudas, que modificar tus hábitos alimentarios de modo que evites los alimentos que desencadenan una respuesta inmunitaria no significa que estés siguiendo una dieta de moda, sino que es la única manera de abordar la inflamación de tu cuerpo para que pueda sanar.

Primera parte

EL PROBLEMA

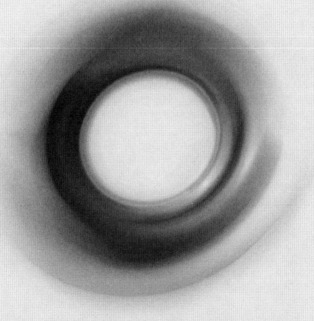

1

EL ESPECTRO DE LA AUTOINMUNIDAD

En este capítulo, vamos a hablar acerca del origen de la enfermedad. Te voy a hacer una pregunta: ¿crees que te despiertas una mañana con una enfermedad como la diabetes o el alzhéimer o con quince kilos de más? No. Los científicos aseguran que estos son los resultados de procesos de décadas de duración que se desarrollan en una secuencia gradual. Pero si vemos el panorama general de esa secuencia que provoca la enfermedad, queda claro que hay una manera de «cortarla de raíz» —o, como dicen los científicos, detener el desarrollo de la enfermedad autoinmune— y mantenerte saludable durante más tiempo y con un periodo más breve de discapacidad al final de la vida.

Mi trabajo en el mundo de la enfermedad celíaca y la sensibilidad al trigo me ha convertido en uno de los principales expertos en este campo. Debido a que la enfermedad celíaca es la única afección autoinmune que ha sido claramente perfilada —sabemos qué te hace vulnerable (genética) a ella, cuál es su desencadenante (el gluten, el centeno y la cebada) y cuál es «la gota que colma el vaso» antes de que se desarrolle (la permeabilidad intestinal)–, es un buen modelo para estudiar. Voy a referirme a ella a lo largo de este capítulo, así como en el resto del libro, como un ejemplo clásico del *espectro autoinmune o de la autoinmunidad.*

Un espectro es una gama que se utiliza para clasificar una idea u objeto en términos de su posición en una escala entre dos puntos extremos u opuestos. El espectro de la autoinmunidad es un estado progresivo de enfermedad que va desde la salud radiante en un extremo hasta la enfermedad degenerativa en el otro. En el medio hay una amplia gama de etapas variadas pero relacionadas que se construyen unas sobre otras y que, por lo general, se mueven en la dirección de más enfermedad. Así es como sufrimos de daño autoinmune mucho antes de que nos diagnostiquen una enfermedad autoinmune y mucho antes de que se presenten los primeros síntomas. Una vez más, en un extremo del espectro no hay síntomas obvios: esto se conoce como *autoinmunidad benigna.* En el otro extremo hay un problema de salud bien definido: un padecimiento o enfermedad clínica. En el área intermedia del espectro está el *proceso de enfermedad* (la acumulación de daño), que se conoce como *autoinmunidad patógena.* La ventaja de entender este espectro es que podemos cambiar conscientemente de dirección: alejarnos de la enfermedad y volver a la salud y a la vitalidad. Ese es el propósito de este libro.

Este deterioro de la salud se puede medir en términos de su intensidad por el nivel de anticuerpos. Cuando hay una ligera elevación de los anticuerpos, algunas personas pueden experimentar síntomas notables, mientras que otras con niveles tremendamente altos de anticuerpos pueden no tener síntomas en absoluto. Sin embargo, en ambos casos están en el espectro, y progresarán a lo largo de él hasta que se les diagnostique una enfermedad crónica o mortal. Esta es la razón por la que no importa si notas síntomas o no: si tienes exceso de anticuerpos, estos están fomentando la degeneración del tejido.

Siempre que estamos expuestos a cualquier desencadenante ambiental (como el gluten, los cacahuetes, el moho...), nuestro sistema inmunitario se activa para protegernos. Esto está sucediendo continuamente y en todo momento, y lo hace en segundo plano, de manera que no lo notamos. Es lo que se conoce como *inmunidad normal*: no sientes nada. Si el nivel de la agresión (el grado de exposición) aumenta, es posible que experimentes algún tipo de irritación leve, como moqueo en la nariz, dolor muscular o dificultades para concentrarte. Si el nivel de exposición continúa aumentando, el sistema inmunitario tiene que responder más agresivamente, lo que comienza la cascada inflamatoria. El exceso de inflamación más allá del rango normal causará daño celular. El daño celular continuo inducirá daño tisular. El daño continuo a los tejidos ocasionará inflamación de los órganos. La inflamación continua de los órganos aumentará la intensidad de los síntomas, y se desarrollarán anticuerpos para ese órgano. Si el nivel de anticuerpos en un órgano se mantiene elevado de forma continuada, dicho órgano sufrirá daños. Ahora tienes síntomas que pueden identificarse como una enfermedad autoinmune.

Este mecanismo, como veremos a continuación, es la vía principal en el desarrollo de la enfermedad autoinmune.

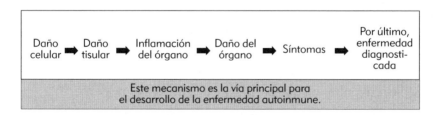

En 2003, la doctora Melissa Arbuckle y sus colegas publicaron un estudio histórico en el *New England Journal of Medicine* ['revista de medicina de Nueva Inglaterra'] que describía el espectro de enfermedades autoinmunes. La doctora Arbuckle investigó el historial clínico de ciento treinta pacientes de un hospital para veteranos de guerra a los que les habían diagnosticado lupus, una típica enfermedad autoinmune que afecta a la piel, las articulaciones y los órganos.[1] Durante sus años de servicio activo, a todos los militares, tanto hombres como mujeres, se les extrae sangre en numerosas ocasiones. Por suerte para el equipo de la doctora Arbuckle, el gobierno de los Estados Unidos ha estado congelando y guardando muestras de sangre desde 1978. La doctora pidió permiso para examinar muestras de sangre congelada tomadas cuando los pacientes actuales de lupus estaban sanos y sirviendo en las fuerzas armadas.

Su estudio mostró que cada veterano con un diagnóstico positivo de lupus presentaba, en su análisis de sangre, marcadores elevados de siete anticuerpos relacionados con dicha enfermedad años antes de que presentara algún síntoma. El nivel de anticuerpos aumentó año tras año hasta alcanzar una meseta, momento en el que el daño de los órganos era lo suficientemente grave como para que aparecieran los síntomas. Esta etapa se llama *autoinmunidad patógena temprana*. Para cuando los pacientes llegaron a esta meseta, estaban lo suficientemente enfermos como para ir a un médico.

Con el paso del tiempo, más células fueron atacadas, la inflamación aumentó y los síntomas empeoraron. Finalmente, cuando los síntomas ya no eran tolerables, fueron al médico y se les diagnosticó lupus. Sin embargo, cada uno de los hombres y las mujeres del estudio estaban en el espectro autoinmune del lupus desde hacía al menos cinco años. No podemos sentir cuándo los anticuerpos están matando nuestras células en las etapas iniciales, de manera que no hay nada que nos avise sobre el daño tisular hasta que se llega al punto en que la enfermedad clínica es evidente.

Si se tratara de ti, ¿cuándo querrías enterarte de que estás en el espectro de la autoinmunidad? ¿Esperarías a tener suficiente daño en los órganos para sufrir síntomas notables, o intentarías atajar la enfermedad antes de que se produzca tanto daño que los síntomas requieran atención médica?

En los siguientes gráficos, observa los siete anticuerpos diferentes que pueden causar lupus. Cuando los participantes del estudio notaron por primera vez los síntomas de la enfermedad, vemos que poco más del 18 % de los que finalmente recibieron un diagnóstico de lupus, conocido científicamente como lupus eritematoso sistémico (LES), tenían exceso de anticuerpos anti-Sm cinco años antes; el 28 %, exceso de anticuerpos anti-dsDNA; el 48 %, de anticuerpos ANA; el 56 %, de anticuerpos anti-La; el 59 %, de anticuerpos anti-Ro, y el 64 %, de anticuerpos aPL.

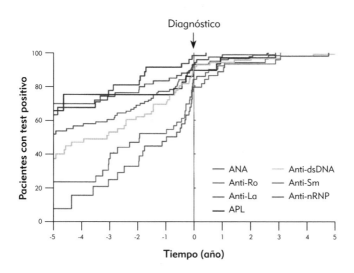

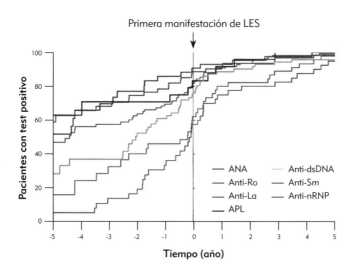

Del mismo modo, para cuando los pacientes recibieron el diagnóstico de LES, vemos en el gráfico inferior que los siete anticuerpos llevaban más de cinco años en niveles elevados. Es fundamental entender esta idea: hay un exceso de anticuerpos, que dañan el tejido afectado, años antes de que se produzcan síntomas notables o se realice un diagnóstico.

La gravedad de los síntomas depende de cuánto tiempo hayas estado en el espectro de la enfermedad autoinmune y cuánto daño tisular se haya acumulado. El «regalo» de tener síntomas es que te obliga a tomar nota y hacer algo para abordar un problema. Es la oportunidad de actuar con respecto a estos síntomas, a menudo aparentemente desconectados, *antes* de que haya tanto daño tisular que contraigas una enfermedad. Los síntomas recurrentes como fatiga, hinchazón, falta de energía y lapsos de memoria, u otras aparentemente no relacionados que aparecen de repente, pueden ser mensajeros del sistema inmunitario que te avisan de que hay un desequilibrio.

Sin embargo, seamos claros: los síntomas no son la primera manifestación de un problema; son la gota que colma el vaso cuando el cuerpo ya no puede compensarlo. Aunque el organismo ha luchado para compensar el daño tisular y tratar de recuperar la estabilidad, ha agotado su capacidad para «adaptarse» y compensar con objeto de mantener el equilibrio (un proceso conocido como *alostasis*). Ahora el daño acumulado comienza a producir síntomas. En cuanto la bola comienza a rodar, a menos que la detengas, el problema se va haciendo cada vez más grande.

Curiosamente, las enfermedades crónicas son casi aceptadas como una parte normal de la vida: fatiga, dolor, depresión, obesidad, insomnio, ansiedad, dolores de cabeza y muchas más. Estos síntomas pueden ser comunes, pero no son normales. La diferencia es abismal: *común* significa que mucha gente lo tiene; *normal* significa que así es como se supone que debe ser. Los síntomas «comunes» (estar enfermos, gordos, cansados y olvidadizos) no deben ser aceptados como «normales», y saber esto debería servirnos de motivación para que les dijéramos a nuestros médicos:

«Un momento, ¿esto que estoy sintiendo es común o normal?». La verdad es que nadie debería tener que vivir con síntomas, ni aceptarlos, y tampoco nadie debería ignorarlos.

Lo peor que puedes hacer es desatender tus síntomas o tomar analgésicos de forma habitual para aliviarlos. Si bien no hay nada de malo en tomar de vez en cuando una aspirina, un ibuprofeno u otros antiinflamatorios no esteroideos (los denominados AINE), o incluso, en alguna ocasión, analgésicos recetados, al tomarlos habitualmente te expones a un nuevo problema. Hasta el 65 % de las personas que toman AINE durante seis meses o más presentan inflamación en los intestinos, que puede ocasionar artritis en cualquier articulación del cuerpo.[2] Los AINE pueden provocar una reacción autoinmune secundaria que yo llamo daño colateral, sobre el que hablaré más adelante.

El segundo problema de confiar en los analgésicos es que nunca abordas el problema subyacente que causa el dolor. Imagina que mientras estás conduciendo se enciende una luz en el salpicadero del coche. ¿Te detienes y levantas el salpicadero para buscar el cable que está conectado a la luz de advertencia, lo cortas y vuelves a la carretera para seguir conduciendo? Supongo que no. Sabemos que eso no tiene sentido: el coche no duraría mucho e ignorar la luz de advertencia podría ser peligroso. ¿Crees que tu cuerpo es diferente? Sin embargo, le hacemos algo parecido cuando tomamos analgésicos sin buscar qué es lo que provoca ese dolor.

Desatender o suprimir los síntomas permite que el desequilibrio subyacente continúe causando más daño tisular. Si bien es perfectamente normal y razonable querer sentirse mejor de inmediato, es necesario abordar el mecanismo que causa el malestar, o la degeneración continuará hasta el punto en que los medicamentos dejarán de aliviar los síntomas. Por ejemplo, aunque los antibióticos pueden tratar eficazmente el acné, solo ofrecen alivio a corto plazo y no abordan la causa raíz del problema. Además, tomarlos provoca muchas consecuencias a largo plazo, como daño a los huesos, cicatrices y hepatitis autoinmune.[3]

PRESTA MUCHA ATENCIÓN A TU ANÁLISIS DE SANGRE

Cuando tu médico revise los resultados de tu análisis de sangre contigo y haya una A o unas B junto a un marcador sanguíneo, lo que significa alto o bajo, hazle la siguiente pregunta si te dice que tus resultados «son normales»: «Doctor, ¿son normales o son comunes?».

Puede que con esta pregunta lo incites a darte una explicación acerca de por qué tal o cual valor es alto o bajo, porque ciertamente normal no es.

Si quieres una salud radiante, tienes que descifrar lo que tu cuerpo está tratando de decirte. Lo cierto es que el lenguaje del cuerpo nunca miente; solo tenemos que aprender a entender lo que nos está diciendo. Ese es el objetivo de este libro: enseñarte a escuchar a tu cuerpo y hacerle las preguntas correctas. Una vez que entiendas los conceptos básicos de cómo se activa tu sistema inmunitario para protegerte de las amenazas percibidas y aprendas su lenguaje, podrás encontrar el desencadenante o la causa raíz de tus síntomas e identificar qué invasor ofensivo te llevó al espectro autoinmune. A continuación, podrás identificar dónde te encuentras en el espectro, lo que te da la oportunidad de abordar el mecanismo subyacente años antes de que se haya acumulado suficiente daño tisular, comiencen los síntomas y se haya producido una enfermedad diagnosticable. De ese modo, podrás invertir la tendencia y volver a una salud óptima con solo unos cambios sencillos en tu estilo de vida.

CONOCE TU SISTEMA INMUNITARIO

La gran mayoría nos dirigimos hacia el extremo peligroso del espectro autoinmune debido a que nuestro sistema inmunitario trata de protegernos de la creciente exposición al medioambiente tóxico. Nuestro objetivo es pasar al otro extremo del espectro, volver a la inmunidad normal. Para conseguirlo, el primer paso es obtener una visión global de cómo funciona el sistema inmunitario.

Tu sistema inmunitario actúa como las fuerzas armadas: su misión es protegerte y está compuesto por diferentes cuerpos que trabajan juntos. Metafóricamente hablando hay un ejército de tierra, una marina, una fuerza aérea, unos marines y unos guardacostas (lo que los médicos llaman anticuerpos IgA, IgG, IgE, IgM e IgD, pero te hablaré de eso más adelante); cada uno tiene una función distinta que nos protege y nos permite sobrevivir y prosperar en el planeta.

En realidad, hay cuatro sistemas inmunitarios diferentes en el cuerpo, y cada uno puede producir los cinco tipos de respuestas autoinmunes enumeradas anteriormente. El más grande se encuentra en el tracto gastrointestinal (el intestino), donde reside del 70 al 85 % de la inmunidad. Hay otro sistema inmunitario en el hígado llamado células Kupffer. El tercero comprende los glóbulos blancos, que se encuentran en el torrente sanguíneo. Finalmente, hay uno en el cerebro formado por células glia. Cada uno de estos sistemas funciona por separado, pero todos siguen el mismo manual y se comunican entre sí. Cada sistema inmunitario está compuesto como mínimo por dos ramas: el *sistema inmunitario celular*, o *innato,* que actúa como si estuviera dotado de pistolas protectoras que disparan balas químicas, y el *sistema inmunitario humoral*, o *adaptativo*, que es la artillería pesada que llamamos cuando necesitamos refuerzos.

Cuando se enfrenta a un invasor, ya sean células cancerosas, bacterias, virus, parásitos, proteínas dietéticas perjudiciales y péptidos, o incluso productos químicos como medicamentos, la rama innata/celular produce citoquinas, las armas bioquímicas a las que llamo respuesta inmediata. Estas citoquinas reconocen y luego destruyen lo que consideran amenazante. Se producen diferentes tipos de citoquinas, y el sistema inmunitario determina cuál utilizar dependiendo de la amenaza. Por ejemplo, para apoyar al sistema inmunitario nos administramos vacunas, y recibimos distintas inmunizaciones contra el sarampión y las paperas; en cada caso, el objetivo es una citoquina diferente. Si la estrategia defensiva de la rama celular no consigue cumplir su función, el sistema inmunitario reclama las «armas pesadas». Es entonces cuando entra en acción la rama humoral/adaptativa y sus soldados lanzan misiles dirigidos llamados anticuerpos.

Este complejo sistema biológico funciona las veinticuatro horas del día, y solo disponemos de su limitado arsenal para proteger nuestra salud interna del exterior. En el mundo actual el sistema inmunitario tiene que esforzarse mucho, y puede llegar a sobrecargarse fácilmente. A veces, los invasores ofensivos se cuelan a través de las grietas y desencadenan infecciones o esos síntomas molestos que puedes estar sufriendo que no empeoran hasta causar una infección diagnosticable. Cualquiera de las dos respuestas puede evolucionar hasta convertirse en una enfermedad importante. Esto sucede particularmente en el caso de los niños y los ancianos, ya que por un lado el sistema inmunitario tarda tiempo en madurar por completo y por otro se suele desgastar a medida que envejecemos.

Un segundo problema es que nuestros cuerpos de hoy son exactamente iguales que los de nuestros antepasados que vivieron hace miles de años; sin embargo, las amenazas a las que estamos expuestos en la actualidad son completamente diferentes. Como dice mi buen amigo el doctor Mark Houston, biólogo vascular (especialista en vasos sanguíneos): «El cuerpo humano tiene un número limitado de sistemas de respuesta disponibles para responder a un número ilimitado de agresiones». Nuestros antepasados requerían de protección inmune contra solo unos cuantos virus y un puñado de insectos: parásitos, gusanos y bacterias. Su sistema inmunitario fue diseñado para identificarlos y destruirlos. Nuestro sistema inmunitario hoy en día es exactamente el mismo; no obstante, las amenazas a nuestra salud ahora incluyen esos mismos parásitos, gusanos, insectos y bacterias, así como «un número ilimitado de atacantes», entre ellos superbacterias (bacterias que se han vuelto resistentes a los antibióticos); alimentos híbridos y modificados genéticamente; decenas de miles de sustancias químicas tóxicas, entre ellas herbicidas y pesticidas, y metales pesados como el plomo, el mercurio y el cadmio, como resultado de la modernización de la sociedad. Se ha dicho, por ejemplo, que el plomo que forraba los acueductos romanos propició la caída de esta civilización porque el sistema inmunitario humano no está hecho para luchar contra el plomo. La cuestión es que nuestros cuerpos siguen respondiendo a todos estos y a muchos más agentes nocivos (que, en conjunto, se llaman antígenos) como si lucharan contra un insecto, un parásito, una bacteria o un virus. Eso es todo. Es lo único con lo que contamos como sistema de respuesta de protección.

EL AUMENTO DE ANTICUERPOS ES LA ESTRATEGIA LANZAMISILES DEL SISTEMA INMUNITARIO

Cuando el sistema inmunitario innato no puede deshacerse del invasor creando inflamación, se manda al sistema inmunitario adaptativo a que combata utilizando anticuerpos, una especie de asesinos profesionales que persiguen a un objetivo específico. Dondequiera que los anticuerpos encuentren a un invasor, disparan sus misiles. Si alguna vez has recibido los resultados de los análisis de sangre con las palabras «niveles elevados de anticuerpos» o una A junto al marcador de anticuerpos, esto se refiere al hecho de que las armas pesadas están trabajando horas extras para contener lo que se percibe como una amenaza y, tengas o no síntomas, el daño tisular de esos anticuerpos se está acumulando.

Cada una de las armas pesadas lanza su propia clase de anticuerpos: IgA, IgG, IgE, IgM e IgD. El IgM es el primer anticuerpo producido cuando se sospecha una amenaza y se llama a las armas pesadas. Si este no puede neutralizar la amenaza por completo, se producen los otros anticuerpos, y se hacen cargo de la tarea. Si comiste algo que tus sensores identifican con una amenaza, el IgA es la respuesta de seguimiento lanzada desde las superficies epiteliales (el revestimiento de los intestinos, los pulmones y los vasos sanguíneos). El IgG es una respuesta sistémica que se activa cuando un agente nocivo entra en la sangre. Conocemos la existencia del IgD, pero todavía no tenemos clara su función.

Si se activa una respuesta del IgE, este anticuerpo estimula la liberación de moléculas de histamina, que pueden ser potencialmente mortales cuando son excesivas, como sucede con alergias a los alimentos, como los cacahuetes, o la exposición a ciertos venenos, como las picaduras de abejas. Si a ti o a alguien de tu familia os han diagnosticado una alergia, es posible que ya estés familiarizado con la prueba que simula una respuesta del IgE: se trata de un pinchazo en la piel que confirma si tienes alergia. Sin embargo, esta no es la única prueba que corrobora una sensibilidad a un alimento desencadenante.

Si le dices a tu médico que cada vez que tu hijo come mucho queso termina con la nariz llena de mucosidad, te enviará a un alergólogo que le hará una prueba de IgE para una alergia a los lácteos. Si el examen da negativo, ¿debería tu hijo seguir comiendo queso? Un alergólogo podría decirte que es seguro comerlo porque no ha habido ninguna respuesta de alergia al IgE. A pesar de ello, en su organismo hay otros cuerpos de las fuerzas armadas que hay que comprobar. Las pruebas de anticuerpos (IgA, IgG, IgM) podrían probar que si bien tu hijo no tiene una alergia a los productos lácteos IgE, tal vez haya una respuesta de una fuerza armada diferente. Quizá no sea la fuerza aérea (IgE), pero podría ser el ejército (IgG) o los marines (IgA).

¿La prueba del pinchazo en la piel para determinar una sensibilidad a los alimentos es definitiva? No, no lo es. Es una prueba muy buena, pero destaca solo una de varias maneras en que el sistema inmunitario respondería a un alimento atacante. Si el médico no adopta un enfoque más integral, tu hijo puede seguir expuesto a los lácteos, lo que seguirá haciéndolo sentir indispuesto.

El cerebro puede pedirle al sistema inmunitario que ponga a alguien (un general) a cargo de asegurarse de protegerte de un alimento desencadenante durante el resto de tu vida. Por ejemplo, puedes tener al general Gluten, que ordena al sistema inmunitario que genere anticuerpos contra el gluten y mantenga la capacidad de producirlos durante toda tu vida. Estos generales se llaman células B de memoria, y su trabajo es protegerte de futuras exposiciones a las sustancias tóxicas que tu sistema inmunitario ya ha reconocido como nocivas. Por ejemplo, cuando eras niño, seguramente recibiste una vacuna contra el sarampión. Si te hiciera un análisis de sangre ahora mismo, probablemente verías que no tienes anticuerpos contra el sarampión porque no has estado expuesto recientemente a esa enfermedad. Pero en el momento en el que te pusieron la vacuna, que contenía una pequeña cantidad de virus del sarampión, tu análisis de sangre habría dado un resultado diferente.

Ahora recuerda que tu sistema inmunitario son las fuerzas armadas, y tiene muchos generales desocupados. Cuando recibió la vacuna contra el sarampión, tu cuerpo se enfrentó a un invasor y se puso en marcha. El cerebro responde con instrucciones: «General, ahora se llama general Sarampión, ocúpese de esto». El general Sarampión crea una línea de montaje que comienza a producir soldados anticuerpos entrenados para perseguir el sarampión, y todos llevan bazucas muy potentes. Estos anticuerpos disparan sus misiles mientras viajan a través del torrente sanguíneo, buscando y destruyendo el sarampión dondequiera que lo encuentren.

Cuando los virus del sarampión introducidos con la vacuna han desaparecido, el general Sarampión dice: «Desactivad la línea de montaje; ahora no necesito más soldados». Pero como el general Sarampión es una célula B de memoria, si alguna vez vuelves a estar expuesto al sarampión, lo único que tiene que hacer es pulsar el interruptor para poner en marcha la línea de montaje; no le hace falta volver a crearla. Para eso sirven las vacunas de refuerzo: vuelven a activar la línea de montaje. Tras ser reactivada por la dosis de refuerzo, la línea de montaje solo necesita un par de días para producir suficientes anticuerpos contra el sarampión, o cualquier otro anticuerpo, para protegerte. Por eso, si viajas a un lugar como África, necesitas vacunas con meses de anticipación para la fiebre amarilla y el dengue, los virus a los que podrías estar expuesto en tu viaje. Pero si regresas a África quince años más tarde, solo necesitas una inyección de refuerzo dos semanas antes de irte. No es preciso volver a crear la línea de montaje. La inyección de refuerzo despertará al general Fiebre Amarilla o al general Dengue, que activarán la línea de montaje para que tengas anticuerpos listos para protegerte en el torrente sanguíneo.

Los anticuerpos que se han producido para protegerte de la fiebre amarilla o del dengue, o el gluten o los lácteos, están circulando en el torrente sanguíneo en busca de los virus o los alimentos a los que han sido entrenados para atacar. Después de que hayan destruido el virus o el alimento desencadenante, se tarda de uno a dos meses en desactivar la línea de montaje. Los anticuerpos ya producidos en el torrente sanguíneo tienen una vida útil de dos o tres meses. Por lo tanto, siguen circulando altos niveles de anticuerpos, que trabajan, atacan y a veces causan daños colaterales mucho después de una exposición (como el gluten). Este proceso puede prolongarse de tres a cinco meses.

Esto significa que solo se necesita una exposición para activar a un determinado general, y tendrás esta respuesta protectora durante mucho tiempo después de eso. Si alguna vez estás expuesto a la fiebre amarilla, o a un poco de gluten, el mecanismo de protección se reactivará, aumentará la carga de anticuerpos y tu sistema inmunitario te protegerá con toda su fuerza. Esta es la razón por la que no puedes tomar «solo un poco» cuando se trata de gluten u otros alimentos a los que seas sensible. Por ejemplo, en un estudio histórico publicado en *The Lancet* en 2001, se realizó un seguimiento de veinte años a pacientes celíacos y se registraron sus patrones de alimentación. Se descubrió que aquellos que comían gluten una vez al mes, incluso si no se sentían mal, sufrían tremendas consecuencias. Cito textualmente: «La no adhesión a la GFD [dieta sin gluten], definida como comer gluten una vez al mes, aumentó por seis el riesgo relativo de muerte».[4] Parece un precio muy alto que pagar por tomar un pastelito de vez en cuando.

Que el sistema inmunitario siga produciendo niveles elevados de anticuerpos es algo bastante grave en el panorama general, aunque muchos médicos lo ignoran si no tienes otros síntomas. Por ejemplo, si tienes niveles elevados de anticuerpos en la tiroides, la mayoría de los médicos lo considerará un hallazgo incidental si no manifiestas síntomas tiroideos notables. Sin embargo, no es incidental en absoluto: es un mensaje de tu sistema inmunitario de que tienes un problema. El aumento de anticuerpos es una señal de que el sistema inmunitario está utilizando la última opción de que dispone para responder a una amenaza antes de que se desarrolle la enfermedad. Los niveles elevados de anticuerpos en el tejido propio causan inflamación y daño tisular. Fin de la historia. No sentirás el daño que se acumula cuando tienes niveles elevados de anticuerpos hasta que el sistema inmunitario destruya tanto tejido que surjan los síntomas.

También puede haber aumento de anticuerpos cuando nuestro sistema inmunitario innato (la «respuesta inmediata») se agota y se vuelve ineficaz. Nuestro sistema inmunitario se desgasta solo con monitorizar cómo vivimos nuestras agitadas vidas.[5] Viajamos por la autopista de la vida sin pasar de primera y con la caja de cambios chirriando, pero sin correr tanto como quisiéramos a pesar de estar forzando el motor. Puede que, si pareces estresado o quemado, algunos médicos te aconsejen que disminuyas la velocidad, pero no creo que esa sea una opción realista en la sociedad actual. Para mí, cuando los médicos le dicen a un paciente que «elimine el estrés de su vida» o que «se tome las cosas con calma», solo están evadiendo su responsabilidad. No podemos reducir nuestras exigencias, ya sea que estemos cuidando de los niños, lidiando con el tráfico en hora punta o rindiendo al máximo en el trabajo. Sencillamente no vamos a bajar nuestro ritmo de vida. Nadie va a frenar, y sinceramente, no deberías tener que hacerlo.

En lugar de esto, voy a enseñarte cómo puedes utilizar las marchas para ir mucho más rápido con menos esfuerzo. Así podrás ir por la vida sin ruidos en la transmisión, gastar menos combustible y apoyar tu sistema inmunitario. Creo que vivir con entusiasmo es nuestro derecho de nacimiento, solo que no deberíamos tener que agotar nuestro cuerpo para hacerlo. Parte de mi credo personal y de mi alegría vienen de unas palabras de George Bernard Shaw:

> Ser utilizado para un propósito que tú mismo reconoces como poderoso.
>
> Ser una fuerza de la naturaleza en lugar de un insignificante, febril y egoísta manojo de aflicciones y rencores que se queja continuamente de que el mundo no se dedica a hacerlo feliz.

Aprender a cambiar de marcha es bastante sencillo, y en este libro aprenderás exactamente cómo. Cuando comes alimentos a los que el sistema inmunitario responde como una amenaza, creas un estrés metabólico que afectará a tu eslabón más débil. En cambio, al comer alimentos que te proporcionen energía, puedes reducir este estrés innecesario. Con este libro aprenderás a dejar de comer los mismos alimentos que te enferman, te engordan, te cansan o te vuelven olvidadizo. Al hacerlo, tu cuerpo podrá rendir al nivel que deseas.

LA INFLAMACIÓN ES LA ESTRATEGIA DE BARRERA DEL SISTEMA INMUNITARIO

La inflamación es la respuesta natural del sistema inmunitario ante una amenaza. Cuando este sistema produce citoquinas y anticuerpos, estos defensores atacan a los invasores en un proceso que los elimina y al mismo tiempo crea una barrera entre el cuerpo y la infección, la lesión o el estrés. Esta estrategia de barrera o fortaleza aumenta el flujo sanguíneo y envía glóbulos blancos y anticuerpos que mejoran el sistema inmunitario a las áreas corporales que requieren curación. En algunos casos, como cuando te haces un pequeño corte en la mano, esta barrera crea calor y sensibilidad que puedes ver y sentir: puedes notar sensibilidad, enrojecimiento e hinchazón. Pero en otros casos la inflamación es interna y no resulta tan obvia: sigue habiendo sensibilidad, enrojecimiento e hinchazón, pero simplemente no puedes sentirlo, como sucede con la aterosclerosis, que evoluciona hasta convertirse en una afección cardíaca. Esta se considera una enfermedad «latente»: no sabes que está produciéndose. Si no examinas este tipo de inflamación mediante un análisis de sangre muy sensible, ni siquiera sabrías que está ahí. Entender que hay dos tipos de inflamación es muy importante, ya que es la base de tu capacidad para identificar «qué se está cociendo» en tu cuerpo mientras aún hay tiempo para revertir el daño.

La inflamación es la herramienta principal del arsenal de nuestro sistema inmunitario que te mantiene saludable. Es fundamental recordarlo, porque la inflamación tiene mala fama. La verdad es que cuando es puntual no te perjudica. Es la inflamación excesiva la que te hace daño. Una vez que se destruye al invasor ofensivo y se repara el daño del cuerpo (como cuando se sana un corte en el dedo), se elimina la barrera de inflamación. Sin embargo, por lo general, si la amenaza permanece, la inflamación continuará. Esto puede ocurrir cuando la munición de la respuesta inflamatoria no era lo suficientemente potente como para vencer al invasor, o si seguimos exponiéndonos, como en el caso de sensibilidades alimentarias desconocidas, cuando seguimos comiendo los alimentos equivocados, arrojando leña al fuego.

Cuando la inflamación se descontrola, es posible que notes síntomas leves y creas que quizá estás «envejeciendo». Al principio, puede que notes que has engordado unos kilos o que te sientes un poco más cansado de lo habitual. Tal vez hayas engordado un kilo y medio en el último año y los pantalones te queden más apretados. Pero si multiplicaras ese aumento de peso por diez años, ahora habrías aumentado una o dos tallas de pantalón y tendrías una especie de neumático de repuesto alrededor del abdomen. El tipo de grasa corporal que se encuentra en el abdomen se llama *grasa adiposa*, y produce diecisiete hormonas diferentes, quince de las cuales alimentan aún más la inflamación. La grasa corporal adiposa generalmente se desarrolla a consecuencia de seguir hábitos de vida inadecuados y puede conducir a un aumento de peso y a inflamación sistémica por todo el cuerpo. Una prueba sencilla de detección para identificar si tienes niveles peligrosos de grasa adiposa es la conocida como *análisis de composición corporal*.

LA INFLAMACIÓN Y EL ESLABÓN DÉBIL DE LA CADENA

La parte del cuerpo en la que primero se presenta la inflamación como síntoma es el eslabón débil de la cadena. Esta ubicación viene determinada por la genética, los antecedentes (cómo se ha vivido hasta ahora) y las exposiciones ambientales. Los síntomas en el espectro autoinmune se pueden expresar de muchas maneras, dependiendo de dónde se encuentre el eslabón débil de la cadena de la salud general. Por ejemplo, si alguien tiene sensibilidad al gluten, puede manifestarse afectando a la función cerebral, en forma de dolores de cabeza, pérdida de memoria o convulsiones. En otra persona, la misma sensibilidad puede manifestarse como estreñimiento. En otra, como enfermedad hepática. El exceso de inflamación tira de la cadena, y allá donde esté el eslabón débil de la cadena de salud, se producirá daño tisular. Si es la tiroides, es posible que notes que te enfrías más o que tienes problemas para perder peso. Si es el hígado, es probable que el alcohol te afecte más que antes. Si eres mujer, podrías tener más síndrome premenstrual. Si es el cerebro, puedes olvidar cosas sencillas, como dónde has dejado las llaves, o tener problemas con la memoria en general. Si son los músculos, tal vez notes que no eres tan fuerte como solías ser o que tienes más problemas para subir escaleras.

La inflamación crónica continua está relacionada directamente con el daño tisular que se acumula y finalmente desencadena una disfunción. La cascada de inflamación excesiva es el iniciador de un proceso degenerativo que conduce a aumento de peso, fatiga, depresión, dolor crónico, ansiedad, insomnio y enfermedades autoinmunes. Prácticamente todas las enfermedades degenerativas están relacionadas con una inflamación excesiva, entre ellas el cáncer, las afecciones cardíacas, la diabetes, el lupus, la esclerosis múltiple, el párkinson y el alzhéimer. Ahora los científicos han demostrado que la aterosclerosis (la obstrucción de las arterias que causa enfermedades cardiovasculares) y el cáncer tienen componentes autoinmunes en sus etapas de iniciación y desarrollo. En total, se estima que la autoinmunidad afecta a una de cada cinco mujeres estadounidenses y a uno de cada siete hombres.

Para obtener el diagnóstico correcto quizá necesites hacer una serie de visitas, o incluso pasar por varios médicos. Por ejemplo, los celíacos suelen requerir un promedio de cinco médicos y once años de síntomas antes de recibir el diagnóstico clínico correcto de su enfermedad. Para cuando los síntomas empiecen a afectar a tu vida diaria, el daño tisular de la inflamación llevará años acumulándose. Años. Son estos síntomas lo que finalmente podría hacerte ir a un médico, que tal vez se enfoque en el tratamiento de los síntomas de la inflamación (dolor en las articulaciones, dolores de cabeza, el nivel alto de azúcar en sangre, etc.), pero es menos probable que aborde la causa principal. Cabe la posibilidad de que lo que mueve la cadena nunca se aborde y es probable que el exceso de inflamación cause otro problema en tu siguiente eslabón más débil. Eso es lo que en medicina se llama una *comorbilidad*.

Por ejemplo, la medida para un buen tratamiento farmacéutico de la diabetes es un marcador sanguíneo llamado hemoglobina A1C. El enfoque habitual es aumentar la dosis de la medicación hasta que los niveles de hemoglobina A1C entren en el rango normal. Si sigues el consejo de tu médico y tomas medicamentos hasta que tu nivel de azúcar en sangre sea estable, los resultados del laboratorio serán aceptables (tendrás una hemoglobina A1C normal), pero el medicamento en sí puede estar poniéndote en un alto riesgo de comorbilidades, como deterioro mental o ataques cardíacos fatales, porque con él no se aborda el mecanismo subyacente de la inflamación que realmente causó el aumento de azúcar en la sangre. La inflamación sigue causando daño tisular a los vasos sanguíneos y al cerebro. Siento tener que decírtelo, pero las personas con diabetes tipo 2 tienen una vida más corta, un inicio más temprano de enfermedad cardiovascular y mayor deterioro cerebral (deterioro cognitivo) que la población general, y eso sucede cuando sigues las instrucciones del médico y tomas fármacos que estabilizan solo el síntoma que se presentó inicialmente (exceso de azúcar en sangre). Según un metaanálisis (un estudio que resume numerosos estudios) de 2011 sobre el uso de medicamentos para tratar la diabetes publicado en el *New England Journal of Medicine*, los investigadores concluyeron que en comparación con la terapia estándar, un aumento de la dosis de medicamentos para bajar la hemoglobina A1C hasta un rango aceptable reducía en un 21 % los ataques cardíacos no mortales durante cinco años. Suena bastante bien, ¿no? Pero tienes que leer todo el estudio para descubrir que la mortalidad también aumentó en más del 19 % durante esos cinco años.[6]

Soy totalmente partidario de tomar medicamentos para tratar los síntomas, pero también debemos tratar la inflamación subyacente que causa la enfermedad. Miles de médicos han descubierto que al incluir un enfoque antiinflamatorio en la atención médica, como el que aprenderás en este libro, se pueden detener, y en algunos casos revertir, enfermedades degenerativas como la diabetes y otras enfermedades autoinmunes.

EL EXCESO DE ESTRÉS OXIDATIVO
DESATA LA INFLAMACIÓN

Dentro de cada célula hay pequeñas estructuras productoras de energía llamadas *mitocondrias*. Cuando el cuerpo absorbe el oxígeno, las mitocondrias lo utilizan para crear la energía que necesitamos con el fin de mantener el organismo funcionando. Durante este proceso, parte de los «gases de escape» crean moléculas de oxígeno adicionales llamadas *radicales libres*. Estos radicales libres pueden dañar las paredes externas de nuestras células, y cuando se acumula suficiente daño, afecta a la función de los tejidos y órganos, y luego comienzan a aparecer los síntomas. Los radicales libres suelen ser neutralizados por las vitaminas antioxidantes y los polifenoles, que actúan como esponjas, absorbiéndolos.

Estas vitaminas las ingerimos al comer frutas y verduras coloridas; es por eso por lo que en el capítulo siete recomiendo comer verduras de diferentes colores todos los días. Cada color contiene una familia diferente de vitaminas, polifenoles y antioxidantes ideales para tu salud.

Sin embargo, si nuestra dieta carece de antioxidantes, o estamos sobreexpuestos a antígenos, los radicales libres pueden acumularse y crear estrés oxidativo, que daña cualquier célula del cuerpo. Esto solo depende de dónde se encuentre el eslabón débil de tu cadena. El estrés oxidativo es un mecanismo principal de producción de inflamación y del daño celular resultante, que termina causando daño tisular. Cuando se ha producido suficiente daño tisular, comienza la disfunción orgánica y, con el tiempo, esta evoluciona hacia una enfermedad orgánica. Por lo general, es al llegar a este punto cuando recibes un diagnóstico.

¿Sabías que cada vez que vuelas estás expuesto a una radiación excesiva procedente de las erupciones solares que incrementa tu carga de estrés oxidativo? Por ejemplo, cuando las erupciones solares alcanzan su punto álgido, podrías estar expuesto a una radiación equivalente a la de siete radiografías de rayos X de tórax en el transcurso de un solo vuelo de Nueva York a Los Ángeles.* Esto es importante, porque la radiación causa estrés oxidativo. La exposición excesiva es uno de los principales factores que contribuyen a que las azafatas tengan una de las mayores incidencias de desequilibrios hormonales y complicaciones del embarazo, y que los pilotos tengan una de las incidencias más altas de leucemia y linfoma.[7] Estas personas están sentadas a diario en una caja de aluminio, expuestas a la radiación, que causa exceso de estrés oxidativo. Recomiendo a todos mis pacientes auxiliares de vuelo o pilotos que tomen cinco veces la cantidad de vitaminas antioxidantes que los demás requieren. Necesitan muchas esponjas para absorber los radicales libres que causan el estrés oxidativo.

Otra manera de ver el estrés oxidativo es con un ejemplo que aprendí de mi mentor, el doctor Jeffrey Bland, cofundador de la medicina funcional. Me enseñó que se necesitan 976.000 ratoneras pegadas unas a otras para llenar un campo de fútbol. Si ladeas cada ratonera y metes en el agujero una pelota de *ping-pong*, el campo de fútbol parecerá completamente blanco: solo verás pelotas de *ping-pong*. Si caminas por las líneas laterales y lanzas una pelota más al campo, esta golpeará una ratonera, que lanzará su propia pelota: ¡pop! Ahora habrá dos pelotas en el aire, la que tiraste y la que la ratonera acaba de lanzar. Estas dos golpean dos ratoneras más: ¡pop, pop! Ahora hay cuatro pelotas de *ping-pong* en el aire —¡pop!— después ocho, luego dieciséis, y así sucesivamente: *pop, pop, pop, pop, pop, pop, pop, pop*. Has creado una reacción en cadena de lanzamiento de pelotas que continúa mucho después de haber lanzado la primera.

Lo mismo que en este ejemplo, después de que el agente irritante inicial causa la inflamación, el estrés oxidativo aumenta exponencialmente, como si tuviera una vida propia. Has traspasado el umbral de lo que tu carga antioxidante, tu extintor de incendios, puede apagar. Si sigues arrojando leña al fuego, creando más

---

* N. del T.: una distancia de unos cuatro mil quinientos kilómetros, con una duración aproximada cinco horas de vuelo.

inflamación (al comer alimentos a los que eres sensible, por ejemplo), el estrés oxidativo seguirá alimentando más inflamación, lo que luego conducirá a mayor daño tisular, disfunción y finalmente enfermedad.

Este es un ejemplo de cómo con solo seleccionar los alimentos se puede reducir el daño del estrés oxidativo excesivo. Según un metaanálisis de 2004 publicado en el *British Medical Journal*, puedes reducir tu riesgo de enfermedad cardiovascular en un 75 %, prolongar tu vida en un total de 6,6 años y aumentar tu esperanza de vida libre de enfermedades cardiovasculares unos nueve años siguiendo un plan de alimentación saludable y rico en antioxidantes (así conseguirás más esponjas para absorber los radicales libres y reducir el estrés oxidativo). Los alimentos beneficiosos que hay que comer a diario son pescado de agua fría, chocolate negro (sí, has leído bien, chocolate negro a diario), ajo, almendras, vino tinto y poco menos de medio kilo de frutas y verduras.[8] Recuerda, eso es *todos los días*. Sin embargo, no basta con comer solo una bolsa de medio kilo de zanahorias, así que ve por la diversidad. Come algo de zanahorias y un poco de brócoli, col lombarda y tomates o pimientos rojos para obtener todos los diferentes tipos de antioxidantes.

A partir de la página 64 y a lo largo del libro seguiremos la historia de Samantha, para que puedas ver cómo le afectó cada uno de los diferentes componentes que causan el espectro autoinmune. Desafortunadamente, esta parte de su historia es solo el comienzo.

IDENTIFICAR LAS ENFERMEDADES AUTOINMUNES

Hay más de ochenta enfermedades autoinmunes y muchas más afecciones autoinmunes. La diferencia entre una enfermedad y una afección es clara. Las afecciones son el resultado de la disfunción. La enfermedad se presenta cuando la disfunción ha progresado a daño a los órganos. Si estás produciendo anticuerpos contra tus propios tejidos, cada uno de esos anticuerpos representa una afección diferente. Por ejemplo, en el lupus hay siete anticuerpos presentes, y cada uno representa un mecanismo diferente que contribuye a la disfunción. Por eso, cuando tienes lupus hay muchos órganos o tejidos diferentes que pueden verse afectados.

Los National Institutes of Health ('institutos nacionales de salud') afirman que, si bien muchas enfermedades autoinmunes son poco frecuentes, en conjunto afectan aproximadamente al 8 % de la población de los Estados Unidos: veinticuatro millones de personas[9]. Es decir, más que las afectadas por el cáncer (nueve millones) o las enfermedades cardíacas (veintidós millones). Sin embargo, según el doctor Jeffrey Bland, el número es probablemente mucho mayor, ya que este cálculo refleja solo las que han recibido un diagnóstico correcto. Cálculos más acertados sugieren que más de setenta y dos millones de personas en los Estados Unidos, o aproximadamente el 22 % de la población, sufren una enfermedad autoinmune. Recuerda, en total, se estima que la autoinmunidad afecta a una de cada cinco mujeres estadounidenses y a uno de cada siete hombres. Podría afectarte a ti también.

Por lo general, quienes están en el espectro autoinmune tienen más de una afección. Por ejemplo, más del 20 % de los niños con enfermedad celíaca ya sufren una disfunción cardíaca leve:[10] su enfermedad celíaca está en un extremo del espectro con un diagnóstico confirmado, pero su enfermedad cardíaca está en el extremo inicial del espectro, sin síntomas aún. Esto significa que si tienes una afección autoinmune, probablemente tengas también otros eslabones débiles en tu cadena, y dondequiera que estén, se activarán a menos que detengas la cascada de inflamación.

Las más habituales son:

- Alopecia (pérdida de cabello).
- Alzhéimer.
- Artritis reumatoide.
- Diabetes.
- Enfermedad tiroidea.

- Enfermedades inflamatorias intestinales (Crohn y colitis).
- Esclerosis lateral amiotrófica (ELA, también conocida como enfermedad de Lou Gehrig).
- Esclerosis múltiple.
- Nefropatías (enfermedades renales).
- Neuropatías (enfermedades del cerebro y del sistema nervioso).
- Osteoartritis.
- Párkinson.
- Psoriasis.

Una lista más completa, creada por la American Autoimmune Related Diseases Association ('asociación estadounidense de enfermedades relacionadas con la autoinmunidad'),[11] incluye las siguientes. Te muestro esta lista en su totalidad para que puedas ver cuántas enfermedades diferentes hay realmente en el espectro autoinmune.

1. Agammaglobulinemia
2. Alopecia areata
3. Alveolitis fibrosa
4. Amiloidosis
5. Anemia aplásica autoinmune
6. Anemia hemolítica
7. Anemia perniciosa
8. Angioedema autoinmune
9. Aplasia de glóbulos rojos puros
10. Arteritis de células gigantes (arteritis temporal)
11. Arteritis de Takayasu
12. Arteritis temporal/arteritis de células gigantes
13. Artritis juvenil
14. Artritis psoriásica
15. Artritis reactiva
16. Artritis reumatoide
17. Autoinmunidad testicular y espermática
18. Bloqueo cardíaco congénito
19. Cardiomiopatía
20. Cirrosis biliar primaria
21. Cistitis intersticial
22. Colangitis esclerosa primaria
23. Colitis ulcerosa
24. Conjuntivitis leñosa

LA HISTORIA DE SAMANTHA

Mi paciente, colega y buena amiga Samantha tuvo uno de los peores casos de lupus que jamás se han visto en el mundialmente famoso centro de investigación de lupus de UCLA Rheumatology ('área de reumatología de la universidad de Los Ángeles en California'). No exagero al decir que Samantha murió dos veces en la mesa de urgencias. A consecuencia de una quimioterapia y una terapia con esteroides inevitablemente agresivas, perdió veinte centímetros de altura debido a una osteoporosis grave que le ocasionó múltiples fracturas en la parte media de la espalda. Samantha ha conseguido finalmente salir de su pesadilla, y está sana y llena de energía. Pero su historia es una advertencia para todos nosotros sobre la importancia no solo de escuchar lo que tu cuerpo trata de decirte, sino también de actuar al respecto.

Quince años antes de que le diagnosticaran lupus, a Samantha le habían asegurado que sufrir estreñimiento durante dos semanas era «normal». Ya a los siete años, recuerda haber tenido infecciones graves del oído, dificultad para recuperar el aliento y fatiga extrema. Normalmente, cuando su madre le pedía que saliera a hacer un mandado, Samantha se mostraba reacia porque estaba siempre cansada y sencillamente no se sentía bien. Sin embargo, se mentalizaba y salía, a pesar de que sufría constantemente calambres estomacales, fatiga y debilidad muscular.

La intensidad del dolor, los dolores de oído, las alergias y la fatiga fluctuaban, y la vida siguió su curso. Samantha recuerda que cuando era niña y durante toda su adolescencia, nunca se sentía bien después de comer, pero había asumido que sus náuseas eran normales. Durante la adolescencia, tenía un acné incontrolable. Su médico le recetó píldoras anticonceptivas a los trece años para controlar la menstruación excesiva, y como eso no eliminaba el acné, el dermatólogo le recetó isotretinoína (Accutane). Lamentablemente, el Accutane le hacía sentir deprimida, y su piel no mejoraba. Durante su adolescencia el lema de Samantha era: «Yo estoy por encima de mi malestar; no es para tanto. El médico dice que estoy sana. Saldré de fiesta. Me divertiré. Quiero disfrutar la vida». Así que trató de llevar una vida adolescente normal a pesar de que se sentía fatal. A los veinte años y con 1,80 de estatura, Samantha era todo lo activa que podía; jugaba al tenis y hacía *ballet*, hasta que comenzó a tener calambres en la pantorrilla durante las últimas semanas de su segundo año en la universidad. Una mañana, se despertó temprano y al levantarse, se cayó de cara. Notó que tenía la pierna hinchada. Fue a ver a la enfermera practicante, que le quitó el Accutane, ya que se sabe que este medicamento causa calambres en las piernas. Solo para asegurarse, la envió al hospital a hacerse una ecografía de la pierna.

Samantha tuvo la suerte de que la ecografía revelara un coágulo de sangre, lo que significaba que tenía que empezar a tomar anticoagulantes. En dos semanas, el coágulo de la pantorrilla se rompió y viajó al pulmón, donde causó una embolia pulmonar. Esta es una afección grave y puede ser mortal. Se cree que la embolia fue provocada por el síndrome antifosfolípido (síndrome de Hughes), un trastorno caracterizado por una mayor tendencia a formar coágulos sanguíneos anormales que pueden causar accidentes cerebrovasculares y abortos espontáneos inexplicables. Esta fue la primera enfermedad autoinmune que se le diagnosticó a Samantha. La hematóloga del USC Medical Center le dijo: «Si no tomas Coumadin [warfarina, un anticoagulante] durante el resto de tu vida, tendrás otro coágulo de sangre, y morirás».

Por aquel entonces, Samantha iba a un quiropráctico que estaba especializado exclusivamente en el cuidado de la columna vertebral y que le sugirió que fuera a ver a su propio quiropráctico, especializado en medicina funcional.

La experiencia de Samantha es un ejemplo clásico. Estaba en el espectro autoinmune desde que era muy pequeña, pero a nadie se le ocurrió investigarlo. A los tres años de edad tenía infecciones graves en el oído. Luego a los siete años sufrió dolores de estómago, estreñimiento y la toxicidad derivada de esta afección. Todos estos síntomas formaban una enorme señal de alarma que advertía que algo estaba sucediendo con su sistema inmunitario y contribuyendo a crear el entorno en el que surgían las infecciones recurrentes del oído. Siguió las recomendaciones de la medicina convencional, pero nunca abordó la causa de sus síntomas. Así que no es de extrañar que estos no desaparecieran ni siquiera tomando los anticonceptivos, el Accutane, los fármacos para la alergia y los inhaladores que le recetó el médico. Sus padres actuaron lo mejor que pudieron, y su actitud positiva ayudó a Samantha a seguir adelante, pero finalmente la acumulación de síntomas fue demasiado para ella y creó un problema de salud aún más grave.

25. Crioglobulinemia mixta esencial
26. Degeneración cerebelosa paraneoplásica
27. Dermatitis de progesterona
28. Dermatitis herpetiforme
29. Dermatomiositis
30. Dermatosis vesiculobulosa
31. Diabetes juvenil (diabetes tipo 1)
32. Diabetes tipo 1
33. Disautonomía autoinmune
34. Distrofia simpática refleja
35. Encefalitis de Hashimoto ·
36. Encefalomielitis aguda diseminada
37. Encefalomielitis alérgica experimental
38. Encefalomielitis perivenosa
39. Encefalopatía necrotizante aguda
40. Endocarditis bacteriana subaguda
41. Endometriosis
42. Enfermedad autoinmune del oído interno
43. Enfermedad celíaca
44. Enfermedad de Addison
45. Enfermedad de Balo
46. Enfermedad de Behéet
47. Enfermedad de Castleman
48. Enfermedad de Chagas
49. Enfermedad de Crohn
50. Enfermedad de Devic (neuromielitis óptica)
51. Enfermedad de Graves
52. Enfermedad de Kawasaki
53. Enfermedad de Lyme, crónica
54. Enfermedad de Méniére
55. Enfermedad de Mucha-Habermann
56. Enfermedad del tejido conectivo indiferenciado
57. Enfermedad esclerosante relacionada con IgG4
58. Enfermedad lineal de IgA
59. Enfermedad mixta del tejido conectivo
60. Enfermedad tiroidea autoinmune
61. Eritema nodoso
62. Escleritis
63. Esclerodermia
64. Esclerosis múltiple
65. Esofagitis eosinofílica
66. Espondilitis anquilosante
67. Fascitis eosinofílica
68. Fenómeno de Raynaud
69. Fibromialgia
70. Fibrosis pulmonar idiopática
71. Fibrosis retroperitoneal
72. Fiebre reumática
73. Glomerulonefritis
74. Granulomatosis con poliangeítis

75. Granulomatosis/granulomatosis de Wegener con poliangeítis
76. Hemoglobinuria paroxística nocturna
77. Hepatitis autoinmunitaria
78. Herpes gestationis (penfigoides estacional)
79. Hiperlipidemia autoinmune
80. Hipogammaglobulinemia
81. Inmunodeficiencia autoinmune
82. Lipoproteínas inmunorreguladoras
83. Liquen escleroso
84. Liquen plano
85. Lupus
86. Lupus eritematoso cutáneo
87. Miastenia grave
88. Mielitis transversa
89. Miocarditis autoinmune
90. Miocarditis de células gigantes
91. Miocarditis de Coxsackie
92. Miositis
93. Miositis de cuerpos de inclusión
94. Miositis juvenil
95. Narcolepsia
96. Nefritis (o enfermedad) anti-MBG/nefritis (o enfermedad) anti-MBT
97. Nefropatía por IgA
98. Neuritis óptica
99. Neuromielitis óptica (síndrome de Devic)
100. Neuropatía periférica
101. Neuropatías axonales y neuronales
102. Neuropatías desmielinizantes
103. Neutropenia
104. Oftalmía simpática
105. Ooporitis autoinmune
106. Osteomielitis multifocal recurrente crónica
107. Pancreatitis autoinmunitaria
108. Pars planitis (uveítis periférica)
109. Pénfigo
110. Penfigoide cicatricial ocular
111. Penfigoide cicatricial ocular/penfigoide benigno de las mucosas
112. Penfigoide toroso
113. Pioderma gangrenoso
114. Poliangeítis microscópica
115. Poliarteritis nodosa
116. Policondritis recurrente
117. Polimialgia reumática
118. Polimiositis
119. Polineuropatía desmielinizante inflamatoria crónica
120. Psoriasis

121. Púrpura de Henoch-Schönlein
122. Púrpura trombocitopénica
123. Púrpura trombocitopénica autoinmune
124. Púrpura trombocitopénica idiopática
125. Retinopatía autoinmune
126. Reumatismo palindrómico
127. Sarcoidosis
128. Síndrome antifosfolípido
129. Síndrome CREST
130. Síndrome de aglutininas frías
131. Síndrome de Churg-Strauss
132. Síndrome de Cogan
133. Síndrome de Dressler
134. Síndrome de Evans
135. Síndrome de fatiga crónica
136. Síndrome de Goodpasture
137. Síndrome de Guillain-Barré
138. Síndrome de infarto de posmiocardio
139. Síndrome de la persona rígida
140. Síndrome de Lambert-Eaton
141. Síndrome de Parry-Romberg
142. Síndrome de Parsonage-Turner
143. Síndrome de piernas inquietas
144. Síndrome de POEMS
145. Síndrome de pospericardiotomía
146. Síndrome de Reiter
147. Síndrome de Schmidt
148. Síndrome de Sjögren
149. Síndrome de Susac
150. Síndrome de Tolosa-Hunt
151. Síndromes poliglandulares (tipo I, II y III autoinmunes)
152. Tiroiditis de Hashimoto
153. Trastornos neuropsiquiátricos autoinmunes pediátricos asociados con infecciones estreptocócicas
154. Úlcera de Mooren
155. Urticaria autoinmune
156. Uveítis
157. Vasculitis
158. Vasculitis leucocitoclástica
159. Vitiligo

CENTRÁNDONOS EN LA ENFERMEDAD CELÍACA Y EN LA SENSIBILIDAD AL TRIGO NO CELÍACA

La enfermedad celíaca es la enfermedad autoinmune más investigada, y es la única cuyo desencadenante ambiental se ha identificado (gluten del trigo, centeno o cebada). Es una reacción autoinmune crónica al gluten en la que se producen autoanticuerpos que atacan a los intestinos y a otros tejidos. Los intestinos son un conducto de unos seis a siete metros y medio de longitud. El interior del conducto está revestido con microvellosidades (ver imágenes más adelante), lo mismo que una alfombra de pelo. Cada una de las microvellosidades absorbe diferentes nutrientes. La enfermedad celíaca se produce cuando estas microvellosidades se desgastan debido a la exposición al gluten, y te quedas con una superficie plana, como una alfombra bereber, y por lo tanto tu intestino ya no puede absorber los nutrientes correctamente. Terminas desnutrido, independientemente de la cantidad de nutrientes que estés consumiendo. Las personas con enfermedad celíaca a menudo se sienten enfermas, fatigadas y deprimidas y pueden tener dificultades para concentrarse. El Celiac Disease Center ('centro de enfermedad celíaca') de la Universidad de Chicago ha identificado más de trescientos síntomas y enfermedades potencialmente relacionadas. En el capítulo cuatro, rellenarás un sencillo cuestionario para averiguar si los síntomas que experimentas están relacionados con la sensibilidad al gluten celíaca o no celíaca.

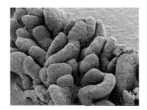

Las microvellosidades de nuestros intestinos son como los pelos de las alfombras. Absorbemos todos nuestros nutrientes a través de esas vellosidades.

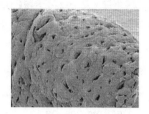

Cuando las microvellosidades se desgastan, desaparecen, y te quedas con una alfombra «bereber» o plana.

Reproducido con permiso de Macmillan Publishers Ltd: The American Journal of Gastroentology, 2004.

El tratamiento de la enfermedad celíaca consiste en una dieta estricta sin gluten, de por vida. Esta enfermedad nos enseña que si logras identificar el desencadenante ambiental y eliminarlo, a la larga podrás detener el proceso del ataque autoinmune. Sin embargo, si consumes gluten de nuevo, volverá el «desgaste» acelerado.

La sensibilidad al gluten, por otro lado, es un tipo de reacción al gluten distinto que es causado principalmente por la rama inmune innata. La diferencia más importante entre la enfermedad celíaca y la sensibilidad al gluten es que esta última no desgasta las microvellosidades. No obstante, con la sensibilidad al gluten habrá tanta inflamación como con la enfermedad celíaca o más. De hecho, los estudios más recientes muestran una mayor incidencia de personas en el espectro autoinmune con sensibilidad al gluten que con enfermedad celíaca. Aquellos con sensibilidad al gluten presentan los mismos tipos de síntomas que los celíacos cuando se exponen al gluten, como ansiedad, dolores de cabeza, incapacidad para concentrarse, fatiga crónica, aumento de peso, depresión y una pérdida de bienestar. Estos síntomas son parte del espectro autoinmune y, si no se tratan, evolucionarán hasta producir las mismas enfermedades peligrosas de las que he estado hablando: obesidad, demencia, diabetes, afecciones cardíacas, etc. Hay muchas más personas con sensibilidad al gluten no celíaca que con la enfermedad celíaca, y la dieta sin gluten les reporta los mismos beneficios.

La importancia de diferenciar entre la enfermedad celíaca y la sensibilidad al gluten se hizo patente por primera vez en un estudio publicado en 2009 en el prestigioso *Journal of the American Medical Association* (*JAMA*). Este estudio examinó 351.000 biopsias de revestimientos intestinales. Los investigadores identificaron un total de 46.121 pacientes en el espectro celíaco: 29.096 con enfermedad celíaca y 17.025 en etapas tempranas de desarrollo celíaco antes de que sus microvellosidades se hubieran desgastado por completo. Pero había otros 13.000 participantes en el estudio cuyas microvellosidades no estaban desgastadas y que no daban positivo en los análisis de sangre; sin embargo, tenían sensibilidad al gluten e inflamación.[12] Este es el estudio más extenso jamás publicado que conecta la sensibilidad al gluten con la mortalidad. Los celíacos tenían un 39 % más de riesgo de mortalidad temprana. Las personas con inflamación por sensibilidad al gluten presentaban un 72 % más de riesgo de mortalidad prematura. El grupo con el riesgo más elevado de mortalidad prematura solo mostraba síntomas de malabsorción (osteoporosis, anemia, fatiga). Investigar para conocer claramente el riesgo de cualquier tipo de sensibilidad al gluten es un paso crítico que pocos médicos dan. Pero te soy claro porque necesitas saber lo importante que es escuchar a tu cuerpo y tomarte en serio tu salud.

El síndrome del intestino irritable (SII) es responsable de más visitas a gastroenterólogos (20 %) que ninguna otra afección. La frecuencia de la sensibilidad al gluten no celíaca se destaca en un artículo de 2014 en el *American Journal of Gastroenterology*.[13] El estudio demostró que la frecuencia con que se da el SII acompañado por la enfermedad celíaca es de aproximadamente el 1 %. Pero la frecuencia del SII acompañado por la sensibilidad al gluten no celíaca es del 30 %. Al 70 % restante de los pacientes con SII no se les ha identificado ninguna sensibilidad al gluten. Sin embargo, cuando la mayoría de las personas con SII siguen una dieta sin gluten, los síntomas desaparecen. Desafortunadamente, la mayoría de los gastroenterólogos no han incorporado los resultados de estos estudios a su consulta.

La mayoría de la gente llama sensibilidad al gluten a una reacción al gluten sin un diagnóstico celíaco confirmado, pero una mejor denominación sería la de sensibilidad al trigo. Mientras que la enfermedad celíaca es una reacción inmune a las proteínas mal digeridas que se encuentran en el trigo, el centeno y la cebada, una sensibilidad no celíaca al trigo puede ser la respuesta a cualquiera de los muchos componentes del trigo. Podría ser toda la molécula de trigo, no solo las proteínas del gluten. Podrían ser las lectinas del trigo llamadas aglutininas del germen de trigo, que es un hecho que desencadenan la formación de coágulos sanguíneos. Podría ser una sensibilidad a una familia de carbohidratos del trigo conocidos como FODMAP,* un componente más directamente atribuido a la flatulencia, la distensión abdominal, el estreñimiento y la diarrea. O podría ser una reacción a la familia de productos químicos del trigo llamados benzodiazepinas (sí, el trigo incluye estos compuestos que se encuentran en los medicamentos recetados para la ansiedad, que es una de las razones por las que a muchas personas comer carbohidratos les resulta reconfortante). Por lo tanto, la sensibilidad al trigo no celíaca (STNC) sería un término genérico, y la sensibilidad al gluten entraría bajo ese denominador común.

Curiosamente, el doctor Marios Hadjivassiliou, el principal neurólogo del mundo especializado en el impacto de la sensibilidad al gluten en el cerebro, con o sin enfermedad celíaca, cree que la sensibilidad al gluten está asociada con la enfermedad autoinmune y que la enfermedad celíaca es solo una manifestación de esta. Ha demostrado que la sensibilidad al gluten es en sí misma una enfermedad autoinmune sistémica. El doctor Hadjivassiliou es neurólogo consultor de la Sheffield Teaching Hospitals NHS Foundation Trust ('fundación del servicio nacional de salud de los hospitales universitarios de Sheffield'), la primera clínica del mundo en especializarse en las manifestaciones neurológicas de trastornos relacionados con el gluten, con o sin enfermedad celíaca. Llevó a cabo una extensa investigación sobre la ataxia del gluten, que consiste en

---

* N. del T.: siglas en inglés derivadas de *fermentable, oligosaccharides, disaccharides, monosaccharides and polyols* (oligosacáridos, disacáridos, monosacáridos y polioles fermentables).

la pérdida de la capacidad de caminar con soltura (había descrito por primera vez esta afección en la pasada década de los noventa tras ver a una cantidad de pacientes con problemas inexplicables de equilibrio y coordinación. La mayoría de estos pacientes no tenían enfermedad celíaca, pero sí sensibilidad al gluten).

En 2015, en un estudio publicado procedente de tres de los centros de tratamiento de trastornos relacionados con el gluten certificados por el gobierno italiano, se identificó la sensibilidad al trigo no celíaca como causa de enfermedades autoinmunes al menos con la misma frecuencia, y en algunos casos mayor, que la enfermedad celíaca. La enfermedad tiroidea de Hashimoto fue la calificada como más frecuente. Y lo que resulta más sorprendente aún es que los pacientes con STNC tenían el doble de anticuerpos que los celíacos ante un desencadenante común para todo el organismo (anticuerpos antinucleares, o anticuerpos ANA, que pueden manifestarse como lupus, artritis reumatoide, síndrome de Sjögren, esclerodermia o polimiositis).[14]

Este hallazgo sugiere que la sensibilidad al trigo no celíaca no es una enfermedad autoinmune individual incluida junto a la artritis reumatoide o la psoriasis, sino que es el iniciador de muchas enfermedades autoinmunes sistémicas. Esto no significa que todas las personas con una enfermedad autoinmune sistémica tengan sensibilidad al gluten, pero muestra una correlación muy alta. Las sensibilidades al gluten pueden manifestarse de muchas maneras diferentes y ser igual de graves, si no más, que la enfermedad celíaca. Si la exposición continúa, es probable que sigas avanzando a lo largo del espectro autoinmunitario y que tu afección pase de ser solo una sensibilidad al gluten a una enfermedad autoinmune totalmente desarrollada.

Si bien esto podría no suceder cada vez que alguien tiene un nivel elevado de anticuerpos antigluten, en este estudio reciente, los anticuerpos ANA presentaron niveles elevados el 24 % del tiempo en los celíacos y el 46 % del tiempo en personas con STNC (sí, lo estás leyendo bien; casi el doble). Esto significa que los anticuerpos que viajan en el torrente sanguíneo pueden estar destruyendo

EL GLUTEN PUEDE AFECTAR A CUALQUIER COSA

Según el Celiac Disease Center de la Universidad de Chicago, más de trescientas afecciones diferentes pueden estar relacionadas con una sensibilidad al gluten. Cualquiera de ellas puede ser la razón por la que te sientes enfermo, hinchado, cansado u olvidadizo.

Aquí tienes un ejemplo de cómo la sensibilidad al gluten causa osteoporosis. Si se te han desgastado las microvellosidades del revestimiento intestinal debido a la enfermedad celíaca, no podrás absorber el calcio, y corres el riesgo de padecer osteoporosis. No estoy diciendo que todo el que sufre osteoporosis tenga enfermedad celíaca, pero sí que muchos la tienen, y que a los que son celíacos no les beneficiarán los medicamentos comunes para la osteoporosis, como el ácido alendrónico (Fosamax). Otros científicos comparten esta opinión. Un estudio publicado en *Archives of Internal Medicine* llegaba a la conclusión de que «la prevalencia de la enfermedad celíaca en la osteoporosis es lo suficientemente elevada como para justificar la recomendación de hacer el análisis de sangre a todos los pacientes con osteoporosis para comprobar si tienen la enfermedad celíaca».[16] La razón por la que esta prueba beneficiaría a quienes padecen osteoporosis es que un fármaco de bisfosfonatos como Fosamax, que ayuda a aumentar el desarrollo óseo, no detiene la malabsorción de calcio y otros nutrientes relacionada con la enfermedad celíaca. Fosamax estimula la formación de matriz ósea nueva, el andamiaje del interior de los huesos, pero si no absorbes calcio, magnesio, vitamina K, estroncio y boro, el andamiaje no tiene nada en lo que apoyarse. Estás construyendo hueso nuevo con madera de balsa en lugar de madera de roble. No es de extrañar que las mujeres posmenopáusicas con osteoporosis que toman Fosamax tengan tantas fracturas como las que no lo toman: el medicamento no trata su deficiencia de nutrientes.

tejido dondequiera que esté tu eslabón débil (cerebro, riñón, hígado, tiroides, etc.) si tienes STNC. Si te han diagnosticado la enfermedad celíaca, tienes diez veces más probabilidades de sufrir otras enfermedades autoinmunes que alguien que no la padece.[15] Hoy estamos empezando a ver que con la sensibilidad al trigo no celíaco, tienes la misma probabilidad, o aún más, de padecer otras enfermedades autoinmunes que la población general. Claramente, la STNC es el pez gordo. La enfermedad celíaca es solo una manifestación importante de una sensibilidad al trigo.

El mismo estudio mostró que entre el 50 y el 55 % de las personas con STNC llevan el gen que pensábamos que era «el gen celíaco», que portan entre el 93 y el 100 % de los celíacos (*DQ2* o *DQ8*). ¿Sugiere esto que esos genes están en realidad relacionados con muchas otras sensibilidades al trigo aparte de la enfermedad celíaca? Aún no hemos visto que la STNC contribuya a todas las enfermedades autoinmunes. Con más de trescientas afecciones identificadas como celíacas, ¿podrían esas afecciones estar también relacionadas con la STNC? Esto solo lo sabremos con el tiempo y la investigación. Pero ahora tenemos la certeza de que una sensibilidad al trigo, ya sea una sensibilidad a las proteínas del gluten, a las lectinas o a cualquier otro componente del trigo, puede causar estragos en cualquier parte del cuerpo, con el resultado final de un mayor riesgo de padecer una enfermedad autoinmune.

Es importante aclarar que una cosa son las dietas de moda y otra la prevalencia de los trastornos relacionados con el gluten y la enfermedad celíaca. Las dietas de moda son efímeras. Se trata de métodos para perder peso de una manera poco sostenible que han recibido una gran promoción publicitaria. Sin embargo, las sensibilidades al trigo, entre otras sensibilidades alimentarias, son auténticas afecciones médicas y pueden ponerte en el espectro autoinmune. De manera que, aunque no tomar gluten esté de moda, la intención no es seguir una tendencia actual. Quiero que prestes atención al gluten, para averiguar si a tu sistema inmunitario le afectan los alimentos que contienen este componente.

EL SIGUIENTE PASO

Hay una tríada de factores que son necesarios para el desarrollo del espectro autoinmune. En el siguiente capítulo, revisaremos los tres factores principales que se han identificado en el desarrollo de las enfermedades autoinmunes. Estos factores consisten en los genes (la baraja de cartas que te ha tocado en la vida, sobre la que, como verás, tienes más influencia de la que crees), las exposiciones ambientales (el gluten es la más común) y la permeabilidad intestinal (el intestino poroso).

Para descargar mi artículo «The Conundrum of Gluten Sensitivity and Autoimmunity –Why Tests Are Often Wrong» [El enigma de la sensibilidad al gluten y la autoinmunidad: por qué las pruebas a menudo se equivocan] y la guía extra «The Hidden Sources of Gluten» [Las fuentes ocultas de gluten], ir a GlutenAndAutoimmunity.com.

2

CULPABLES Y CAUSAS

Genética, exposición y permeabilidad intestinal

Aunque la inflamación es el mecanismo que causa prácticamente todas las enfermedades degenerativas, ¿qué aviva las llamas que alimentan el fuego? ¿Por qué la inflamación causa enfermedad? Las enfermedades no se desarrollan simplemente porque comamos gluten, lácteos o cualquier otro alimento al que seamos sensibles; las enfermedades aparecen debido a los daños causados por una inflamación excesiva. Recuerda, la inflamación en sí misma no es perjudicial. Es el mecanismo por el cual nuestro cuerpo nos protege de los invasores. La inflamación solo es perjudicial cuando es *excesiva*.

Para que la inflamación se convierta en un estado crónico, tenga vida propia (*pop, pop, pop*) y cause autoinmunidad, deben estar presentes tres factores diferenciados: una predisposición genética, unos desencadenantes ambientales y una pérdida de la función de la barrera intestinal. Se ha demostrado que todos ellos son necesarios para que se desarrollen la mayoría de las enfermedades autoinmunes. Si eliminas solo uno de los tres, tu cuerpo podrá comenzar a sanar.

En este capítulo, aprenderás a identificar estos tres factores y a determinar si te afectan. A continuación, el resto del libro te enseñará a modificar, y con suerte eliminar, los factores que puedes controlar. Al hacerlo, conseguirás restablecer tu respuesta inmunitaria y detener el desarrollo del proceso autoinmune.[1]

Uno de los contribuyentes no reconocidos pero críticos a la inflamación crónica es el llamado *mimetismo molecular*. Entender cómo funciona este mecanismo te ayudará a comprender cómo incluso la exposición tóxica más pequeña puede afectar negativamente a tu salud a largo plazo.

OBJETIVOS MÓVILES: MIMETISMO MOLECULAR

Hay dos tipos de anticuerpos que debes conocer: los anticuerpos de las toxinas y los anticuerpos de tu propio tejido. En el capítulo uno vimos los anticuerpos de las toxinas. El segundo tipo de anticuerpos son los denominados *autoanticuerpos*: anticuerpos contra el propio tejido.

El organismo experimenta daño celular a diario, tan solo con el transcurrir de la vida cotidiana, desde el envejecimiento de las células hasta las hormonas que producimos pasando por las sustancias químicas a las que estamos expuestos. De hecho, todas las células corporales se renuevan cada siete años. Algunas de esas células lo hacen rápidamente: el revestimiento interno del intestino se renueva cada entre tres y siete días. Otras células, como las óseas, se renuevan mucho más despacio. El cuerpo tiene que deshacerse de las células viejas y dañadas para hacer espacio y permitir que se desarrollen nuevas células.

Una de las maneras en que logra este reabastecimiento celular es mediante autoanticuerpos. Cada día, se supone que el sistema inmunitario crea el número exacto de autoanticuerpos para deshacerse de células dañadas específicas. Hay autoanticuerpos diferentes para las células pulmonares, las suprarrenales, las de la vaina de mielina, otras células cerebrales, las tiroideas, etc. El proceso en curso se puede medir con un análisis de sangre, y cuando todo funciona correctamente, tus autoanticuerpos se registran como *rango de referencia normal*. Esto significa que se están produciendo a la velocidad correcta, lo que se conoce como *autoinmunidad benigna*. Estás completamente sano.

Ahora, volvamos a los anticuerpos que te protegen de exposiciones tóxicas. Cuando estás expuesto a una toxina (alimentos, moho, estrés, hormonas, insectos, etc.), el ciclo inflamatorio comienza por activar el sistema inmunitario innato (la respuesta inmediata), pero si la exposición es mayor de lo que puede asimilar, tu sistema inmunitario adaptativo (las armas pesadas) asume el control de la situación. Estos anticuerpos contra las toxinas son potentes pero no tan precisos como los autoanticuerpos. Imagina un «terminator» bioquímico disparando salvajemente una ametralladora por la ventana de un coche en movimiento. Quizá consiga alcanzar a los malos, pero está llenándolo todo de vidrios rotos y escombros. Los escombros son una mezcla de tus células dañadas y de trozos y restos de esos invasores nocivos que tu sistema inmunitario se esfuerza en destruir. Es lo que llamo el *daño colateral* de la respuesta inmunitaria.

El daño colateral puede ser un desastre de proporciones épicas, que crea inflamación, estrés oxidativo y tejidos dañados. Cuando se han producido daños en el tejido del órgano, este, afectado por el daño colateral, se vuelve disfuncional. Esto causa inflamación, que provoca daño tisular, lo que a su vez ocasiona daño al órgano, que a partir de ahí comienza a producir síntomas notables. Por ejemplo, cuando empieza a producirse daño tisular en la tiroides, esta deja de funcionar bien, lo que provoca síntomas como manos y pies fríos (¿usas calcetines para acostarte?), incapacidad para bajar de peso o problemas para despertarte por la mañana y desear quedarte veinte minutos más en la cama. Al final, tu fatiga será lo suficientemente inmovilizadora como para hacerte acudir al médico. La mayoría de los médicos comprueban los niveles de hormona tiroidea y, si los resultados son normales, achacan la fatiga al estrés. También deberían haber comprobado los niveles de anticuerpos tiroideos.

Ahora voy a contarte algo que la mayoría de los médicos no aprendieron en la facultad de medicina. ¿Listo? *Los anticuerpos que producimos para protegernos de las toxinas pueden confundirse fácilmente y destruir otras moléculas que se parecen mucho a las toxinas.* Los agentes infecciosos, los alimentos o las bacterias pueden confundir al sistema inmunitario del cuerpo porque son estructuralmente similares al tejido humano.[2] Así es. Incluyo una referencia, una de muchas que he recopilado, para que puedas leer la explicación científica si quieres o mostrársela a tu médico.

Para simplificar las cosas, vamos a llamar a la estructura de aminoácidos de gluten A-A-B-C-D. Cada una de las letras representa diferentes aminoácidos. Cuando las moléculas de gluten entran en el torrente sanguíneo, el sistema inmunitario comienza a producir anticuerpos con gluten A-A-B-C-D. Estos anticuerpos viajan a través del torrente sanguíneo, buscando A-A-B-C-D y disparando misiles dondequiera que las encuentren. El problema es que la superficie del cerebro, o la parte de la tiroides que da al torrente sanguíneo, también contiene una estructura similar a la A-A-B-C-D del gluten. Los anticuerpos producidos para atacar el gluten pueden atacar cualquier cosa que se parezca a A-A-B-C-D, ya sea en el cerebro o en la tiroides, o en cualquier otro tejido donde resida el eslabón débil. Este mecanismo se llama mimetismo molecular, y cuando se pone en marcha, es el principal mecanismo por el que se produce la cascada autoinmune a partir del gluten. El mimetismo molecular aumenta la inflamación en el tejido, finalmente lo daña y, si sigue fuera de control, daña el órgano. Ahora el organismo comienza a producir autoanticuerpos para deshacerse de las células de los órganos dañados. Eso no es un problema, a menos que continúen produciéndose anticuerpos contra las toxinas como resultado de la exposición frecuente. Si es así, dañarán continuamente los órganos, lo que dará lugar a la generación de autoanticuerpos para deshacerse de las células dañadas hasta que llega un momento en que la producción de los autoanticuerpos se perpetúa. Para entonces no solo presentas síntomas, sino que has iniciado el mecanismo autoinmune.

La cadena de aminoácidos A-A-B-C-D es un componente básico común en la mayoría de nuestros tejidos. El mimetismo molecular a A-A-B-C-D puede ocurrir en cualquier parte del cuerpo, desde los riñones hasta la vesícula biliar, los músculos, los huesos, el cerebro, el corazón, incluso la conjuntiva del ojo. Es por eso por lo que los síntomas de la sensibilidad al gluten pueden manifestarse en cualquier lugar, porque el sistema inmunitario está atacando erróneamente su propio tejido en su intento de deshacerse del gluten. La parte del cuerpo en la que el tejido se vuelve más dañado viene determinada por el eslabón débil de la cadena de salud, que a su vez está determinado por la genética y los antecedentes, o por la forma de vivir. Estos son dos de los tres factores necesarios para que se presente la enfermedad autoinmune.

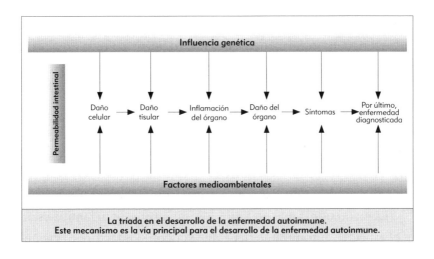

La tríada en el desarrollo de la enfermedad autoinmune.
Este mecanismo es la vía principal para el desarrollo de la enfermedad autoinmune.

PRIMER FACTOR: GENÉTICA

Es bastante poco probable que seas el único de tu familia que esté en el espectro autoinmune o que haya llegado a tener suficiente daño tisular para presentar síntomas o incluso una enfermedad diagnosticada. Creo que debes de tener algún familiar que también se encuentre en el espectro autoinmune; solo que podría estar en un punto diferente. Además, sus síntomas o afecciones quizá sean completamente diferentes de los tuyos. La razón por la que estoy tan seguro es que el primer factor necesario para que la inflamación excesiva cree autoinmunidad es la genética.

Tu código genético afecta a tu salud de diversas formas. La primera es la más directa: la capacidad del sistema inmunitario de malinterpretar los antígenos a través del mimetismo molecular, lo que conduce a un aumento de los anticuerpos y a la destrucción del tejido.

La forma particular en que tu sistema ataca su propio tejido también depende de tu predisposición genética única, es decir, de dónde se produce el eslabón débil de la cadena. Los antecedentes familiares de enfermedades autoinmunes pueden parecer una línea recta: tu padre y tu abuelo tenían una enfermedad cardíaca. O podrían presentar el aspecto de un diagrama de dispersión: tu padre tenía una enfermedad cardíaca, tu hermana tuvo un aborto espontáneo y uno de tus hermanos sufrió un accidente cerebrovascular. Ambos casos reflejan una predisposición genética a la enfermedad autoinmune. La única diferencia es que en el modelo de diagrama de dispersión, el eslabón débil de la cadena no está tan claro, al menos en un principio. Pero cuando te hagas la prueba correctamente, como describiré en el capítulo cinco, verás que los tres son posibles síntomas del síndrome antifosfolípido.

La razón por la que no todos los miembros de tu familia están en el espectro autoinmune tiene que ver con dos factores: la genética y lo que llamamos historial (cómo has vivido hasta ahora, entre otras cosas la alimentación, las exposiciones a toxinas, el estrés, etc.). Si bien podrías compartir el mismo grupo genético, los genes de una persona podrían expresarse y los de otra no, dependiendo de cómo hayáis vivido.

Si tienes predisposición genética a una determinada enfermedad autoinmune, eres proclive a presentar niveles de anticuerpos elevados para ese tejido u órgano. Por ejemplo, si tus genes están sesgados para producir anticuerpos excesivos de IgE, podrías comenzar a padecer alergias alimentarias. En otras personas, la inflamación crónica puede conducir a un accidente cerebrovascular, una enfermedad cardíaca, diabetes, alzhéimer o cáncer, ya que cada una de ellas tiene genes que las predisponen a estas afecciones específicas. Algunos pueden sufrir acné u otras afecciones de la piel. Sin embargo, es importante recordar que los genes rara vez causan enfermedades. Tus genes pueden decir: «Este es el eslabón débil de tu cadena. Si tiras de ella demasiado fuerte con una inflamación excesiva, aquí es donde se va a romper». La enfermedad aparece cuando ejerces presión en la cadena, que se romperá en tu eslabón débil. Si tienes los genes de predisposición a la enfermedad celíaca, serás muy vulnerable a esta, si se presentan los demás elementos necesarios para que se desarrolle: el desencadenante medioambiental que lo acciona (gluten) está activado, y hay permeabilidad intestinal. Sin los otros dos moduladores, es muy poco probable que llegues a padecer la enfermedad celíaca, incluso si es parte de tu código genético. Estos dos moduladores afectan a tu *epigenética*. La epigenética es el estudio de la manera distintiva en que tu entorno y tu estilo de vida afectan a la expresión de tus genes.

La epigenética (aquí tienes una buena palabra para jugar al Scrabble) es un tema muy amplio y complicado, pero la explicación final es que lo que determina tu estado de salud o enfermedad es lo que sucede en el entorno de tus genes, no en los genes en sí.

Este es un ejemplo. Cuando tratas de responder a la pregunta «¿el café es bueno para la salud?», la respuesta tiene muchos matices. Hay abundantes datos científicos que se contradicen. Algunos estudios muestran que el café es beneficioso, y otros que el café es perjudicial y te somete a un mayor riesgo de ataques cardíacos. Bien, ¿cómo puede ser eso? La respuesta es que depende de tus genes.

Hay un gen que llamamos *CYP1A2*. Nos ayuda a descomponer las sustancias químicas tóxicas a las que estamos expuestos. Viene en dos tipos, *1A* y *1F*. Todos heredamos una de las dos versiones de este gen de nuestros padres: es la baraja de cartas que nos repartieron en la vida. Si tienes la versión *1A*, el riesgo de sufrir un ataque cardíaco antes de los cincuenta años asociado con el consumo de café es el siguiente:

- Menos de una taza al día, sin mayor riesgo.
- Una taza al día, un 61 % menos de riesgo.
- Dos o tres tazas al día, un 65 % menos de riesgo.
- Cuatro tazas al día, un 19 % menos de riesgo.

A ti, y a todos los demás *1A*, os vendría bien beber de una a tres tazas de café al día.

Pero si tienes la versión *1F* de este mismo gen, el riesgo de sufrir un ataque cardíaco antes de los cincuenta años asociado con beber café es el siguiente:

- Menos de una taza al día, sin mayor riesgo.
- Una taza al día, un 112 % más de riesgo.
- Dos o tres tazas al día, 143 % más deriesgo.
- Cuatro tazas al día, un 307 % más de riesgo.

Como diría el nazi de la sopa:* «Para ti no hay café».

El factor epigenético que interviene en esta situación es el café. El café es el detonante. Si tienes la versión *1F* del gen *CYP1A2* y no estás expuesto al café (el desencadenante ambiental), no hay evidencia de que estés en riesgo de sufrir un ataque cardíaco antes

---

* N. del T.: *The Nazi Soup*, personaje famoso de la serie *Seinfeld*.

de los cincuenta años.[3] Tus genes son tus genes, no determinan que tendrás la enfermedad, solo determinan cuáles son los eslabones débiles de tu cadena. Tira de la cadena (beber café si tienes un *CYP1A2[1F]*), y correrás el riesgo de que esta se rompa (un ataque al corazón antes de los cincuenta años).

La epigenética nos enseña que si bien los genes influyen en nuestra salud, no deciden nuestro destino. Los estudios sobre gemelos nos ofrecen un ejemplo excelente de cómo funciona esto. Si tomaras gemelos idénticos y los mantuvieras en el mismo entorno, seguirían pareciendo idénticos a medida que envejecieran. Pero si cambias sus ambientes, incluida su alimentación, y les haces experimentar distintos tipos de estrés y estilos de vida, su aspecto y su salud serán diferentes. Estas diferencias son causadas al activar o no una determinada expresión genética, dependiendo de esos factores externos. Incluso si tienes genes para la autoinmunidad que te ponen en riesgo, esos genes no necesariamente se traducirán en enfermedades.

Por ejemplo, muchas personas con genes de enfermedad celíaca o sensibilidad al trigo no celíaca pueden pasarse la vida entera sin presentar nunca los síntomas de estas enfermedades. En algunos los síntomas son inmediatamente evidentes, dentro del primer año de vida. Otros aparecerán más adelante. Hay quienes pueden comer alimentos repletos de gluten durante muchos años y permanecer sin síntomas, hasta que pasan de la tolerancia y un estado de salud a una pérdida de tolerancia oral que activa los genes y produce anticuerpos (ahora están en el espectro), lo que lleva al desarrollo de enfermedades. Los investigadores han descubierto que la frecuencia de la enfermedad celíaca confirmada se ha duplicado cada quince años. En la década de los años setenta era de uno de cada quinientos, en la de los ochenta de uno de cada doscientos cincuenta y en la primera década del siglo XXI de uno de cada cien.[4]

Esta es una noticia verdaderamente estupenda porque demuestra que podemos controlar nuestra salud. Si entendemos el mecanismo por el cual se desarrolla una enfermedad, tenemos la oportunidad de invertir la tendencia y avanzar hacia un nivel más alto de salud. En el último párrafo de su excelente libro *Genetic Engineering* [Ingeniería genética], el doctor Jeffrey Bland lo expresa claramente:

> Lo que ha tenido una mayor influencia en tu salud, vitalidad y rendimiento a lo largo de tu vida no son los médicos que hayas visto ni los medicamentos, la cirugía u otras terapias que hayas recibido. Lo que más te ha influido es el efecto acumulativo de las decisiones que hayas tomado sobre tu dieta y tu estilo de vida, y cómo esas decisiones afectan a la expresión de tus genes.

Tu manera de vivir es lo que decide qué genes se activan y si estás espléndidamente sano, terriblemente enfermo o en cualquier estado intermedio. Las pruebas confirmarán si llevas el gen y determinarán dónde se encuentra tu eslabón débil.

Si bien no podemos cambiar nuestros genes, podemos abordar los otros dos factores de la tríada de la autoinmunidad: la permeabilidad intestinal y las exposiciones ambientales. Incluso si tienes una predisposición genética a la autoinmunidad, puedes mantener la inflamación bajo control tomando las decisiones correctas de estilo de vida. Esto lo verás explicado con más detalle cuando lleguemos al protocolo de transición en el capítulo seis. La genética y las exposiciones ambientales tienen que unirse para crear el mecanismo que te empuja hacia el espectro autoinmune

SEGUNDO FACTOR: EXPOSICIONES MEDIOAMBIENTALES

El segundo componente en el desarrollo de la tríada de la enfermedad autoinmune es superar el límite de una exposición ambiental: esta es, por así decirlo, la gota que desborda el vaso. Cuando la introducción de cualquier antígeno excede el límite de la capacidad de nuestro cuerpo para decir «es desagradable, pero no tiene importancia»; cuando superamos esos límites de exposición, los alimentos o toxinas a los que estamos expuestos causan inflamación excesiva, que luego provoca dolor en las articulaciones, aumento de peso, dificultades de concentración, agotamiento y muchas otras reacciones. Estos antígenos comienzan el ciclo de la autoinmunidad: en respuesta a ellos el organismo moviliza a las fuerzas armadas de las que te hablé en el capítulo uno para que nos protejan.

Las señales de que tu cuerpo está siendo expuesto a antígenos no saludables en forma de alimentos dañinos, mohos, pesticidas, conservantes u otros aditivos son fatiga, dificultad para concentrarse, dolor y espasmos musculares, así como erupciones cutáneas, distensión abdominal, resfriados crónicos o infecciones de la piel. Los alimentos con alto contenido de azúcar, los lácteos procesados y el trigo pueden ser tan tóxicos para el cuerpo como los contaminantes ambientales. De modo que tu dieta actual podría estar literalmente enfermándote.

El cuerpo puede lanzar una respuesta inmunitaria a los alimentos, lo que provoca una *alergia* o una *intolerancia alimentarias*. Los alérgenos alimentarios están relacionados con la inflamación sistémica y pueden causar erupción cutánea, urticaria, congestión nasal, ojos llorosos, vómitos, asfixia, tos, asma o inflamación externa (manos, pies o labios hinchados). En casos extremos, puedes padecer inflamación interna que podría conducir a la *anafilaxia*, una afección mortal en la que la garganta se cierra y el aire no puede pasar hacia los pulmones. Las alergias alimentarias más comunes en los Estados Unidos son las del trigo, los lácteos, el maíz, los cacahuetes, la soja, los mariscos, las fresas y los huevos.

Podría parecer que las sensibilidades alimentarias son completamente diferentes a una reacción alérgica, pero son tan difíciles de tratar como esta y ambas causan una inflamación excesiva. La sensibilidad alimentaria a menudo se caracteriza por una reacción retardada: es posible que el cuerpo no responda a los alimentos problemáticos hasta setenta y dos horas después de haberlos consumido. Esto significa que tu reacción a un alimento que comes hoy podría producirse inmediatamente o hasta tres días más tarde. Esa reacción puede ir desde calambres leves de estómago hasta una migraña inmovilizadora, entre otras muchas más.

Las personas suelen presentar sensibilidades a los mismos alimentos que causan reacciones alérgicas. El gluten, los lácteos y el azúcar causan las intolerancias y sensibilidades alimentarias más frecuentes, aunque pueden darse respecto a casi cualquier tipo de alimento. Cuanto más tiempo pase alguien sin reconocer una sensibilidad alimentaria y siga comiendo el alimento, acumulando inflamación excesiva con el daño tisular resultante que finalmente ocasionará daño a los órganos, más probable es que se desarrolle una enfermedad autoinmune. Desafortunadamente, hasta ahora las pruebas han sido incompletas, por lo que muchos desconocen que son sensibles al gluten. Esta es la razón por la que quienes sufren de sensibilidad al gluten pero lo siguen consumiendo tienen diez veces más probabilidades de sufrir otras enfermedades autoinmunes como la artritis reumatoide o la tiroiditis de Hashimoto.[5]

Sin embargo, una vez que se identifican y evitan los alimentos que causan los problemas, el sistema inmunitario puede comenzar a recuperarse y el cuerpo comienza a sanar. He visto de primera mano los profundos cambios que pueden desencadenarse en la salud de un paciente una vez que se eliminan los alimentos perjudiciales de su dieta. Desde la infertilidad hasta la artritis reumatoide, pasando por la psoriasis y la artritis inflamatoria juvenil, las migrañas y las convulsiones, no hay ninguna afección que no se pueda evitar mediante la eliminación de los alimentos desencadenantes, calmando así una cascada inflamatoria.

El gluten no te perjudica; lo que te perjudica es el gluten malo

El gluten es una familia de proteínas que se encuentra en muchos cereales. La familia de las proteínas del gluten incluye el trigo, el centeno, la cebada, el arroz, el maíz, la quinoa y otros. Lo que ningún ser humano puede digerir por completo es la familia de proteínas tóxicas de gluten que se encuentran en el trigo, el centeno y la cebada. En el cuadro siguiente, los *Triticeae* son los cereales tóxicos que contienen gluten. Los demás pueden consumirse sin peligro a menos que tengas sensibilidad a ellos. Por ejemplo, sabemos que el 44 % de los celíacos tienen también intolerancia al maíz.[6]

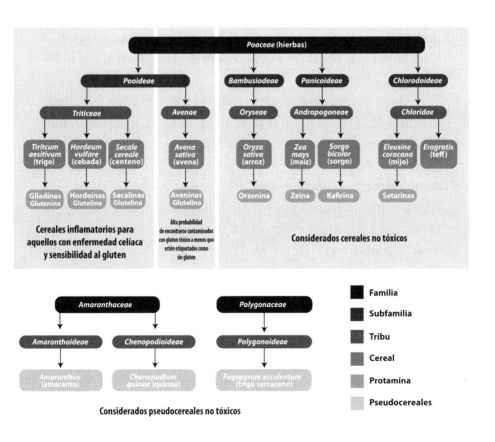

El USDA ('departamento de agricultura de Estados Unidos'), la FDA ('administración de alimentos y medicamentos'), la Academy of Nutrition and Dietetics ('academia de nutrición y dietética'), la American Heart Association ('asociación estadounidense del corazón') y la American Diabetes Association ('asociación estadounidenses de la diabetes') están de acuerdo en que nuestra dieta ha de estar constituida predominantemente por cereales. De hecho, el 50 % de todas las calorías que consumimos en todo el mundo provienen ahora de los granos de trigo, maíz y arroz. No estoy de acuerdo con esta recomendación. Mis colegas los doctores Mark Hyman, David Perlmutter, William Davis, Jeffrey Bland, Deanna Minich, Sara Gottfried y decenas de miles de médicos de todo el mundo también disienten abiertamente de este énfasis en los cereales como fuente principal de calorías. En mi opinión los cereales son beneficiosos para la mayoría de las personas, con moderación, pero su consumo excesivo contribuye enormemente a las epidemias de obesidad y diabetes que se dan hoy en día en nuestro mundo.

Ahora permíteme ser claro sobre el trigo. El trigo ha salvado millones de vidas. Si hay una hambruna en África y enviamos barcos cargados de trigo allí, salvamos millones de vidas. Sin embargo, debido a que ningún ser humano tiene las enzimas para digerir completamente las proteínas de trigo, centeno y cebada, estos cereales causan inflamación y permeabilidad intestinal cada vez que se comen. Mi amigo y colega el doctor Alessio Fasano llevó a cabo investigaciones en la Universidad de Harvard y recientemente publicó un artículo que mostraba que el gluten del trigo causa permeabilidad intestinal en todos los seres humanos. Su equipo estudió cuatro poblaciones: celíacos con un diagnóstico reciente de su enfermedad (que habían estado comiendo gluten últimamente), pacientes celíacos en remisión (que llevaban al menos doce meses sin comer gluten), pacientes con sensibilidad no celíaca al gluten y pacientes sin sensibilidad al gluten. En su conclusión, el doctor Fasano afirma: «El aumento de la permeabilidad intestinal tras la exposición a la gliadina (un trozo de gluten mal digerido) se produce en todos los individuos».[7]

Nuestro cuerpo produce enzimas que actúan como tijeras; su función es cortar proteínas en aminoácidos individuales, como si se tratara de un collar de perlas. La extraña composición molecular del gluten dificulta este proceso. La secuencia de los aminoácidos que forman el gluten no es reconocida por las tijeras cuando tratan de separar el gluten y, en su lugar, lo mejor que las tijeras pueden hacer es dividirla en grumos indigeribles. Esto significa que para los seres humanos, el gluten no tiene absolutamente ningún valor nutricional: lo comemos y lo excretamos. Puedes vivir toda la vida sin comer gluten y no tener efectos secundarios adversos.

La mala digestibilidad del gluten puede no tener absolutamente ninguna consecuencia. La gran mayoría de las personas lo comen sin digerirlo y no presentan síntomas. Sin embargo, algunas tienen consecuencias que provocan síntomas porque poseen el primer factor: la predisposición genética. Y en ese caso cuentan con dos factores: su genética que rechaza el gluten y su exposición a él. Para ellas, el gluten es muy irritante tanto para su intestino como para su sistema inmunitario. En muchos individuos con sensibilidad al gluten, el cerebro parece ser particularmente vulnerable: se sufre lapsos de memoria, falta de atención, dificultad para concentrarse y fatiga, entre otros.

El problema del gluten parece estar agravándose, y posiblemente habrás advertido la gran cantidad de fabricantes de alimentos que se han sumado a la tendencia de los productos libres de esta sustancia. En realidad, el contenido de gluten de los cereales ha aumentado con los años. Como parte del proceso de «mejora» de las aplicaciones comerciales del trigo, la industria agrícola estadounidense de los últimos cincuenta años ha incrementado su contenido de gluten a través de la hibridación. Eso hace que sea mucho más difícil digerir los cereales actuales que los que quizá seguramente comiste durante tu infancia. De manera que mientras que para algunos comer sin gluten es una tendencia o una dieta de moda, para

LA HISTORIA DE MOLLY

Molly tenía tres años cuando sus padres se dieron cuenta de que tenía un tumor en el ojo derecho (A). Su historia clínica reveló una cesación prematura de la lactancia materna, intolerancia a los alimentos para bebés y distensión abdominal. A los dos años de edad, Molly tenía infecciones de oído recurrentes que se trataban con antibióticos. Sus percentiles de peso y altura estaban muy por debajo de lo normal en comparación con su grupo de edad.

El tumor que se le diagnosticó era un sarcoma de Kaposi, que a menudo se da en pacientes con VIH, pero la prueba de anticuerpos contra el VIH dio negativo. Sin embargo, sus análisis de sangre mostraron que tenía una cantidad elevada de anticuerpos contra el gluten; una endoscopia positiva para la enfermedad celíaca confirmó que sus microvellosidades (los pelitos de la alfombra) estaban desgastadas. Los oftalmólogos recomendaron una biopsia en el ojo de Molly para analizar el tumor y determinar su causa, pero los padres estaban preocupados: durante una endoscopia anterior había tenido una reacción negativa a la anestesia general. Preguntaron si podían aplazarla unas semanas. Mientras tanto, sometieron a su hija a una dieta sin gluten.

A las dos semanas, volvió a ver a los oftalmólogos. El tumor era más pequeño (B). Tras seguir la dieta durante dos meses enteros, el tumor desapareció por completo (C).

Los oftalmólogos estaban desconcertados con esta respuesta tan fuera de lo común. Cuando publicaron este caso de estudio, declararon: «En conclusión, presentamos un tumor conjuntival muy inusual en una paciente celíaca que mostró una regresión completa gracias a una dieta sin gluten. La regresión inmediata de la lesión conjuntival durante la dieta sin gluten sugiere una posible relación entre la enfermedad celíaca y un proceso autoinmune».

Obviamente, el eslabón débil de la cadena de esta niña era su ojo. Esta era probablemente su vulnerabilidad genética, y el desencadenante ambiental era el gluten que estaba consumiendo. La forma en que se manifestará una sensibilidad al gluten la determinan la genética (el eslabón débil de la cadena) y los desencadenantes ambientales.

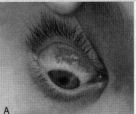 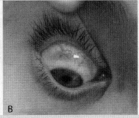 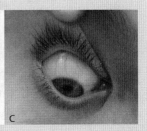

quienes tienen sensibilidad a esta sustancia es absolutamente fundamental seguir siempre una alimentación libre de gluten.

Un médico puede realizar una variedad de diferentes análisis de sangre para confirmar una sensibilidad al gluten, y un diagnóstico positivo de la enfermedad celíaca requiere una endoscopia. Sin embargo, puedes probarte a ti mismo para detectar una sensibilidad al gluten siguiendo mi dieta de eliminación. Está diseñada para determinar si un alimento del que no sospechas en realidad te está causando problemas. Durante las próximas tres semanas, elimina todos los alimentos con gluten y fíjate en cómo te sientes. Luego podrás volver a introducir el gluten y ver si tienes una reacción. Si la tienes, sabrás que sufres de sensibilidad al gluten.

El problema del azúcar

Todos sabemos que los refrescos, los postres y las golosinas están repletos de azúcar, pero quizá no te des cuenta de que esta sustancia se ha introducido en casi todos los alimentos que comemos. El azúcar se ha convertido en uno de los dos aditivos alimentarios primarios (el otro es la sal) que se utilizan para mejorar el sabor de todos los alimentos procesados. Además, los azúcares naturales son los elementos básicos de todos los carbohidratos, entre ellos los cereales, las frutas y las verduras.

El azúcar que agregamos a nuestros alimentos se puede elaborar a partir de diversas plantas que lo producen como una forma de almacenar energía, al igual que nosotros almacenamos energía en forma de grasa corporal. Se producen alrededor de ciento veinte millones de toneladas de azúcar refinado al año, el 70 % procedente de la caña de azúcar y el 30 % restante de la remolacha azucarera.

El azúcar en sí no es perjudicial, pero el azúcar malo sí lo es. El azúcar procesado tiene pocos beneficios para la salud y aún menos valor nutricional. En realidad, el azúcar en su estado más natural, la caña de azúcar, tiene algún valor nutricional. En los países en desarrollo, los niños mastican caña de azúcar todos los días y no tienen caries. Pero en los Estados Unidos, los niños que comen muchos dulces cargados de azúcar terminan con muchas caries. Cuando los niños mastican caña de azúcar, se exponen a toda la planta e ingieren muchas otras vitaminas, minerales, polifenoles y antioxidantes, así como sacarosa, el extracto químico del azúcar de mesa. Nuestros hijos, en cambio, toman azúcar altamente refinado en su estado más potente. La remolacha azucarera contiene hemoglobina, la proteína más conocida por transportar oxígeno en el torrente sanguíneo de los seres humanos. Sin embargo, cuando la remolacha azucarera pasa por un proceso de refinado multietapa, no queda hemoglobina en el producto. No te dejes engañar por el azúcar moreno o «azúcar crudo» como alternativa saludable: es solo azúcar refinado al que se ha añadido colorante de caramelo o melaza.

Si eres un «adicto al azúcar», es posible que ya hayas reconocido que cada vez que sientes antojos de azúcar, seguramente necesites un poco más para obtener esa sensación de satisfacción. La razón por la que el azúcar es mucho más adictivo que comer frutas naturalmente dulces es que está muy concentrado. Me encantan los pasteles de semillas de amapola sin gluten, y me permito uno cada tres o cuatro meses, pero si extrajera el ingrediente activo de las semillas de amapola que les da ese sabor tan delicioso, estaría comiendo heroína pura. Uno de mis programas de televisión favoritos, *Myth Busters*, [Cazadores de mitos], demostró una vez que comer solo dos *bagels* de semillas de amapola es suficiente para dar positivo en morfina, un subproducto de la heroína extraído de las plantas de amapola. El azúcar blanco de mesa es un extracto final de caña de azúcar o remolacha azucarera que es el equivalente a otro extracto, la heroína que se elabora a partir de las semillas de amapola, y es igual de adictivo y letal.

Consumir un exceso de azúcar procesado, entendiendo por esto consumir más cantidad de la que tu cuerpo puede digerir completamente, crea un combustible primario que aumenta la inflamación sistémica. En el capítulo uno, describí cómo tenemos algo de inflamación en nuestro cuerpo en todo momento, simplemente como resultado del proceso inmunitario por el que nos deshacemos de las células viejas y dañadas. El azúcar es uno de los diez alimentos más inflamatorios en cualquier cantidad, y comer exceso de azúcar es como arrojar leña al fuego: convierte una fogata manejable en un fuego descontrolado. Una dieta rica en azúcar refinado también se considera el principal desencadenante del desarrollo de la obesidad.

La sobreexposición al azúcar deprime el sistema inmunitario, haciéndolo ineficiente, especialmente cuando tiene que combatir las infecciones. El azúcar deprimirá la función de los glóbulos blancos durante unos diez minutos después de consumirlo.[8] Así que, por ejemplo, si comes mucho azúcar cuando tienes un resfriado, tardarás más días en recuperarte.

Todos hemos oído que comer mucho azúcar es un detonante en el desarrollo de la diabetes. Ahora sabemos que hay tres tipos de diabetes. Siempre se ha sabido que la diabetes tipo 1 es una enfermedad autoinmune, y se produce cuando los anticuerpos han destruido tantas células del páncreas que este ya no puede producir suficiente insulina. La diabetes tipo 2 está relacionada con años de ingesta excesiva de azúcar, que desgastan nuestro sistema regulador del azúcar. Los pacientes con diabetes tipo 2 no necesitan insulina adicional; lo que necesitan son medicamentos que los ayuden a extraer la insulina del torrente sanguíneo e introducirla en sus células. Esto se denomina *resistencia a la insulina*, que es un mecanismo autoinmune. Ahora sabemos que la diabetes tipo 2 tiene un componente autoinmune muy fuerte. La resistencia a la insulina se asocia con un perfil único de anticuerpos IgG, que se asocian con un aumento de la inflamación que produce un exceso de *tejido adiposo visceral*, es decir, el exceso de grasa que algunos acumulamos alrededor de la cintura, como resultado de otro mecanismo autoinmune. En 2005, investigadores encontraron una tercera forma de diabetes, llamada tipo 3. Esta es una resistencia a la insulina en el cerebro que causa demencia. Los investigadores ahora están conectando la diabetes tipo 3 con el alzhéimer. En ambos casos el exceso de exposición al azúcar desgasta la capacidad del cerebro y del resto del cuerpo para controlar los niveles de insulina. Tienes bastante insulina; simplemente no la estás usando correctamente.

De entre las muchas complicaciones que provoca el exceso de azúcar, aquí tenemos algunos de los efectos fisiológicos que facilitan el desarrollo de enfermedades autoinmunes y que se relacionan tanto con un aumento de respuestas inflamatorias como con el impacto negativo de dichas respuestas inflamatorias sobre el sistema inmune:

- El azúcar altera las relaciones minerales del cuerpo. Causa deficiencias de cromo y cobre e interfiere en la absorción de calcio y magnesio. Estos minerales, en particular el cromo, son esenciales en la producción de anticuerpos.[9]
- El azúcar alimenta a las células cancerosas y se ha relacionado con el desarrollo de cáncer de mama, ovarios, próstata, recto, páncreas, tracto biliar, pulmón, vesícula biliar y estómago. El drenaje de la producción de anticuerpos para hacer frente a estos cánceres agota nuestra función immune.[10]
- El azúcar puede causar muchos problemas en el tracto gastrointestinal, entre ellos acidez del tracto digestivo, indigestión, malabsorción en pacientes con enfermedad intestinal funcional y mayor riesgo de enfermedades autoinmunes, enfermedad de Crohn y colitis ulcerosa.[11]
- El azúcar puede causar envejecimiento prematuro. Se necesitan más anticuerpos para eliminar las células envejecidas.[12]
- El azúcar puede causar enfermedades autoinmunes como artritis, asma y esclerosis múltiple.[13]
- El azúcar puede ocasionar una disminución de la sensibilidad a la insulina, causando así niveles anormalmente altos de insulina y, con el tiempo, diabetes, que suele ser una enfermedad autoinmune.[14]

- El azúcar puede reducir los niveles de vitamina E, lo que podría iniciar el proceso autoinmune.[15]
- La alta ingesta de azúcar aumenta los productos finales de glicación avanzada (AGE), moléculas de azúcar que se unen a las proteínas del cuerpo y que, de este modo, dañan las proteínas.[16]
- El azúcar causa alergias alimentarias.[17]
- El azúcar puede causar toxemia durante el embarazo y contribuir al eczema en los niños.[18]
- El azúcar puede causar aterosclerosis y enfermedades cardiovasculares.[19]
- El azúcar puede afectar a la estructura del ADN.[20]
- El azúcar puede cambiar la estructura de la proteína y causar una alteración permanente en la forma en que las proteínas actúan en el cuerpo.[21]
- El azúcar puede envejecer la piel alterando la estructura del colágeno.[22]
- El azúcar puede causar enfisema.[23]
- El azúcar reduce la capacidad de funcionamiento de las enzimas.[24]
- La ingesta de azúcar es mayor en personas con párkinson.[25]
- El azúcar puede aumentar el tamaño de los riñones y producir cambios patológicos en estos órganos, como la formación de cálculos renales.[26]
- El azúcar puede dañar el páncreas y estropear el revestimiento de los capilares.[27]
- El azúcar puede causar dolores de cabeza, entre ellos migrañas.[28]
- El azúcar puede aumentar el riesgo de gota.[29]
- El azúcar puede elevar el riesgo de padecer alzhéimer.[30]
- Las dietas ricas en azúcar aumentan los radicales libres y el estrés oxidativo.[31]
- El azúcar afecta negativamente a la composición de los electrolitos urinarios.[32]

- El azúcar puede ralentizar la capacidad de las glándulas suprarrenales para funcionar.[33]
- El azúcar tiene el potencial de inducir procesos metabólicos anormales en un individuo normal y saludable, y de promover enfermedades crónicas degenerativas.[34]
- La ingesta elevada de azúcar puede causar convulsiones epilépticas.[35]
- El azúcar causa presión arterial alta en personas obesas.[36]
- El azúcar puede inducir la muerte celular.[37]
- El azúcar puede causar enfermedad de las encías.[38]

Cuando ingieres una comida con alto contenido de azúcar, al principio sentirás una explosión de energía en cuanto los niveles de azúcar en la sangre aumenten en el torrente sanguíneo. Si es el tipo de azúcar que se vierte en el torrente sanguíneo excesivamente rápido, y el cuerpo no puede adaptarse con suficiente rapidez, tu azúcar en la sangre aumentará, alcanzará su nivel máximo y comenzará a caer en picado. Cuando esto sucede, podrías sentirte cansado, irritable, disperso o embotado.

Uno de los objetivos de mi programa es liberarte de esta montaña rusa de azúcar. Sin azúcar procesado, el cerebro y el resto del cuerpo tendrán la oportunidad de reajustarse. Puede que descubras que muchos de tus problemas emocionales, como la ansiedad, la depresión y la irritabilidad, pueden disiparse durante la fase de tres semanas del protocolo de transición. Una vez que comiences el programa de tres semanas, evitarás todas las formas de azúcar procesado y aprenderás a equilibrar tu ingesta total de azúcar durante todo el día. Aunque es posible que hayas oído que uno siente irritabilidad cuando se está adaptando por primera vez a una dieta baja en azúcar, quiero asegurarte que he tomado esto en consideración, y el programa que seguirás es más completo que otros que simplemente son «bajos en carbohidratos». En mi programa, nos centraremos en mantener los niveles de azúcar en la sangre a un ritmo constante durante todo el día, razón por la cual no tendrás una reacción adversa.

Aunque los sustitutos del azúcar no añaden calorías a tu dieta, pueden causar enormes problemas a largo plazo y son tan peligrosos como comer azúcar procesado en exceso. Por ejemplo, los edulcorantes artificiales aspartamo (que se utiliza en NutraSweet y Equal), la sacarina (en Sweet'N Low) y la sucralosa (en Splenda) aumentan los niveles de azúcar en sangre significativamente más que el azúcar refinado.[39] El mecanismo por el cual se produce esto es que estos edulcorantes artificiales no calóricos alteran las bacterias intestinales. Hablaré más sobre el intestino y sus bacterias en el capítulo tres, pero por ahora ten en cuenta que este aumento de los niveles de azúcar en la sangre conduce no solo a la diabetes, sino a un incremento excesivo de peso.[40]

Una forma de controlar tu ingesta de azúcar es consultando el índice glucémico (ver página 100), que cuantifica la rapidez con la que un determinado alimento aumenta tu nivel de azúcar en la sangre. La glucosa pura se utiliza como número base para el índice y se le da un valor de 100; todos los demás carbohidratos reciben valores en relación con la glucosa dependiendo de la rapidez con la que entran en la sangre: cuanto menor sea el índice, más tiempo se tarda y más estable permanece el azúcar en la sangre; cuanto mayor sea el índice, más probable será que sientas la montaña rusa de subidas y bajadas de azúcar en la sangre.

Los alimentos que tienen un índice alto (mayor de 60) incluyen helado, panes, todos los demás productos elaborados con harina blanca, patatas blancas, plátanos, pasas, patatas fritas, bebidas alcohólicas y arroz blanco. De hecho, según el doctor William Davis, autor del éxito de ventas *Sin trigo, gracias* (Editorial Aguilar), el índice glucémico de los productos elaborados con trigo es uno de los más altos de todos los alimentos. Los alimentos con bajo índice glucémico (menores de 45) se consideran más nutritivos. No es de extrañar que incluyan la mayoría de las frutas, verduras y legumbres.

ÍNDICE GLUCÉMICO*

CEREALES	
All-Bran (salvado de trigo)	51
Bran Buds (salvado) + psyllium	45
Cheerios	74
Copos de salvado	74
Corn Chex (cereales de maíz)	83
Cornflakes (copos de maíz)	83
Cream of Wheat (crema de trigo)	66
Frosted Flakes (copos de maíz tostado azucarado)	55
Grape-Nuts (trigo y cebada)	67
Life (cereales para el desayuno)	66
Muesli, natural	54
Nutri-Grain (cereales para el desayuno)	56
Oatmeal, old fashioned (copos de avena)	48
Puffed wheat (trigo inflado)	67
Raisin bran (salvado de pasas)	73
Rice Chex (cereales sin gluten)	89
Shredded wheat (trigo triturado)	67
Special K	54
Total	76
FRUTAS	
Albaricoques	57
Banana	56
Cerezas	22
Ciruelas	39
Ciruelas pasas	15
Dátiles	103
Kiwi	52
Mango	55
Manzanas	38
Melocotón	42
Melón	65
Naranja	43
Papaya	58
Pasas	64
Pera	58
Piña	66
Pomelo	25

Sandía	72
Uvas	46
APERITIVOS	
Barrita de chocolate	49
Barrita de Snickers (cacahuetes, caramelo y chocolate)	41
Barritas energéticas	58
Bizcocho	54
Caramelos	70
Croissant	67
Donut	76
Galletas de avena	57
Galletas de mantequilla	64
Galletas saladas	74
Galletas saladas Graham	74
Gominolas	80
Mermelada de fresa	51
Nachos de maíz	72
Palomitas light, microondas	55
Patatas fritas	66
Pizza Hut, suprema	33
Pizza, queso y tomate	60
Sopa de guisantes	83
Wheat Thins (bocaditos integrales)	67
GALLETAS SALADAS	
De centeno	68
De arroz	80
Graham	74
De soda	72
Wheat Thins (bocaditos integrales)	67
GRANOS DE CEREALES	
Arroz blanco basmati	58
Bulgur	48
Cebada	25
Cuscús	65
Harina de maíz	68
Mijo	71

* Muchos de los productos citados son marcas comerciales estadounidenses. A modo orientativo, añadimos entre paréntesis el producto natural base para que sirva de referencia en cuanto a productos similares.

AZÚCARES	
Azúcar de mesa	64
Fructosa	22
Maltosa	105
Miel	62

PASTA	
Espagueti, cocidos 15 min	44
Espagueti, cocidos 5 min	33
Espagueti, enriquecido con proteínas	28
Fettucine	32
Fideos finos	35
Linguine	50
Macarrones	46
Tortellini con queso	50

SOPAS Y VERDURAS	
Batata	54
Batata blanca, hervida	52
Chirivías	97
Guisantes, congelados	47
Guisantes, frescos, hervidos	48
Habas, congeladas	32
Maíz, dulce	56
Patatas fritas	75
Patatas, blancas, cocidas	63
Patatas, blancas, en puré	70
Patatas, rojas, horneadas	93
Remolacha, en lata	64
Sopa de frijoles negros	64
Sopa de guisantes	66
Sopa de guisantes con jamón	66
Sopa de tomate	38
Zanahorias, frescas, cocidas	49

PRODUCTOS LÁCTEOS	
Chocolate	35
Helado, vainilla	60
Leche de soja	31
Leche desnatada	32
Leche entera	30
Natillas	43
Polo de leche, vainilla	50
Postre helado de tofu	115
Yogur, de frutas	36
Yogur, natural	14

LEGUMBRES	
Baked beans (alubias en conserva cocinadas en salsa de tomate)	44
Alubias blancas	31
Alubias blancas, cocidas	33
Alubias pintas, cocidas	39
Alubias rojas, cocidas	29
Alubias rojas, en lata	52
Alubias, cocidas	32
Frijoles blancos	38
Frijoles negros, cocidos	30
Garbanzos, cocidos	34
Habas de soja, cocidas	16
Lentejas rojas, cocidas	24
Lentejas, verdes, marrones	30

PANES/BOLLERÍA	
Bagel, natural	72
Baguette francesa	95
Bollo de hamburguesa	61
De centeno	64
Croissant	67
Masa madre	54
Pan blanco	70
Pan de cereales integrales	49
Pan negro de centeno	76
Pastel de manzana	44
Pastelito de arándanos	59
Pastelito de avena y pasas	54
Pita	57
Pizza, con queso	60
De trigo	68

BEBIDAS	
Colas	65
Gatorade	78
Zumo de manzana	40
Zumo de naranja	46
Zumo de piña	46
Zumo de pomelo	48

Definitivamente, el índice glucémico puede ayudarte a tomar mejores decisiones a la hora de elegir tus alimentos y señala varias discrepancias con las llamadas opciones saludables. Por ejemplo, una sola rebanada de pan de trigo integral se considera alta en índice glucémico, ya que llega a 69; de hecho, es más alta que una barrita de Snickers, que tiene un índice glucémico de solo 41, gracias a los cacahuetes que esta incluye.

El único inconveniente del índice glucémico es que se limita a ayudarte a calcular las comidas de una en una. Mi amiga y autora JJ Virgin señala en su éxito de ventas *JJ Virgin's Sugar Impact Diet* [La dieta JJ Virgin del impacto del azúcar] que es más importante conocer el efecto combinado de todo el azúcar que tomas durante el día que el índice glucémico de cualquier alimento. Incluso cantidades aparentemente pequeñas de azúcar de diferentes alimentos en el transcurso del día pueden sumar y tener un gran impacto en tu salud. Tanto Virgin como yo te recomendamos que elimines el azúcar procesado de tu dieta. Por ejemplo, la vinagreta balsámica de champán es excesivamente dulce aunque suene saludable. Si le pones eso a tu ensalada, le añadirás un azúcar de alto índice glucémico a una comida saludable. Esto puede no ser un problema por sí mismo porque no es un gran volumen de azúcar, pero si también te comes un panecillo en la cena y luego tomas un plato de pasta, y compartes un postre porque estás tratando de cuidarte, el impacto de la ingesta total de azúcar puede ser abrumador para tu sistema regulador del azúcar. Este es el mecanismo que finalmente causa la resistencia a la insulina. Así que si bien ninguna de estas opciones son realmente malas por sí mismas, cuando se combinan, pueden tener un efecto muy perjudicial para tu salud.

Si te han diagnosticado diabetes, ya sabes que tienes un problema para procesar el exceso de azúcar. Pero si estás en el espectro autoinmune, es posible que no te des cuenta de hasta qué punto el azúcar está afectando a tu salud. Una manera de probar esto es con la evaluación del modelo de homeostasis, un análisis de sangre que es sensible a los desequilibrios de azúcar en la sangre mucho antes de que se desarrolle la diabetes o surjan otros problemas de azúcar en la sangre. También puedes achacar los dos o cuatro kilos adicionales de grasa alrededor de la cintura al consumo excesivo de azúcar. Si bien esta no es la única causa, es probable que se deba a esto. Si tu orina huele dulce, es otra indicación de que estás tomando demasiado azúcar.

Los lácteos son problemáticos

La mayoría de los productos lácteos que encontrarás en un supermercado están muy refinados. Para prolongar su vida útil, se los somete a dos procesos: pasteurización y homogeneización. La pasteurización consiste en calentar la leche a temperaturas muy altas para eliminar las bacterias. Pero durante este proceso se destruyen asimismo las enzimas lácteas y las vitaminas. Esta es una razón por la que es poco probable que los yogures comerciales contengan la cantidad de bacterias beneficiosas que se anuncian en la etiqueta: las bacterias no pueden vivir en la leche pasteurizada. El proceso de homogeneización le da a la leche su consistencia cremosa. Altera el tamaño y la forma de la grasa láctea, por lo que es más probable que entre en el torrente sanguíneo y cree inflamación en el cuerpo. Las moléculas más pequeñas de grasa láctea también se unen a las paredes arteriales y el cuerpo protege el área mediante la formación de una capa de colesterol, que se relaciona con las enfermedades del corazón.

En los Estados Unidos muchas granjas de productos lácteos a gran escala inyectan hormonas en las vacas lecheras, entre ellas la rBGH (hormona de crecimiento bovino genéticamente diseñada), que se utiliza para mejorar la producción de leche. En Europa y Canadá, la rBGH está prohibida ante el temor de que esté vinculada a un mayor riesgo de cánceres relacionados con el estrógeno en los seres humanos, como el cáncer de mama.

La sensibilidad láctea más conocida se llama intolerancia a la lactosa. El revestimiento de las microvellosidades (los pelitos de alfombra) produce la enzima digestiva lactasa. Cuando aumenta la inflamación de los intestinos por alguna razón, como comer gluten teniendo sensibilidad al gluten, se reduce drásticamente la cantidad de lactasa. Sin esta enzima, se desarrolla intolerancia a la lactosa. Alrededor del 50 % de los celíacos tienen también intolerancia a la lactosa, que puede contribuir a los síntomas persistentes incluso cuando siguen una dieta sin gluten.[41] Si continúan tomando productos lácteos mientras siguen una dieta sin gluten, seguirán generando anticuerpos contra el gluten. Esto se denomina *reactividad cruzada*. Sin embargo, si pueden mantener una dieta sin gluten durante un año, la inflamación disminuirá y la producción de lactasa aumentará de forma natural. Cuando esto sucede, la lactosa se puede descomponer y la intolerancia desaparece.

El 80 % de la proteína de la leche de vaca y del 20 al 45 % de la proteína de la leche materna provienen de la *caseína*. La caseína es una proteína difícil de digerir. Es por eso por lo que los culturistas beben batidos de proteína de caseína por la noche antes de acostarse. La caseína tarda horas en descomponerse en los intestinos, lo que permite que durante toda la noche vayan saliendo pequeñas cantidades de aminoácidos desde ellos para desarrollar la musculatura. El sistema inmunitario reacciona a los lácteos de diferentes maneras, dependiendo de los componentes de estos que el cuerpo ve como un irritante. Por ejemplo, uno de los componentes de los lácteos mal digeridos son las moléculas llamadas *casomorfinas*. Estos péptidos se unen a los receptores de opiáceos del cerebro y se asocian con el síndrome de muerte súbita del lactante, la liberación de histamina que se produce en las alergias alimentarias, la estimulación de la ingesta de alimentos con alto contenido de grasa y las disfunciones cognitivas que van desde el TDAH hasta el autismo.[42] Cuando el sistema inmunitario decide que las casomorfinas son un problema, generas los llamados anticuerpos de casomorfina. La caseína también se añade como conservante a algunas alternativas no lácteas, como la leche de arroz. La exposición a altos niveles de caseína puede provocar una respuesta inmunitaria de inflamación similar a las reacciones del sistema inmunitario ante el gluten.

Los lácteos pueden contribuir a muchos síntomas y afecciones autoinmunes y podrían hacerte avanzar aún más en el espectro autoinmune. Algunos consideran que se trata de una reacción silenciosa porque es difícil establecer la relación entre el consumo de lácteos y los síntomas de una persona normal y corriente. Sin embargo, el consumo de lácteos está relacionado con afecciones autoinmunes como el acné, la tiroiditis de Hashimoto, el lupus y la diabetes. Por ejemplo, se sabe que en el caso de los niños con alto riesgo de diabetes tipo 1 (de antecedentes familiares), se recomienda a los padres que eviten alimentarlos con productos lácteos de vaca de cualquier tipo durante el primer año de vida, porque si el bebé los consume, aumentará su riesgo de padecer diabetes tipo 1.[43]

Te recomiendo que, para el programa de tres semanas, además del gluten y el azúcar, elimines los lácteos de tu dieta, ya que muchas personas son intolerantes a estos alimentos. Sin embargo, si puedes reintroducir productos lácteos de forma segura en tu alimentación siguiendo el protocolo de transición, elige productos claramente etiquetados como orgánicos y «No rBGH».

Lipopolisacáridos: el desencadenante silencioso que vive en nuestro interior

¿Te imaginas que en los Estados Unidos hubiese una afección que cada año causa más muertes que las enfermedades cardiovasculares, pero nunca hubieras oído hablar de ella? A diferencia de las exposiciones ambientales a las que me referí anteriormente, que provienen de los alimentos que comemos, hay una exposición a una sustancia tóxica que ya se encuentra en el cuerpo. Los lipopolisacáridos (LPS) son componentes de bacterias que habitan principalmente en el intestino. En un principio las moléculas de LPS pueden aparecer en las paredes celulares de ciertos tipos de bacterias infecciosas. Cuando estas son destruidas por las bacterias protectoras beneficiosas que residen en el intestino, los restos de esa bacteria perjudicial flotan libremente por los intestinos. Generalmente, mientras permanecen allí no hay que preocuparse. Sin embargo, si los LPS penetran en la pared epitelial, pasan al torrente sanguíneo, y entonces sí causan problemas.

Las endotoxinas son venenos que se producen en el cuerpo. Los LPS son un tipo de endotoxina, pero al ser tan abundantes, muchos autores e incluso algunos diccionarios afirman que son una misma cosa. Conforme vayas profundizando en tu conocimiento de la desintoxicación y la creación de un entorno más saludable dentro de tu cuerpo, te encontrarás con la palabra *endotoxina*. No te confundas; casi siempre se refiere a altas concentraciones de LPS.

Una dieta alta en grasas, como, entre otras, la caracterizada por un consumo elevado de aceites de palma y maíz, facilita el paso de los LPS al torrente sanguíneo, literalmente a bordo de estas moléculas de grasa dietética. Es lo que se denomina *transcitosis** de balsa lipídica* (como si habláramos de un barco). ¿Por qué permite el cuerpo que suceda esto? Bien, resulta que pequeñas cantidades de LPS en el torrente sanguíneo desencadenan la producción de una hormona antiinflamatoria llamada adiponectina (la hormona antiobesidad). No obstante, grandes cantidades desencadenan mucha más inflamación de la que el cuerpo puede controlar, y luego aparece la cascada inflamatoria. Una de las maneras de prevenir la acumulación de LPS es eligiendo buenos alimentos, entre ellos las grasas saludables que aparecen en nuestro programa, lo que evitará que se produzca este mecanismo.

Se sabe que hay dos compuestos primarios, entre otros, que causan permeabilidad intestinal (también conocida como intestino con fugas, del que hablaré a continuación): el gluten y los LPS. Cuando los LPS entran en el torrente sanguíneo, van a todas partes. Si se depositan en el cerebro, desencadenan una inflamación

---

* N. del T.: transporte transcelular.

cerebral (desgraciadamente, esa fue la causa del fallecimiento de mi madre: la encefalopatía metabólica tóxica). Si se depositan en las articulaciones, desencadenan una inflamación articular (artritis y artritis reumatoide).[44] No hay ningún órgano o tejido que sea inmune a los efectos de los LPS, y se los ha relacionado con muchos síntomas crónicos. ¿Cuál es tu eslabón débil? Recuerda, el lenguaje corporal nunca miente. ¿Puedes oír cómo tu cuerpo te dice dónde se encuentra tu eslabón débil?

En pequeñas cantidades, los LPS pueden causar fiebre, resistencia alterada a la infección bacteriana y leucopenia (recuento bajo de glóbulos blancos), entre otros síntomas. En grandes cantidades, los Centers for Disease Control and Prevention (CDC, 'centros para el control y la prevención de enfermedades') nos dicen que reducen el flujo sanguíneo a cualquier tejido, causando entre 175.000 y 200.000 fallecimientos al año. Los CDC señalan que tal vez medio millón de personas se ven afectadas anualmente por este mecanismo; sin embargo, nadie habla de ello.[45] La razón es que tratar los LPS no reporta ningún beneficio: no existe ningún medicamento para corregir el problema.

Muerte	
Disfunción orgánica múltiple que lleva a una conmoción	
Comienza la disfunción orgánica	Trauma, Enfermedad cerebral, Enfermedad cardíaca, Enfermedad hepática, Enfermedad del sistema digestivo, Enfermedad respiratoria, Enfermedad renal (riñón), Cáncer, Enfermedad autoinmune, Infecciones, Quemaduras
Síndrome de respuesta inflamatoria sistemática	
Comienza respuesta inmunitaria a los LPS en sangre (inflamación)	
Los LPS entran en el torrente sanguíneo	
Los LPS permanecen en los intestinos (normal)	

Los LPS en los intestinos no son una amenaza para nuestra salud en ninguna de estas afecciones. Cuanto más aumenta la concentración de LPS en el torrente sanguíneo, mayor es el grado de inflamación, daño/disfunción tisular y finalmente muerte.

LA HISTORIA DE NANCY

Nancy nunca salía de su casa sin un paquete de pañuelos. Sufría de alergia crónica, pero nunca consiguió averiguar a qué era exactamente alérgica. Además, estaba constantemente luchando contra la depresión, y aunque no consideraba que tuviera problemas digestivos, se sentía siempre hinchada. A menudo, la tentación reconfortante de una caja de rosquillas, medio kilo de helado, un tazón de fideos o, cuando las cosas se ponían realmente mal, un rollo de masa de galleta cruda era demasiado difícil de resistir y parecía calmar su ansiedad. Trataba de ocultar su aumento de peso con la ropa, esperando pasar inadvertida por la vida. Ni siquiera se le pasaba por la cabeza salir con alguien. De todas formas, habían dejado de interesarle los hombres, a pesar de que solo tenía veintiocho años.

Para un médico corriente, Nancy era una típica paciente deprimida que necesitaba que le recetaran antidepresivos, tal vez algunos medicamentos contra la ansiedad y un buen programa de ejercicio para perder peso. Pero lo que la mayoría de los médicos no tiene en cuenta con casos como el suyo es que, en realidad, su depresión, ansiedad y aumento de peso eran el resultado de respuestas inmunitarias que le estaban causando inflamación crónica. Nancy, como tantas mujeres, tenía un conjunto de síntomas que apuntaban a un responsable: una cascada inflamatoria sistémica.

Cuando vino a mi consulta, le hice una prueba de anticuerpos para determinar la causa de sus trastornos. Descubrí que los culpables de su reacción inmune eran una sensibilidad al gluten y los lácteos, y niveles elevados de LPS en su sangre. Estas moléculas activaban su sistema inmunitario. Pero ¿cómo entraron en su torrente sanguíneo? La respuesta era el tercer factor: la permeabilidad intestinal.

Con las pruebas y el tratamiento adecuados, una dieta sin gluten ni lácteos y la nutrición adecuada para curar su permeabilidad intestinal, su carga de anticuerpos para los LPS se redujo en el plazo de seis meses. Dejó de arrojarle leña al fuego (mediante la eliminación de gluten y lácteos), y sus síntomas comenzaron a desaparecer en las dos primeras semanas a medida que disminuía su inflamación. Cuando volvió a verme a los seis meses, vestía dos tallas menos de ropa y estaba radiante.

Los LPS son un ejemplo del espectro autoinmune. Cuando permanecen en el intestino, no afectan notablemente a la salud. Pero en el momento en que entran en el torrente sanguíneo, desencadenan el proceso inflamatorio. Como se puede ver en el siguiente gráfico, los LPS pueden afectar negativamente a muchos procesos de la enfermedad, siguiendo el mismo patrón. A medida que aumentan sus niveles, la inflamación crece y se incrementa la gravedad de los síntomas. Si no se controlan, el resultado puede ser fatal. En el capítulo cinco, aprenderás a examinar tus niveles actuales de LPS. Luego conocerás los cambios que puedes introducir en tu estilo de vida para desactivar este mecanismo.

TERCER FACTOR: PERMEABILIDAD INTESTINAL (TAMBIÉN DENOMINADA SÍNDROME DEL INTESTINO CON FUGAS)

El estado de salud o de enfermedad es el resultado de la mezcla entre lo que somos —lo que significa lo que genéticamente nos hace ser como somos— y el entorno que nos rodea. Y el intestino es el punto de entrada en el que coinciden ambos elementos.
Dr. Alessio Fasano

El sistema digestivo tiene dos propósitos estrechamente relacionados. En primer lugar, una digestión saludable procesa los alimentos para que los nutrientes beneficiosos y esenciales para la vida puedan entrar en el torrente sanguíneo y circular por el cuerpo. En segundo lugar, el sistema digestivo filtra las toxinas o sustancias irritantes y evita que se absorban en la sangre. Sin embargo, un intestino permeable permite que ciertos materiales parcialmente digeridos y toxinas como los LPS entren en el torrente sanguíneo. Cuáles son exactamente los materiales que lo «atraviesan» depende de lo permeable que sea el intestino.

Para entender el intestino permeable, tienes que conocer la anatomía del intestino delgado, que es donde se produce el verdadero trabajo de la digestión. En el intestino delgado, los alimentos se descomponen en moléculas que continuarán a través del tracto digestivo para ser eliminadas del cuerpo, o de lo contrario pasan a través del revestimiento del intestino delgado al torrente sanguíneo. El revestimiento epitelial de los intestinos tiene solo el grosor de una célula. Funciona como una estopilla: se supone que solo las moléculas pequeñas pasan al torrente sanguíneo. Una de las razones por las que el intestino delgado mide más de seis metros de longitud es que algunos alimentos son más difíciles de digerir y de descomponer en partículas lo suficientemente pequeñas como para pasar a través de la estopilla. Sin embargo, cuando esta se desgarra, debido a la inflamación, las moléculas más grandes, llamadas *macromoléculas*, pueden atravesarla y llegar al torrente sanguíneo antes de haberse descompuesto por completo en materias primas para la reconstrucción de nuestros cuerpos.

Cuando estas macromoléculas entran en el torrente sanguíneo, el sistema inmunitario dice: «¡Guau!, ¿qué es esto? No reconozco estos trozos grandes como nutrientes que pueda usar para crear nuevas células óseas o células musculares. Será mejor que pelee contra ellos». Ahora tu organismo produce anticuerpos contra estas macromoléculas. Si son tomates, ahora tienes anticuerpos *antitomates*. Si es gluten, creas anticuerpos para A-A-B-C-D, y ahora volvemos al concepto de mimetismo molecular. Tu corriente sanguínea se ha convertido en un río contaminado. Una vez más, tu sistema inmunitario, en un esfuerzo por protegerlo, crea daño colateral dondequiera que esté su eslabón débil. Estas son las personas que se hacen una prueba de alergia alimentaria y regresan con resultados positivos a quince alimentos, y dicen: «¡Dios mío, si eso es todo lo que como!». Por supuesto que lo es; tu sistema inmunitario está tratando de protegerte de las macromoléculas tóxicas que entraron en el torrente sanguíneo demasiado pronto, antes de ser completamente digeridas.

Ahora, con los tres factores (predisposición genética, exposición e intestino permeable), te enfrentas a una oleada de inflamación que inicia el espectro autoinmune. Todos los casos de enfermedad autoinmune parecen estar precedidos por un aumento de la permeabilidad.

El doctor Alessio Fasano, catedrático de Gastroenterología Pediátrica en el Hospital General de Massachusetts, que capacita a todos los gastroenterólogos pediátricos que se gradúan de la Facultad de Medicina de la Universidad de Harvard, compartió conmigo esta analogía que describe a la perfección este mecanismo. Imagina que la Gran Muralla China está hecha de una sola capa de células. La Gran Muralla fue construida para mantener al enemigo fuera, pero cada pocos cientos de metros hay puestos de control donde la gente puede ir y venir, bajo vigilancia fuertemente controlada. En el intestino estos puntos de control se denominan uniones estrechas. Mientras los puestos de control estén bien mantenidos, no sufrirás ninguna invasión enemiga. Pero en cuanto algo va mal y se crea una brecha en este punto de control, un tráfico incontrolado de instigadores puede abrirse paso a través de él y producir daños.

Cuando estás constantemente comiendo alimentos que no puedes digerir de forma adecuada, como el gluten, avivas la hoguera inflamatoria en el intestino. Esto reduce las bacterias intestinales beneficiosas y fomenta el crecimiento de bacterias nocivas y levaduras indeseables. El ambiente de flora desequilibrada en el intestino se denomina *disbiosis*. Estos cambios bacterianos hacen que los alimentos fermenten en el intestino en lugar de ser digeridos, generando gas e hinchazón. Peor aún, el sistema inmunitario reconoce a las nuevas bacterias y levaduras como otro invasor atacante, y crea una nueva respuesta inflamatoria en el tracto digestivo; el daño tisular causa más desgarros en el tejido de la estopilla, lo que conduce a una mayor permeabilidad intestinal, más respuesta inmunitaria en el torrente sanguíneo, más inflamación en todo el cuerpo y más desarrollo de síntomas en el eslabón débil.

Mientras persista la permeabilidad intestinal, experimentarás inflamación y síntomas. Fiebre de bajo grado, fatiga general y dolor intestinal irregular son molestias comunes en personas aquejadas

LA HISTORIA DE SAMANTHA, SEGUNDA PARTE

En el capítulo anterior te presenté a mi paciente Samantha. La conocí después de que le diagnosticaran síndrome antifosfolípido y lupus, que se desarrolló tres años más tarde. Tenía treinta y un años cuando empecé a trabajar con ella. Una de las primeras cosas que hice fue recabar su historial clínico. Estaba tratando de averiguar específicamente si tenía un componente genético de autoinmunidad. Samantha me dijo que ni los coágulos de sangre ni el lupus eran cosa de familia, aunque sus padres tenían otros síntomas y afecciones que entraban en el espectro autoinmune. De hecho, sus padres mostraban evidencias de trastornos relacionados con el gluten que se manifestaban con síntomas diferentes a los que ella experimentaba.

Aquello no me sorprendió, ya sabía que todo el mundo tiene un eslabón débil distinto, una expresión genética que puede diferir de la de otros miembros de la misma familia. Esa es la historia de la epigenética, que es cómo el medioambiente desencadena la expresión del ADN. Mientras que el ADN de Samantha y sus padres era similar, a estos no les afectó el medioambiente de la misma manera que a ella, porque o bien sus genes estaban desactivados cuando se activaron los de Samantha o bien los de esta siguieron activados mientras que los de sus padres permanecían desactivados, lo que hizo que la enfermedad se expresara de formas diferentes. ¿Recuerdas el ejemplo que vimos anteriormente sobre gemelos idénticos? Este es el mismo mecanismo.

Al preguntarle a Samantha sobre sus sensibilidades alimentarias, descubrí que tenía varias y que la del gluten era especialmente grave. Me contó que antes de dejar el gluten tenía un estreñimiento y una distensión abdominal importantes (recuerda que durante la infancia le habían dicho que tener deposiciones una vez a la semana era «normal»). De niña comía gluten a diario en casi todas las comidas. Sin embargo, una vez que la sometimos a una dieta sin gluten, perdió tanto peso que se dio cuenta de que lo que hasta entonces consideraba su «atlético trasero» era en realidad un «trasero de gluten». También advirtió que tenía más energía y claridad mental cuando no tomaba este ingrediente, y cuando accidentalmente se exponía al gluten de la contaminación cruzada, los síntomas afectaban principalmente a su función cognitiva. Samantha me contó que ahora, cuando se expone al gluten por contaminación cruzada, tiene dificultades para pensar o se siente como si estuviera borracha.

Me enteré de que ya evitaba los productos lácteos de vaca y que creía que hacía lo correcto al beber leche de cabra o de oveja. Con las pruebas diagnósticas adecuadas, pude determinar que tenía una respuesta inflamatoria sistémica a la caseína, presente en toda la leche animal. Cuando dejó de tomar estos productos lácteos no procedentes de la vaca, se sintió mucho mejor. Le recomendé evitar el azúcar, pero me dijo que ya lo había eliminado de su dieta en 2012. Me contó que cada vez que comía algo con azúcar, como fruta, a los dos o tres días aparecía una infección de la vejiga o una infección por hongos. Le expliqué que esto era frecuente en quienes sufren infecciones crónicas por hongos, en las que una porción de fruta podría ser la gota que colmara el vaso y producir síntomas. Le recomendé que siguiera prestando atención a los alimentos que comía.

Por último, le hice una prueba de permeabilidad intestinal. Samantha me habló de los calambres estomacales que siempre había tenido de niña, a pesar de que nunca se le diagnosticó el síndrome del intestino permeable. Le aseguré que cuando dejara de tomar todo tipo de leche animal, vería cómo disminuían sus dolores de estómago. El hecho es que la proteína de la leche de cabra tiene un tamaño seis veces mayor que la de la leche materna humana y es muy difícil de digerir. Aunque no tanto como la leche de vaca, todavía puede ser muy difícil de digerir, especialmente para las personas sensibles. También le aseguré a Samantha que su salud general iba a mejorar porque finalmente había encontrado un médico que entendía el espectro autoinmune. Los consejos que recibió en el pasado, aunque eran bien intencionados, simplemente estaban desfasados. Recuerda que hacen falta diecisiete años para que las investigaciones de vanguardia lleguen hasta las consultas clínicas. Cada día aparecen nuevas investigaciones sobre el espectro inmune, pero la mayoría de los médicos sencillamente no tiene tiempo para leerlas. Mi trabajo es mostrarles estas investigaciones y en última instancia mostrártelas a ti. Así que, como Samantha, también estás en buenas manos. Tienes el derecho a disfrutar de una salud radiante.

del síndrome del intestino permeable. Ahora, de repente, eres más susceptible a alergias estacionales, erupciones cutáneas o incluso enfermedades autoinmunes como la artritis reumatoide, el lupus sistémico o la tiroiditis de Hashimoto. Cualquiera de estas, y otras muchas más, podría ser tu eslabón débil.

De los muchos factores que pueden contribuir a la permeabilidad intestinal, los que se han identificado que alimentan constantemente este fuego son el estrés, el gluten y el exceso de lipopolisacáridos (LPS). En un estudio de 2015 publicado en la revista *Nutrients*, los investigadores constataron que todos los seres humanos pueden sufrir permeabilidad intestinal cuando están expuestos al gluten, tengan o no enfermedad celíaca o sensibilidad al gluten.[46] El gluten provocará una permeabilidad intestinal temporal al cabo de cinco horas de haber comido.

Por lo general, el intestino se recupera solo, pero para las personas con enfermedad celíaca o sensibilidad al gluten, el daño tardará más de treinta y seis horas en desaparecer por sí mismo. Las células de más rápido crecimiento del cuerpo son estas mismas células epiteliales del intestino (la estopilla). Está continuamente reparándose, hasta el punto de que el cuerpo crea un revestimiento enteramente nuevo cada entre tres y siete días. Así que cuando tomas tostadas para el desayuno, rasgas la tela de la estopilla, pero se cura. Tomas un sándwich para el almuerzo, la rasgas otra vez, pero se cura. Tomas pasta para la cena, vuelves a rasgar la estopilla, que, sin embargo, se cura otra vez. Tomas picatostes con la ensalada, de nuevo rasgas la tela y se vuelve a curar. Y así día tras día. En los Estados Unidos, el consumo medio de trigo es de sesenta kilos por persona y año. Ahora bien, yo no como nada. Eso significa que estás comiendo ciento veinte kilos, y cada bocado desgarra tu estopilla, pero esta se cura. Hasta que un día, ya tengas dos, veintidós o sesenta y dos años, tu estopilla no vuelve a recuperarse.

¿Qué ha pasado? ¿Por qué te ha fallado tu cuerpo? Los investigadores se refieren a este momento como pérdida de tolerancia oral. Tu organismo ya no puede acomodar el grado de toxinas a las que estás expuesto, ya sea alimentos, químicos tóxicos, metales pesados o estrés. Ahora tienes permeabilidad intestinal patógena, el intestino con fugas, y el espectro autoinmune comenzará a afectar a tu eslabón débil, sea cual sea.

La buena noticia es que la permeabilidad intestinal es completamente reversible.

No tienes por qué sufrir los síntomas de un intestino con fugas ni las complicaciones sistémicas que puede causar. Siguiendo mi programa, eliminarás las exposiciones ambientales más comunes, lo que reducirá la inflamación intestinal, y permitirás que se recupere tu revestimiento epitelial. Como te he dicho antes, curando la permeabilidad intestinal puedes detener el desarrollo de las enfermedades autoinmunes.

LOS SIGUIENTES PASOS

La permeabilidad intestinal es uno de los dos factores que nos ayudan a entender por qué debemos centrarnos en nuestra salud intestinal para evitar o revertir la autoinmunidad. El segundo factor, que posiblemente tiene la misma importancia, es el estado de nuestra microbiota: la mezcla de bacterias beneficiosas y perjudiciales que viven en nuestro intestino. En el siguiente capítulo, exploraremos esta nueva frontera y veremos lo que las últimas investigaciones están mostrando en relación con la conexión entre tu microbiota y tu aspecto, además de con cómo te sientes y piensas.

Para escuchar mi podcast *sobre cómo el gluten está conectado a la autoinmunidad, o ver diapositivas de mis webinarios, ve a AutoimmunityPodcast.com.*

3

LA IMPERIOSA NECESIDAD DE UNA MICROBIOTA* SALUDABLE

Imagínate por un momento que eres un médico de familia muy respetado. Llevas practicando la medicina el tiempo suficiente para haber visto crecer y convertirse en adultos a muchos de los jóvenes que has atendido a lo largo de tu vida y has visto a sus padres envejecer. Crees que conoces todos los entresijos del cuerpo humano porque has tratado todas las enfermedades. Sin embargo, un día asistes a un seminario para créditos de estudios de posgrado, y de repente te presentan una nueva información

---

* Microbiota/microbioma: es frecuente la confusión, o al menos la falta de claridad, a la hora de diferenciar entre *microbiota* y *microbioma*. No son sinónimos en absoluto. La primera es el conjunto de bacterias que viven en el intestino (lo que antes llamábamos, de forma errónea, flora intestinal), en una relación de simbiosis tanto de tipo comensal como de mutualismo, y sus principales funciones son protectoras (frente a otros tipos de bacterias y virus potencialmente patógenos), metabólicas (cumplen un papel esencial en la digestión, la absorción y síntesis de los nutrientes) e inmunitarias (el equilibrio de su ecosistema es fundamental para el correcto funcionamiento del sistema inmune). Mientras que el microbioma vendría a ser un segundo genoma diferente del genoma humano, y que ayuda a compensar algunas deficiencias de este. O sea, es el código genético de todos los microbios que albergamos.

sorprendente: los investigadores acaban de descubrir un nuevo órgano del cuerpo humano, y además este órgano controla todos los aspectos de tu salud.

Esta es exactamente la revelación que se está produciendo en las consultas médicas a medida que aumenta el conocimiento de los científicos sobre la microbiota. La microbiota es la comunidad de bacterias, levaduras y virus que viven en el intestino. En los últimos diez años, ha comenzado a ser reconocido como un factor esencial en la salud general. Gracias a los avances en ciencia y tecnología, los investigadores han descubierto que la microbiota es esencial para algo más que digerir los alimentos: es el centro de control de todo el cuerpo. ¡Por increíble que parezca, esta es la pura verdad!

El microbioma está relacionado con la fabricación de vitaminas y la regulación del metabolismo y del azúcar en la sangre, e influye tanto en la expresión genética como en la química cerebral. Por cada mensaje del cerebro al intestino hay nueve mensajes del intestino al cerebro. Estos mensajes controlan la respuesta del cerebro al estrés, la producción de la hormona cerebral, la activación del propio sistema inmunitario del cerebro, el crecimiento de nuevas neuronas (neurogénesis) y la adaptabilidad de estas nuevas células cerebrales para aprender (neuroplasticidad), además de otras funciones.

El microbioma es el tema más candente de la investigación médica actual. En 2007, se publicaron 396 nuevos artículos de investigación sobre el tema. En 2015, esa cifra se elevó a 5.512. Esto significa 5.512 equipos de investigadores que pasaron meses y meses estudiando este tema, escribiendo artículos, que se enviaron para su publicación y luego fueron publicados. Si buscas hoy «microbio» en Google, verás una lista de más de diecinueve mil estudios recientes, y cada año aparecen nuevos descubrimientos. Por ejemplo, ahora sabemos que cada uno de nosotros alberga un microbioma completamente único que comprende billones de bacterias de varios cientos de especies. Se cree que la gran mayoría de los microbios que residen en nuestro tracto intestinal tienen efectos beneficiosos, y aunque hay muchos tipos diferentes de bacterias, se dividen principalmente en dos grandes grupos. Se supone que los bacteroidetes son el grupo dominante. El segundo grupo son los firmicutes, y no sería agradable que predominaran. Individualmente, las bacterias firmicutes no son peligrosas, pero en altas concentraciones, abruman a los bacteroidetes y toman el control, y el desequilibrio que crean causa problemas de salud, como ser uno de los principales contribuyentes a la obesidad resistente.

El microbioma puede llegar a pesar unos 2.267,96 g, casi el doble que el cerebro, y cada bacteria que alberga es un organismo vivo compuesto por células y genes. Acuérdate de esto: en tu microbioma hay entre cien y ciento cincuenta veces más genes que los veintitrés mil genes que se encuentran en tu ADN humano. Por eso, muchos expertos han llegado a considerar el microbioma más como un organismo entero con vida propia que como un órgano adicional del cuerpo. Es un tema que suelo tratar con mis colegas cuando terminamos de enseñar sobre la autoinmunidad. Empezamos a preguntarnos: «¿Somos seres humanos que alojan una gran cantidad de bacterias, o bacterias experimentando lo que es ser humano?». Reconocemos que estamos viviendo con una civilización paralela en nuestro interior y que nos ayudamos mutuamente.

Asimismo, el número de células de las bacterias que hay en nuestro intestino es diez veces mayor que todas las células del resto del cuerpo juntas. Lo sabemos por la forma de nuestros intestinos. Recuerda que son un tubo de seis a siete metros y medio de largo forrado con microvellosidades, la alfombra de pelo que ayuda en la digestión. Si pudiéramos aplanar las microvellosidades, la superficie de nuestros intestinos sería del tamaño de una cancha de tenis. Necesitamos tanta superficie intestinal porque hay mucha actividad. Y hay bacterias cubriendo cada centímetro de esa superficie, apiñadas entre todas y cada una de las microvellosidades.

Si naciste de parto natural, heredaste el microbioma de tu madre. En el último mes de embarazo, el cuerpo de la madre comienza a colonizar el tracto vaginal con altas concentraciones de bacterias *Prevotella*, que cubren al bebé durante el parto. Estas bacterias llevan un mensaje hasta el intestino del bebé y lo preparan para crear las enzimas digestivas que descomponen la leche materna y la utilizan eficientemente.

Si naciste a través ·de una cesárea, puede ocurrir cualquier cosa. En lugar de las beneficiosas bacterias maternas *Prevotella*, estás inmediatamente expuesto a una plétora de bacterias extrañas que descansaban sobre la piel de tu madre y en el aire de la sala de parto, y por lo tanto tienes un mayor riesgo de enfermedad a lo largo de tu vida y posiblemente un coeficiente intelectual más bajo.[1] En el estudio más amplio y reciente realizado hasta la fecha, que analiza la información del nacimiento de 750.569 niños nacidos por cesárea, tanto los niños nacidos por cesárea aguda (que significa «necesaria para la salud del bebé o la madre») como por cesárea electiva tenían un mayor riesgo de asma, laringitis y gastroenteritis (inflamación de los intestinos). Los que nacieron por cesárea aguda presentaban un incremento del riesgo de colitis ulcerosa y enfermedad celíaca, mientras que los nacidos por cesárea electiva mostraban un incremento del riesgo de infección del tracto respiratorio inferior y artritis idiopática juvenil. El efecto de las cesáreas electivas sobre el riesgo de asma fue mayor que el de las cesáreas agudas.[2] Varios ginecobstetras me han dicho que cuando tienen que hacer una cesárea, raspan el canal vaginal de la madre con una especie de bastoncillo de algodón y luego frotan con él el interior de la boca del recién nacido. De ese modo tratan de llevar como sea algo de la microbiota protectora y formativa (como las *Prevotella*) al bebé al nacer. Aunque, que yo sepa, no ha habido estudios a largo plazo sobre esta técnica, es razonable suponer que reduce el riesgo futuro de numerosas enfermedades de los bebés por cesárea, incluidas las enfermedades autoinmunes. Por supuesto, si una cesárea es médicamente necesaria, es mucho más importante proteger la vida del bebé y de la madre que preocuparse por posibles riesgos para la salud en el futuro.

La microbiota es un componente primordial del sistema inmunitario en el intestino. El 70 % de todo nuestro sistema inmunitario reside en el intestino, y la microbiota comprende la mayor parte de ese sistema. Es el modulador, o controlador, de cómo funciona el sistema inmunitario en el intestino. Igual que un guardia nacional forma parte de una fuerza policial, aunque trabaja por su cuenta, la microbiota forma parte del sistema inmunitario, pero funciona independientemente.

La microbiota, como el sistema inmunitario, es una colección de células que funcionan al unísono con las células inmunitarias intestinales que están diseñadas para promover la salud, pero cuando se desequilibra, puede ocasionar la enfermedad.[3] Sabemos que cada uno de nosotros tiene una microbiota única que está influenciado por la genética, por el medioambiente y por los alimentos que elegimos. Hay una estrecha relación y un intercambio de información entre las bacterias intestinales y las células inmunitarias que residen en esa misma pared intestinal. Esta es la parte inicial de tu arsenal para combatir a los invasores que te atacan.

Tus antecedentes —cómo has vivido hasta ahora— tienen un profundo efecto en la composición y diversidad de tu microbioma, muy similar a su efecto sobre el sistema inmunitario.[4] Aunque otros podrían decirte que el envejecimiento conlleva un funcionamiento deficiente y la aparición de enfermedades, no tiene por qué ser así. Abordar el microbioma es una buena manera de mostrarte reversiones de muchas de las enfermedades relacionadas con el deterioro, entre ellas la aterosclerosis, los cánceres colorrectales, la atrofia de órganos y las infecciones graves.

CUANDO SE PRODUCE UN DESEQUILIBRIO BACTERIANO

Hipócrates pronunció esta frase hace miles de años: «Todas las enfermedades comienzan en el intestino». Ahora somos capaces de confirmar lo acertado que fue. La composición de la microbiota puede producir una respuesta inmunitaria saludable o predisponerte a enfermedades.[5] Cuando la microbiota está mal alimentada y cuidada, las bacterias y los hongos dañinos toman el control, lo que te predispone más a enfermedades crónicas. Cuando los análisis de sangre identifican que estás en el espectro autoinmune, esto indica un fallo catastrófico de la microbiota que ha permitido un exceso de bacterias patógenas (chicos malos), que activan genes para la inflamación y la permeabilidad intestinal.

Estoy de acuerdo con el doctor Alessio Fasano en que una fuente primaria de invasores agresivos que desencadena la respuesta autoinmune es el desequilibrio de las bacterias que viven dentro de nosotros. Esto aumenta nuestro riesgo de enfermedades del corazón, cáncer, accidente cerebrovascular, alzhéimer, diabetes y otras enfermedades autoinmunes que pueden ser mortales. Tener una microbiota desequilibrada también puede ocasionar depresión, ansiedad, pérdida de memoria, dificultades para concentrarse y cambios de humor.

Como vimos en el capítulo anterior, los genes no predicen la enfermedad. Lo que sí hacen es identificar los eslabones débiles de la cadena donde se puede desarrollar la enfermedad (dependiendo de la fuerza con que se tire de la cadena). Los genes bacterianos del microbioma influyen en nuestra propia expresión genética a través de la epigenética, de la que ya te he hablado. Por ejemplo, las bacterias de la microbiota ayudan a digerir los aminoácidos de los alimentos y convertirlos en diferentes hormonas cerebrales, llamadas *neurotransmisores*. Estos neurotransmisores lo controlan todo, desde la velocidad a la que funciona el cerebro hasta el estado de ánimo y el metabolismo, que es como podemos vincular la salud de la microbiota con la obesidad: uno de los principales criterios que hay que examinar cuando alguien es incapaz de perder peso incluso con dietas restringidas en calorías es la disponibilidad de tipos específicos de bacterias. Si de verdad te has esforzado por contar calorías o has seguido diligentemente programas específicos de adelgazamiento y no has obtenido los resultados que querías, es muy probable que las bacterias nocivas de tu microbiota estén actuando como freno de emergencia, impidiendo que tu cuerpo pierda peso.

Una microbiota desequilibrada tira de nuestra cadena, así que dondequiera que esté tu eslabón débil, ahí es donde se romperá y te dejará vulnerable al desarrollo de trastornos de salud. Eso es lo que significa la vulnerabilidad genética, no que estés destinado a padecer tal o cual enfermedad, sino más bien que si el aumento de la inflamación tira de la cadena con excesiva fuerza, se pondrá de manifiesto tu eslabón genéticamente débil. Además, una microbiota desequilibrada crea un ambiente inflamatorio que, con el tiempo, será la gota que colme el vaso y creará una permeabilidad intestinal (el intestino con fugas) que permitirá que las macromoléculas de alimentos (como el gluten) se cuelen a través del intestino en el torrente sanguíneo, lo que desencadenará una respuesta inmunitaria a esa molécula de alimento. Una microbiota anormal creará inflamación y puede causar permeabilidad intestinal por sí solo, incluso con una dieta perfectamente adecuada. Esta es una de las principales razones por las que algunas personas que evitan los alimentos a los que son sensibles pueden no sentirse mejor de inmediato, ya que todavía tienen una cascada inflamatoria en curso en los intestinos creada por la microbiota desequilibrada, que es el desencadenante ambiental que tira de la cadena. Sin embargo, al cambiar de hábitos alimentarios, la microbiota puede comenzar a modificarse en tan solo tres días.

En el capítulo dos aprendimos que la epigenética controla cómo se expresan nuestros genes. El principal impulsor de la expresión epigenética es el microbioma. Es el entorno más amplio con el que tratamos todos los días. Me resulta curioso que los humanos seamos la especie dominante en el planeta y, sin embargo, nuestra estructura genética sea tan simple. Por ejemplo, los seres humanos estamos formados por unos veintitrés mil genes. Comparados con gusanos, que tienen noventa mil genes, estos animales son mucho más complicados que nosotros. Ahora bien, creo que no hay discusión posible sobre el hecho de que los gusanos y los seres humanos tenemos diferentes niveles de sofisticación en términos de lo que somos capaces de hacer.

¿Dónde reside nuestra sofisticación? En el hecho de que, en realidad, estamos formados por dos genomas. El genoma humano es fijo y rudimentario; no se puede cambiar. Luego tenemos el microbioma, que contiene de cien a ciento cincuenta veces más genes que el genoma. Los genes controlan el funcionamiento del organismo. Esto significa que el microbioma tiene de cien a ciento cincuenta veces más influencia en nuestra vida diaria que el genoma humano.

LA HISTORIA DE LOS INDIOS PIMA

Los indios pima, nativos americanos que históricamente han vivido en el suroeste de Norteamérica, cerca de México, plantean una cuestión interesante sobre el microbioma y su impacto en la salud. Estos pueblos indígenas llevan siglos habitando en esta parte árida del país. Al recorrer la zona hoy en día, aún podemos ver que en el desierto no crece nada que se pueda comer; sin embargo, este pueblo ha sobrevivido. Una explicación para su supervivencia es lo que se conoce como la *teoría del genotipo ahorrador*: los pima evolucionaron para ser muy eficientes con su ingesta de alimentos y lograr sacarles el máximo rendimiento a sus calorías. Usaban todas las calorías de los alimentos que comían o las almacenaban para consumirlas posteriormente. Cuando no hay mucho que comer, o te adaptas y les sacas todo el provecho posible a tus esfuerzos por cosechar alimentos, o te quedas desnutrido y debilitado, con lo cual te costará más sobrevivir. Los que sobrevivieron tuvieron una descendencia que heredó los genes fuertes de sus padres. Quienes no utilizaban las calorías de una manera muy eficiente no fueron capaces de adaptarse a la dureza de aquel ambiente.

La principal diferencia entre los pima que lograron sobrevivir y los que no era su microbiota. Su supervivencia dependía del desarrollo de una microbiota rica en Firmicutes, el grupo de bacterias que acaparan calorías. Con el tiempo, estos Firmicutes influyeron en el ADN de los pima, por lo que su descendencia también llevaba altos niveles de Firmicutes. En este ejemplo, la expresión *genotipo ahorrador* no se aplica al ADN del pueblo pima, sino al ADN de las bacterias.

Pero vayamos al momento actual, en el que los pima ya no siguen su dieta ancestral y, en su lugar, comen la alimentación estadounidense estándar: viven a base de comida preparada y comida basura, con pocas verduras, demasiado azúcar y grasas perjudiciales, etc.

El resultado es que siguen acaparando calorías, y a los treinta y cinco años, el 50 % de los adultos pima tiene diabetes; además, el 95 % de esos diabéticos tiene sobrepeso y corre un mayor riesgo de padecer una enfermedad cardiovascular, presión arterial alta y demencia. A pesar de que los alimentos ya no son escasos, el genotipo ahorrador de su microbioma sigue transmitiendo la orden de almacenar calorías con una eficiencia superior a la normal. Por esta razón su tasa de diabetes es mucho mayor que la media de los Estados Unidos. En esta ocasión, su «genotipo ahorrador» y su microbioma los perjudican.

LOS ORÍGENES DE LA DISBIOSIS

Cuando el contenido de bacterias intestinales beneficiosas y perjudiciales está bien equilibrado, tenemos lo que se conoce como un estado de *simbiosis.* Al desequilibrio en la microbiota se lo denomina *disbiosis*, y es una fuente primaria de inflamación en el intestino y en todo el cuerpo. La disbiosis puede ser el resultado de una deficiencia de bacterias benéficas o un crecimiento excesivo de organismos nocivos, como bacterias hostiles, levaduras (cándida) y protozoos. El entorno influye mucho en la composición de la microbiota. La primera influencia son nuestras opciones dietéticas, ya que estas bacterias se alimentan de nuestras sobras.

La mayoría tenemos microbiotas anormales debido a que seguimos la dieta occidental estándar de alimentos bajos en nutrientes y llevamos un estilo de vida sedentario. Los alimentos que comes influyen profundamente en los tipos de flora intestinal que desarrollas y en su comportamiento. Esto a su vez afecta a la forma en que quemas y almacenas las calorías, en cómo produces energía, y determina la cantidad de neurotransmisores (hormonas cerebrales) que generas, que a su vez controla tus estados de ánimo y comportamientos, así como tu riesgo de enfermedad. Por ejemplo, se cree que los alimentos que contienen gluten, caseína (una proteína que se encuentra en los lácteos) y maíz tienen efectos similares a la endotoxina que pueden contribuir a la disbiosis. Además, alrededor del 75 % de los alimentos de la dieta occidental media benefician poco o nada a la microbiota, especialmente a las bacterias que se encuentran en el intestino grueso. La mayor parte de estos alimentos, compuestos específicamente por carbohidratos refinados, ya se absorbe en el tracto gastrointestinal superior, y lo que finalmente llega al intestino grueso es de valor limitado, ya que contiene solo pequeñas cantidades de los minerales, vitaminas y otros nutrientes necesarios para el mantenimiento de la microbiota.[6]

Cada célula de tu organismo se reproduce por sí misma. Como ya hemos visto, tenemos un cuerpo completamente renovado cada siete años. Algunas células se reproducen rápidamente, otras son bastante lentas. Las células de crecimiento más rápido se encuentran en el revestimiento de los intestinos. Tienes un revestimiento completamente nuevo cada entre tres y siete días. Es como una serpiente mudando su piel: las células nuevas reemplazan rápidamente a las viejas. El combustible para que esas células se reproduzcan es el denominado *butirato* o ácido butírico.

El butirato es un subproducto de la digestión de las bacterias beneficiosas que se alimentan de fibra vegetal. Si no comes bastantes verduras o careces del microbioma adecuado, no generarás suficiente butirato. Esta es una de las razones más importantes para comer una variedad de verduras: suministrar los almidones necesarios para que nuestras «bacterias buenas» se alimenten con ellos y fabriquen butirato.

Tus células se reproducirán aunque no tengas suficiente ácido butírico, pero estarás utilizando paja en lugar de ladrillo para edificar. Aun así, seguirás creando nuevas células todos los días, pero si no tienes suficiente materia prima adecuada, serán células débiles. Sin embargo, las cantidades convenientes de butirato pueden generar células de colon fuertes y saludables, que tienen una probabilidad mucho mayor de funcionar normalmente; permitir que tanto las células de la pared intestinal como las células inmunitarias intestinales se relajen y descansen en un estado de «listas para protegerte cuando sea necesario», y reducir la inflamación, uno de los desencadenantes principales del desarrollo de la obesidad.[7] Muchos estudios establecen un paralelismo entre construir la casa de paja en lugar de ladrillo y ser vulnerable al desarrollo del cáncer de colon. Tener la cantidad correcta de butirato te protege contra el desarrollo de este tipo de cáncer.

¿Recuerdas los tres factores del desarrollo de la enfermedad autoinmune, que incluye la permeabilidad intestinal? Aquí es exactamente donde adquiere su importancia la selección de alimentos. Los alimentos que comes juegan un papel importante en determinar si tienes suficiente butirato o no. Tener suficiente butirato ayuda a curar la permeabilidad intestinal, la puerta de entrada del desarrollo de la enfermedad autoinmune.

La enfermedad autoinmune es particularmente frecuente en el mundo occidental porque nuestra dieta ha dañado de forma muy significativa nuestras microbiotas. En un estudio italiano de 2010, los investigadores compararon muestras de heces de niños tribales africanos con niños que vivían en Europa y encontraron diferencias radicales. Los niños de las tribus africanas que siguen comiendo como sus antepasados no sufren muchas de nuestras enfermedades autoinmunes más habituales (como alergias, asma, eczema, acné, artritis reumatoide, psoriasis o esclerosis múltiple). La diferencia está en el microbioma. Los niños africanos tienen una tasa mucho

Niños de aldeas africanas

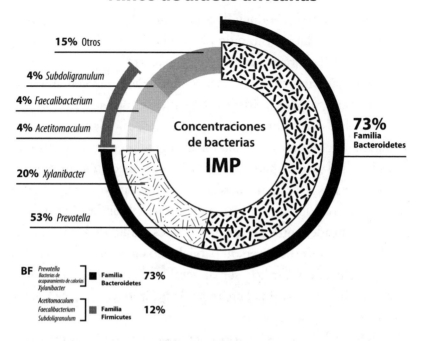

15% Otros

4% Subdoligranulum

4% Faecalibacterium

4% Acetitomaculum

20% Xylanibacter

53% Prevotella

Concentraciones
de bacterias
IMP

73%
Familia
Bacteroidetes

BF Prevotella
Bacterias de
acaparamiento de calorías
Xylanibacter — ■ **Familia
Bacteroidetes** **73%**

Acetitomaculum
Faecalibacterium
Subdoligranulum — ▨ **Familia
Firmicutes** **12%**

Niños de la Unión Europea

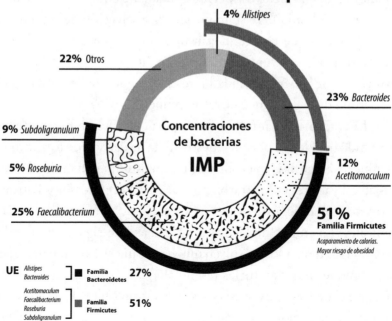

4% Alistipes

22% Otros

9% Subdoligranulum

5% Roseburia

25% Faecalibacterium

Concentraciones
de bacterias
IMP

23% Bacteroides

12%
Acetitomaculum

51%
Familia Firmicutes

Acaparamiento de calorías.
Mayor riesgo de obesidad

UE Alistipes
Bacteroides — ■ **Familia
Bacteroidetes** **27%**

Acetitomaculum
Faecalibacterium
Roseburia
Subdoligranulum — ▨ **Familia
Firmicutes** **51%**

más alta de bacterias beneficiosas y una cantidad limitada de bacterias perjudiciales, así como una abundancia única de bacterias beneficiosas de las que carecían por completo los niños europeos. Los investigadores plantearon la hipótesis de que el microbioma de los niños africanos les permitía sacar el máximo provecho de la energía procedente de alimentos vegetales fibrosos (produciendo niveles más altos de butirato) mientras los protegían de la inflamación.[8]

En el diagrama de la página 128, vemos como los niños europeos tienen una cantidad cuatro veces mayor de bacterias de la familia Firmicutes, que acapara calorías. Los niños africanos tienen concentraciones más altas de la familia Bacteroidetes, un componente esencial de un microbioma saludable con baja vulnerabilidad al desarrollo de enfermedades autoinmunes. Así que mientras que en el mundo occidental podemos haber avanzado en el conocimiento de las comodidades y la seguridad de la vida, solo estamos empezando a descubrir que el equilibrio del microbioma es la clave para un cuerpo resistente a las enfermedades, delgado y saludable.

Los síntomas de la disbiosis

Cuando el sistema digestivo está desequilibrado, pueden presentarse los siguientes síntomas:

- Una sensación de excesiva saciedad después de comer.
- Amenorrea (ausencia de menstruación).
- Distensión abdominal, eructos, ardor, flatulencia después de las comidas.
- Infecciones intestinales crónicas, parásitos, levaduras, bacterias hostiles.
- Vaginitis crónica (irritación vaginal).
- Capilares dilatados en las mejillas y la nariz en el no alcohólico.
- Fatiga.

- Heces grasas.
- Indigestión, diarrea, estreñimiento.
- Deficiencia de hierro.
- Náuseas o diarrea después de tomar suplementos.
- Acné posadolescente o irritaciones de piel (entre ellas rosácea).
- Picazón rectal.
- Piel que presenta moratones fácilmente.
- Reacciones sistémicas después de comer.
- Comida no digerida en las heces.
- Uñas débiles o agrietadas.

La disbiosis y los antibióticos

La disbiosis también puede ser causada por medicamentos, principalmente por el uso y abuso de antibióticos. Curiosamente, la epidemia de enfermedad autoinmune coincide con la introducción de los antibióticos. Tomar un antibiótico es como lanzar una bomba sobre la microbiota: el fármaco daña o destruye todo lo que encuentra a su paso, incluidas las bacterias beneficiosas y las nocivas. Con el tiempo, estas últimas se vuelven resistentes a los antibióticos, prosperan y crean un desequilibrio en nuestros intestinos, lo que desencadena una inflamación que se vuelve sistémica. En un metaanálisis de 4.373 artículos, los investigadores concluyeron que los individuos a los que se ha recetado un antibiótico para combatir una infección respiratoria o urinaria presentan resistencia bacteriana a ese antibiótico. El efecto es mayor en el mes inmediatamente posterior al tratamiento, pero puede persistir hasta doce meses.[9] Por lo tanto, si sufres infecciones recurrentes del oído, los senos paranasales o los pulmones, puede deberse al hecho de que tu cuerpo ya no responde al medicamento que te está recetando el médico.

Es cierto que los antibióticos tienen su lugar en la medicina: son eficaces para tratar las infecciones bacterianas. Pero cuando se utilizan en exceso, o cuando el sistema inmunitario está ocupado luchando contra otros agentes invasores, pueden causar más problemas porque destruyen todas las bacterias, tanto las dañinas como las favorables.

Desafortunadamente, en las últimas tres décadas se ha visto un uso excesivo de antibióticos tanto en la comunidad médica como en la agricultura convencional. Esto ha dado lugar a un agotamiento sistemático de las bacterias buenas en nuestros intestinos. El 70 % de nuestro sistema inmunitario se encuentra en los intestinos, y nuestra protección primaria contra resfriados, gripes, virus, células cancerosas, etc., se supone que proviene de las bacterias beneficiosas que se producen naturalmente en esta parte de nuestro cuerpo. Cuando las bacterias beneficiosas se reducen aún más debido a una dosis de antibióticos, la inflamación aumenta, se incrementa la permeabilidad intestinal y corremos un mayor riesgo de infección y enfermedad.

A menudo, se recetan antibióticos para tratar enfermedades que no son el objetivo de estos medicamentos. Los antibióticos no pueden tratar un resfriado o una infección por hongos. De hecho, la razón por la que no se curan con antibióticos las infecciones del oído de tantos niños es porque entre el 14 y el 28 % de dichas infecciones son causadas por hongos o levaduras, no por bacterias.[10]

Todos estamos expuestos a antibióticos, ya sea con receta médica o no. Los agricultores rocían sus verduras con ellos, y a los animales como las vacas y los pollos se les dan para que sean más resistentes. Hay residuos de antibióticos en los productos cárnicos y avícolas, en los vegetales y en el suministro de agua. Es difícil entender cómo las agencias gubernamentales que en teoría están ahí para protegernos permiten el uso indiscriminado de estos poderosos fármacos en tantas situaciones en las que no son necesarias. No hay ninguna razón que justifique que debamos rociar nuestros cultivos vegetales con antibióticos y arrojar así leña al fuego de inflamación cada vez que los comemos. Este es otro de los motivos por los que los alimentos supuestamente saludables se han vuelto poco saludables. Tratar con antibióticos cualquier eslabón de nuestra cadena alimentaria da como resultado un alimento inflamatorio.

Otro problema con los antibióticos es que estimulan la producción de biopelículas, un tipo de polímero (plástico duro) que las bacterias producen para protegerse. Es como un campo de fuerza creado alrededor de las bacterias para protegerlas. Las biopelículas evitan que los antibióticos lleguen a ellas. Según un informe de 2013 de los CDC, las bacterias resistentes a los antibióticos causan más de veintitrés mil muertes al año solo en los Estados Unidos. Esta es una de las formas en que se crean las superbacterias, o bacterias que son resistentes a los antibióticos (la segunda es la falta de competencia por los recursos en el intestino). Los Institutos Nacionales de Salud afirman que ahora puede necesitarse hasta cien veces la dosis estándar de antibiótico para destruir una bacteria si esta tiene una biopelícula fuerte. Por ese motivo es posible que debas tomar más antibióticos que antes para luchar contra una infección. Cuanto más tiempo pasemos con niveles bajos de bacterias en nuestro cuerpo que no deberían estar en él, más probable es que se desarrollen las biopelículas.

La disbiosis y el estrés

Por último, la disbiosis puede ser causada por el estrés, que se produce por una serie de factores que van desde la exposición a sustancias ambientales, como la contaminación, los productos químicos, la radiación y los alimentos de baja calidad, pobres en nutrientes, hasta el estrés de nuestra vida cotidiana, entre otras cosas lidiar con la sensación de malestar. El estrés se ha convertido en una parte tan arraigada de nuestra existencia que no es de extrañar que nuestras micobiotas estén desquiciadas.

LA HISTORIA DE PAUL

Tras una cirugía dental a mi amigo Paul le recetaron antibióticos para evitar posibles infecciones. Poco después, notó algunos cambios desagradables en su salud. Empezó a sentirse hinchado la mayor parte del tiempo, y se dio cuenta de que cada cuatro a seis semanas se resfriaba. Su cansancio tardaba cada vez más en desaparecer. Debido a este deterioro de la salud perdió la motivación para hacer ejercicio, y engordó casi cinco kilos. Comenzó a sentir un dolor constante en las articulaciones y dio por hecho que era por falta de actividad. Lo único que le apetecía hacer a diario era quedarse en casa y ver la televisión. Cuando fue incapaz de levantarse del sofá durante dos días seguidos, su esposa lo envió a mi consulta.

Paul me contó lo que le sucedía, y comprendí que sus dolores se debían a la inflamación en las articulaciones causada por la infiltración de LPS. A su vez, esta infiltración se producía por la permeabilidad intestinal que le habían causado los antibióticos. Paul no se daba cuenta de que los antibióticos que tomó habían desencadenado una crisis interna en su cuerpo (disbiosis) y su microbiota estaba enviando un mensaje para que hiciera frente a la crisis. Un mensaje que le ordenaba al sistema inmunitario que creara inflamación, lo cual causaba la permeabilidad intestinal que hacía posible que los LPS entraran en su torrente sanguíneo. Estos LPS se acumulaban en el eslabón más débil de su cuerpo, sus articulaciones.

Tras hacerle unas pruebas, confirmamos que sus niveles de LPS eran bastante elevados. A pesar de que Paul no creía que fuera sensible a los lácteos o el gluten, le pedí que dejara de tomar ambos tipos de alimentos durante tres semanas, solo para ver qué sucedía. Para su sorpresa, incluso antes de que terminaran las tres semanas, su dolor articular disminuyó y volvió a hacer ejercicio mientras seguía mi dieta sin gluten, sin lácteos y sin azúcar. A las seis semanas, había perdido sus kilos de más. Me dijo: «Doctor O'Bryan, por fin vuelvo a sentirme yo mismo otra vez. Ahora entiendo lo que quería decirme cuando me aconsejó que escuchara mi cuerpo».

Nuestro conocimiento del estrés y de cómo afecta al cuerpo se debe originalmente al doctor Hans Selye, un médico húngaro que era además doctor en Química Orgánica. Durante las décadas de los cincuenta y los sesenta del siglo pasado, el doctor Selye exploró por primera vez el concepto crítico de las glándulas suprarrenales como primera línea de defensa contra el estrés. Ya sea que nos enfrentemos a estrés químico, emocional o físico, nuestras glándulas suprarrenales nos permiten responder a él de una manera saludable. Ellas son las que se encargan de determinar cuándo hay que activar la famosa respuesta de «lucha, huida o parálisis».

El doctor Selye y otros científicos de la época ya sabían que en nuestro cuerpo hay dos sistemas nerviosos diferentes: el sistema nervioso parasimpático y el sistema nervioso simpático. Cuando estás estresado, aparece la respuesta de lucha, huida o parálisis, y se activa tu sistema nervioso simpático. El doctor Selye señaló que nuestros cuerpos están diseñados como los de nuestros antepasados de hace miles de años cuando vivíamos en las sabanas de África, lo que significa que respondemos a las tensiones de la vida como lo hicieron ellos. Este es un ejemplo: una de las manifestaciones fisiológicas de lucha, huida o parálisis es una reducción del flujo sanguíneo a la piel. Cuando nuestros antepasados se encontraban en una situación estresante (cazar, luchar contra un animal) y en ese momento el sistema nervioso simpático era el dominante, se producía una reducción del flujo sanguíneo a la piel. ¿Por qué? Para evitar que sangráramos en exceso cuando estábamos luchando por nuestra vida. Pero regresemos al presente, a nuestras vidas cotidianas y estresantes. Cuando nuestro estado dominante es el simpático, como sucede la mayoría de las veces, tenemos una reducción en el flujo sanguíneo a nuestra piel. ¿Cómo podría manifestarse eso? En forma de acné, psoriasis o vitíligo (pérdida de pigmento que causa manchas blancas en la piel). Podríamos fijarnos en todos los sistemas corporales y encontrar similares respuestas protectoras, encaminadas a salvarnos la vida, que se producen en un estado dominante simpático. Pero la cuestión es que no hemos nacido para vivir así continuamente, las veinticuatro horas del día.

¿Con qué frecuencia nuestros antepasados estaban expuestos a un estrés extremo, que requería una respuesta de lucha, huida o miedo? No muy a menudo. Podemos imaginar que de vez en cuando sus vidas estarían en peligro o que tendrían que estar muy alertas. Sin embargo, vivían en climas tropicales en los que solo crecían alimentos orgánicos durante todo el año. Es por eso por lo que tenemos una respuesta de estrés a los alimentos cargados de sustancias químicas y que, además, suelen estar modificados genéticamente. Nuestros antepasados no necesitaban abrigos para mantenerse calientes en invierno. Es por eso por lo que cuando sentimos frío, nuestro organismo se estresa y se activa una respuesta suprarrenal. Sabemos que deberíamos vivir una vida relativamente tranquila en la que rara vez se activen nuestras glándulas suprarrenales, porque de hecho son muy pequeñas. Cuando este par de glándulas está sano, cada una de ellas tiene el tamaño de una nuez. Si estuviéramos destinados a vivir estresados todo el tiempo, ¿no tendrían un tamaño más grande, como el del corazón?

Sin embargo, en el ajetreado estilo de vida de hoy en día, estamos sometidos a un enorme estrés; operamos casi constantemente en un estado dominado por el sistema simpático, que perjudica a nuestra salud y desencadena continuamente la respuesta ante el estrés. En las autopsias de personas fallecidas por enfermedad, se ha encontrado que las glándulas suprarrenales estaban completamente desgastadas y se habían reducido al tamaño de un cacahuete. No obstante, en las autopsias de personas de la misma edad que murieron de trauma (como un accidente automovilístico) y en las que no había enfermedad, las glándulas suprarrenales eran del tamaño de una nuez. ¿Cómo podrían unas glándulas encogidas al tamaño de un cacahuete ayudarnos en nuestra vida frenética? De ninguna manera. Por ese motivo no respondemos bien al estrés: hemos agotado el sistema de respuesta al estrés, y los daños aparecen dondequiera que tengamos un eslabón débil en nuestra cadena.

Cuando era estudiante de medicina, el doctor Selye observó que los pacientes que sufrían de diferentes enfermedades a menudo presentaban signos y síntomas idénticos. En sus palabras, estaban «estresados». Los signos de estrés suprarrenal grave incluyen mareos al ponerse de pie con excesiva rapidez, tener que usar gafas de sol incluso en días nublados, aceleración del pulso, respiración más corta y rápida, y tensión muscular recurrente.

Más tarde descubrió el síndrome de adaptación general, una respuesta del cuerpo a las exigencias que se le imponen. El doctor Selye fue el primero en señalar que el estrés induce respuestas autonómicas hormonales. Con el tiempo, estos cambios hormonales, si son excesivos, pueden conducir a manifestaciones físicas. Fue el primero en observar que el exceso de estrés desgasta el cuerpo y causa enfermedad. Su definición de estrés era cualquier factor que activa una respuesta del sistema nervioso simpático, ya sea químico, físico o emocional.

En un artículo de 1955 publicado en la revista médica *Science*, el doctor Selye mostró cómo las glándulas suprarrenales extenuadas por un sobreesfuerzo debido al estrés influyen tanto en la artritis como en el accidente cerebrovascular y las enfermedades cardíacas. Su investigación se llevó a cabo en ratones, y logró demostrar cómo cambiar su entorno mediante la adición de estrés recurrente podía alterarlos físicamente. A un ratón se le permitió llevar una vida normal en el laboratorio. Al otro se le hizo esforzarse mucho al colocarlo constantemente en una rueda de hámster o arrojarlo a un recipiente con agua que lo cubría, por lo que tenía que nadar hasta el agotamiento. El resultado fue que el ratón adulto relajado tenía el doble del tamaño del ratón estresado y un pelo hermoso, mientras que el pelo del ratón estresado era la mitad de largo y estaba rizado. Este ratón enfermó y murió antes.

El doctor Selye identificó las etapas de la función suprarrenal. La respuesta suprarrenal normal se conoce como *predominio del sistema simpático*. Cuando la respuesta de lucha, huida o parálisis se activa día tras día, nuestras suprarrenales entran en un estado de fatiga suprarrenal y reaccionan de forma menos completa. Cuando la respuesta de lucha, huida o parálisis continúa, pasamos de la fatiga suprarrenal al agotamiento suprarrenal, y resulta difícil suscitar una respuesta adecuada. Si este estado de lucha, huida o parálisis se prolonga aún más, entramos en un estado de agotamiento suprarrenal en el que somos incapaces de responder. Ahora nuestras hormonas del estrés no pueden abordar ni disipar el estrés al que estamos expuestos, y este ataca nuestro cuerpo con toda su fuerza. Esto significa que cuando tienes una vida estresante y tus glándulas suprarrenales están exhaustas, otro órgano tiene que lidiar con cada fuente de estrés. En algunos la tiroides toma el control, pero luego este órgano empieza a agotarse, especialmente si es el eslabón débil de la cadena de tu salud. Si ya no puedes producir cantidades adecuadas de las hormonas suprarrenales que se ocupan de la ingesta de azúcar, conocidas como *glucocorticoides*, el sistema regulador del azúcar en la sangre que tiene que hacerse cargo es el páncreas, que responde al estrés fabricando más insulina. Con el tiempo, se desarrolla resistencia a la insulina. Luego viene la diabetes, y así entras en el espectro autoinmune.

Se supone que deberíamos vivir en un estado de predominio del sistema parasimpático. Por desgracia, debido a nuestro estilo de vida hoy en día, vivimos todo el tiempo en un estado de predominio del sistema simpático. Estamos constantemente en alerta en la vida cotidiana, tanto que la mayoría de las personas, especialmente aquellas a las que les han diagnosticado una enfermedad autoinmune, han pasado de la fatiga suprarrenal a la extenuación suprarrenal y de ahí al agotamiento suprarrenal. El resultado es que el estrés te golpea con mucha más dureza y frecuencia. Si te sientes agotado, es porque lo estás. Como también está agotada la capacidad de tu cuerpo para la resiliencia. Sin el mecanismo que te permita regresar a un estado dominante del sistema parasimpático, te vuelves extremadamente vulnerable a contraer cualquier enfermedad, dependiendo de cuál sea tu eslabón débil.

¿Qué órgano controla enteramente cómo responden nuestros cuerpos al estrés de la vida? Por lo que hemos visto, podrías pensar que las glándulas suprarrenales. Hasta hace solo cinco años eso es lo que solían creer los médicos. Ahora sabemos que el microbioma es el ordenador central que dirige el eje microbiota-intestino-cerebro (MGB, por sus siglas en inglés).[11] La microbiota envía mensajeros químicos al cerebro a lo largo de la médula espinal y a través del torrente sanguíneo. Estos mensajes instruyen al hipotálamo sobre cómo responder al estrés percibido. El hipotálamo les dice a las glándulas pituitarias qué factores de estrés son las prioridades, y luego estas envían mensajes que les dicen a los órganos qué hormonas han de producir.

Este es un ejemplo: es el último día para hacer la declaración de la renta, y tienes una sensación de malestar en el estómago. Te has despertado sudando. Es posible que, mientras piensas en cómo puedes hacer la declaración, notes cómo tu pulso se acelera. Dentro de tu cuerpo, una microbiota saludable comienza a tomar las riendas. Envía un mensaje al hipotálamo, que a su vez envía un mensaje a las glándulas pituitarias, y estas envían una orden a las suprarrenales para que produzcan más glucocorticoides. Los necesitas porque un aumento en los glucocorticoides incrementa tu estado de alerta, con lo que tienes más capacidad intelectual para mantenerte despierto hasta tarde y terminar de hacer la declaración. Cuando llevas un rato haciéndola, notas cómo ha desaparecido la sensación de malestar. Tu microbiota ya no envía mensajes de estrés porque estás haciendo caso a la respuesta al estrés y actuando de la forma adecuada.

Sin embargo, si tu microbiota está desequilibrada, la ansiedad con la que te despertaste no desaparecerá e incluso podría aumentar mientras te encargas del papeleo. Careces del apoyo necesario para mantener calmado tu cerebro. De hecho, la gravedad de la respuesta al estrés es 2,8 veces mayor, produciendo hormonas de estrés, cuando no tienes la microbiota adecuada.[12]

Puedes disminuir la permeabilidad intestinal reduciendo tus niveles de estrés. Como aprendimos en el capítulo dos, la activación del sistema nervioso aumenta la permeabilidad intestinal.

Las hormonas del estrés debilitan y dañan el revestimiento intestinal, lo que da lugar al síndrome del intestino permeable. Cuando tienes permeabilidad intestinal, los lipopolisacáridos del intestino rasgan la pared celular y entran en el torrente sanguíneo, estimulando más células inmunes, que a su vez responden enviando un mensaje al cerebro; de esta manera se crea más estrés, y se activa el sistema de respuesta inmunitaria que produce más inflamación. Lo que mantiene el ciclo es la permeabilidad intestinal, pero el estrés excesivo de nuestras vidas puede desencadenar por sí mismo esa permeabilidad. Nuestros cuerpos han sido diseñados para funcionar con la suavidad de un Rolls-Royce, pero nuestro estilo de vida hace que funcionen como una chatarra.

Todos los médicos les aconsejan a sus pacientes que reduzcan el estrés de sus vidas. Siendo realistas, no podemos desprendernos del estrés de la noche a la mañana. Tenemos hijos, trabajos y un estilo de vida en el que estamos inmersos. Podemos reducir el estrés con el tiempo, si contamos con un plan para hacerlo. Sin embargo, en lo que podemos influir ahora es en cómo nuestro cuerpo maneja físicamente el estrés mientras hacemos la transición hacia una vida menos estresante. Podemos reforzar el microbioma para que cuando ocurran situaciones estresantes, tengamos más resiliencia para manejarlas mejor. Si puedes conseguir que tu cuerpo se vuelva más saludable, este te permitirá manejar el estrés de manera más eficaz.

Por ejemplo, yo nunca he dormido mucho. Normalmente, por la noche solía dormir unas cinco horas. Una de mis principales preocupaciones desde una perspectiva de salud ha sido el sueño, porque sé lo importante que es dormir para la regeneración celular: te curas cuando duermes, así que si no duermes, no sanas bien. Pero una vez que equilibré mi microbiota, mi sueño mejoró. Ahora puedo dormir seis o siete horas de un tirón, sin hacer ningún otro cambio en mi estilo de vida. Y debido a que estoy mejor descansado, mi cuerpo se cura más rápido y puedo manejar mucho mejor el estrés de la vida cotidiana.

EL PAPEL DE LA MICROBIOTA EN EL APROVECHAMIENTO DE LOS LPS

En el capítulo dos aprendimos que la microbiota nos protege de los lipopolisacáridos (LPS), que son perjudiciales para la salud del sistema inmunitario. Los LPS son uno de los aspectos más estudiados y destructivos de una microbiota insalubre. Una de las principales funciones de la microbiota es mantenerlos bajo control. Este es el problema con los LPS y por lo que causan tanto daño: cuando perdemos el dominio protector de las bacterias beneficiosas (que casi todos hemos perdido), la cantidad de LPS que se produce es abrumadora para el cuerpo, y, como vimos en el capítulo anterior, causa inflamación.

Una de las características esenciales de una microbiota saludable es su producción de *bacteriocidinas*, enzimas que destruyen a las bacterias hostiles. Con el desarrollo de una microbiota malsana debido a una alimentación poco saludable o a la toma de antibióticos, nuestra capacidad de protección disminuye y los LPS aumentan. Ahora tienes un desastre en el intestino y los LPS atraviesan sus paredes y desencadenan una cascada inflamatoria sistémica. ¿Cómo podemos impedirlo? Mediante el restablecimiento de una microbiota saludable.

FAVORECER UNA MICROBIOTA SALUDABLE

Hace poco me hicieron la siguiente pregunta durante una entrevista: «¿Qué es lo que harías, por encima de todo, para centrarte en estar sano?».

Mi recomendación es enfocarte en criar una microbiota más saludable. Todos los pequeños pasos, fáciles de implementar, se sumarán para llegar a tener una microbiota resistente y saludable. No hay nada más importante para el funcionamiento del cuerpo. Nada tiene más control. Nada afecta más a los tejidos y órganos que la microbiota. Es la que manda.

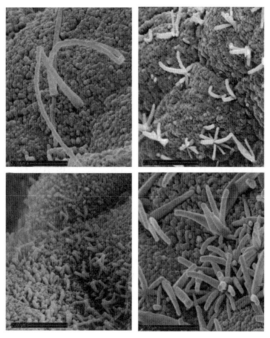

Las bacterias en forma de varilla de estas fotografías eran previamente desconocidas, pero a menudo aparecen en más de un tercio de los niños con enfermedad celíaca. Publicado con permiso de Macmillan Publishers Ltd: The American Journal of Gastroentology, 2004.

Por suerte, la microbiota se puede reequilibrar con facilidad. Al cabo de solo uno o dos días de haber cambiado tu dieta, puedes comenzar a modificar y reducir la disbiosis. En primer lugar, evita los alimentos a los que puedas ser sensible. Cuando tienes sensibilidad alimentaria, el sistema inmunitario responde con una cascada inflamatoria en el intestino. Cada cucharada puede tener un efecto perjudicial en la microbiota, aunque no te sientas mal al tomarla. La cascada inflamatoria mata las bacterias beneficiosas, y las patógenas comienzan a prosperar, creando un ambiente desequilibrado en el intestino. Por ejemplo, en un estudio llevado a cabo con niños celíacos, el 39 % tuvo un crecimiento bacteriano anormal en sus intestinos, y muchas de estas bacterias nunca antes fueron identificadas en seres humanos. Cuando se eliminó el gluten desencadenante durante dos años, las bacterias desconocidas desaparecieron en el 81 % de los niños.[13] Esto demuestra que cuando eliminas los alimentos a los que reaccionas, comenzando por el gluten, los lácteos y el azúcar, puedes afectar positivamente a tu microbiota.

Solución n.º 1: Alimentos que ayudan a criar una microbiota saludable

Mi protocolo de transición incluye una mejor selección de alimentos, probióticos y prebióticos para ayudar a restaurar una microbiota saludable. Los alimentos beneficiosos en este sentido se agrupan en cuatro categorías.

1. Elige alimentos ricos en polifenoles. Se hallan en las frutas y verduras coloridas y de alto contenido en fibra. Los polifenoles son micronutrientes que se encuentran en los colores brillantes de las frutas y verduras y tienen un efecto increíblemente beneficioso para la microbiota.[14] Quizá hayas oído hablar del resveratrol, una sustancia del vino tinto, y de los beneficios del chocolate negro o el té verde. Los polifenoles son los que proporcionan muchos de los beneficios saludables de estos alimentos. Los polifenoles aparecen en una clase heterogénea de plantas y guardan relación con las frutas (como las bayas) y las verduras (como los tomates rojos) de colores intensos. Las frutas y verduras que son altas en polifenoles tienen el mismo color oscuro en toda su superficie. Aunque las berenjenas tienen una bonita piel oscura, la carne es blanca, por lo que no son un alimento rico en polifenoles. Una mejor opción serían las verduras de hoja verde oscuro como las espinacas o la col rizada.

La información más apasionante sobre los polifenoles es que los estudios han demostrado que la interacción entre estos y la microbiota es bidireccional: los microbios intestinales afectan a la absorción de polifenoles, lo que influye en el crecimiento de bacterias, lo que afecta en un 75 % a la reducción de las enfermedades cardiovasculares.[15] En 2003, la *British Medical Journal* publicó un artículo titulado «A Strategy to Reduce Cardiovascular Disease by More Than 80 %» [Una estrategia para reducir las enfermedades cardiovasculares en más del 80 %]. Los autores realizaron un metaanálisis en el que agruparon los beneficios de diversos fármacos. Siguiendo esta lógica, concluyeron que una «polipíldora» compuesta de una estatina para reducir el colesterol, tres medicamentos para la presión arterial, una aspirina para bebés y ácido fólico reducirían el riesgo de enfermedad cardiovascular en más de un 80 %. Esto apareció en la primera plana de la mayoría de los periódicos en el país. Curiosamente, los autores habían presentado una patente para esta polipíldora. Ocho meses más tarde, un segundo artículo, «The Polymeal: A More Natural, Safer, and Probably Tastier (Than the Polypill) Strategy to Reduce Cardiovascular Disease by More Than 75%» [La policomida: una estrategia más natural, segura, y probablemente más sabrosa —que la polipíldora— para reducir la enfermedad cardiovascular en más del 75 %] apareció en la misma revista. Utilizando el mismo análisis logístico, los investigadores demostraron que comer pescado de agua fría cuatro veces por semana, así como comer diariamente alimentos ricos en polifenoles como chocolate negro, ajo, almendras, casi medio kilo de verduras y vino tinto, reduce el riesgo de enfermedades cardiovasculares en un 75 %. La esperanza de vida estimada, libre de enfermedades cardiovasculares, aumentó en 9 años para los hombres y en 8,9 para las mujeres.[16]

En el capítulo diez encontrarás instrucciones completas sobre cómo agregar polifenoles a tu dieta diariamente, entre ellas recetas de ensaladas llenas de verduras de hoja verde y crucíferas crujientes y coloridas. Es la fibra insoluble de estas verduras de la que las bacterias se alimentan lo que te ayuda a mantener un cuerpo delgado y sano. Otros alimentos ricos en polifenoles se pueden comer a diario, pero con moderación, entre ellos el ajo fresco, las almendras crudas y el chocolate con un 70 % de cacao o chocolate negro superior. Se ha demostrado que el cacao influye en la microbiota hacia un perfil más saludable al aumentar la abundancia relativa de bacterias beneficiosas.[17] Además, se cree que el chocolate modifica el estado inmune intestinal, disminuyendo la expresión de los anticuerpos IgA.[18]

COME CHOCOLATE A DIARIO

Come un poco de chocolate negro diariamente para aumentar la ingesta de polifenoles y prebióticos. Toma un poco del mejor chocolate negro (al menos 70 % de cacao) que puedas adquirir y póntelo sobre la lengua o debajo de ella. No dejes que te toque los dientes. Déjalo ahí sin masticar, para que se disuelva lentamente en la boca. De esta manera, saturas tus papilas gustativas para enviar el mensaje «el chocolate está aquí» a tu cerebro a través de la vía talámica oral, que va desde la boca hasta el cerebro. El chocolate estimula la producción de endorfinas y encefalinas, que tienen una forma doscientas veces más potente que la morfina de estimular los sensores del bienestar del cerebro.

Si comes un trozo de chocolate todos los días y dejas que se derrita en tu boca durante unos dos minutos, lo más probable es que te sientas muy satisfecho. Si quieres más, toma otro trozo. Ni una sola vez he tenido un paciente que quiera más de dos trozos si sigue este método. De esta manera, puedes tomar chocolate negro todos los días y no aumentar de peso o desequilibrar los niveles de azúcar en la sangre.

2. Elige los carbohidratos adecuados. Evita los carbohidratos procesados que alimentan a las bacterias nocivas: patatas fritas, panes, arroz blanco, galletas, postres y azúcares. Estos alimentos ponen a tu cuerpo en un estado crónico, metabólicamente dañado, de almacenamiento de grasa en el que siempre estás hambriento. Comerlos puede aumentar el riesgo de permeabilidad intestinal y modificar la composición de tu microbiota, alterando el equilibrio entre bacterias «amigas» y «enemigas».

Sin embargo, comer buenos carbohidratos puede reducir la obesidad aumentando las bacterias beneficiosas. En 2006, el doctor Liping Zhao, microbiólogo, llevó a cabo un experimento en sí mismo para replicar los hallazgos que mostraban un vínculo entre la obesidad y el microbioma en ratones. En ese momento, el doctor Zhao tenía sobrepeso y un mal estado de salud. Adoptó una dieta que incluía cereales integrales (arroz integral) junto con dos alimentos de la medicina tradicional china: ñame chino y melón amargo, que contienen un tipo particular de carbohidratos indigeribles (un prebiótico que fomenta el desarrollo de un tipo de bacterias favorables, *Faecalibacterium prausnitzii*). Supervisó su pérdida de peso, así como su microbioma. Dos años más tarde, había perdido un total de veinte kilos restaurando sus bacterias buenas.[19] En un estudio de 2016 del Department of Twin Research and Genetic Epidemiology ('departamento de investigación sobre gemelos y epidemiología genética') del King's College de Londres, se descubrió que las bacterias producidas al comer estos mismos alimentos (*Faecalibacterium*) se asocian significativamente con una reducción de la fragilidad.[20] Esto es importante, porque la fragilidad es un indicador útil del déficit sanitario general, que describe una pérdida fisiológica de la capacidad de reserva y una menor resistencia al estrés.

Los carbohidratos que contienen edulcorantes artificiales promueven bacterias intestinales poco saludables que causan obesidad. En un estudio, se demostró que la sacarina sustitutiva del azúcar altera la función de ciento quince vías diferentes en el intestino debido al microbioma que controla la tolerancia a la glucosa, lo que conduce a la obesidad. Las bacterias que ayudan en la digestión de la sacarina activan el interruptor para almacenar energía como grasa corporal y alteran la microbiota intestinal.[21]

3. Come carne roja de animales alimentados con pasto, y grasas saludables. Cuando comes grasas saludables, como las que se encuentran en los aguacates, el aceite de oliva, el aceite de coco, los frutos secos, el pescado, las aves de corral y la carne de ternera alimentada con pasto, no hay evidencia de transcitosis de balsa lipídica (de la que hablé en el capítulo dos), la responsable de introducir los LPS en el torrente sanguíneo. En el capítulo siete, aprenderás más sobre cómo elegir las mejores grasas para esta dieta.

4. Come una cucharada de alimentos fermentados a diario. Hace cien años, se pensaba que el yogur era saludable, pero no se sabía exactamente por qué. Ahora sabemos que es debido a la fermentación de las bacterias de la leche: cada vez que comes yogur, obtienes una dosis de bacterias favorables. Sin embargo, debido a que muchas personas tienen intolerancia a la lactosa, y a que la mayoría de los yogures pasteurizados comerciales contienen muy pocas bacterias beneficiosas y de poca calidad para cuando llegan a tu mesa, será mejor centrarnos en comer verduras y bebidas fermentadas como kéfir (leche cultivada/fermentada), KeVita (agua de coco cultivada/fermentada) y kombucha (té fermentado) para fomentar el crecimiento de bacterias buenas en el intestino.

Los alimentos fermentados son aquellos que cultivan bacterias sobre ellos o en su interior. Son uno de los mejores agentes desintoxicantes que existen. Las bacterias beneficiosas de estos alimentos son capaces de extraer una amplia gama de toxinas y metales pesados. El antiguo método de fermentación libera nutrientes de los alimentos, descompone algunos de los almidones y añade bacterias y enzimas beneficiosas a cada bocado que pruebas. Los alimentos fermentados son una mejor opción que los suplementos probióticos de las tiendas, ya que no solo proporcionan una mayor variedad de bacterias favorables, sino que también te dan mucha más cantidad de ellas. Por ejemplo, la mayoría de los suplementos probióticos contienen menos de diez mil millones de unidades formadoras de colonias (UCFC). Pero las verduras fermentadas pueden contener diez billones de UFC. Literalmente, una ración de alimentos fermentados es igual a un bote entero de un probiótico de alta potencia. Solo necesitas comer un poco todos los días, como una cucharada llena de alimentos fermentados como el chucrut y el kimchi, ambos hechos de col. Puedes comprar verduras fermentadas o seguir las recetas del capítulo diez para prepararlas tú.

Si después de comer verduras fermentadas tienes un poco de gas o distensión abdominal, este es un biomarcador de disbiosis (alta concentración de bacterias intestinales anormales). No significa que los alimentos fermentados te sienten mal; significa que tu límite para digerirlos es muy bajo. Así que reduce la dosis: prueba una cucharada de jugo de chucrut en la ensalada con tu aderezo habitual de ensalada para que el sabor no sea tan fuerte. La siguiente semana, prueba dos cucharadas al día. Este es un ejemplo de transición: está evaluando con precisión cómo funciona actualmente tu cuerpo y llevándolo en la dirección de un mejor funcionamiento.

Solución n.º 2: Probióticos

Probióticos es el término que se utiliza para las bacterias beneficiosas del intestino. Para tener una microbiota saludable, la mayoría de tus bacterias intestinales deben ser probióticos. Hay miles de tipos diferentes de probióticos, y cada uno se define por su género (por ejemplo, *Lactobacillus*), por su especie (como *rhamnosus*) y por la designación de su cepa (a menudo una combinación de letras o números). El concepto de una «cepa» bacteriana es similar a la raza de un perro: todos los perros son del mismo género y especie, pero hay diferentes razas con diversos atributos, y algunas razas son buenas para determinadas tareas. Si lo que necesitas es un rotweiler, un chihuahua no te servirá.

El uso de suplementos probióticos no ha hecho más que empezar. En realidad, no sabemos exactamente cómo usarlos para

LA HISTORIA DE SAMANTHA, TERCERA PARTE

La microbiota de mi paciente Samantha se vio directamente afectada por los antibióticos y otros medicamentos que le recetaron para tratar su acné cuando era adolescente. Más tarde, durante sus tratamientos de lupus, los esteroides y los medicamentos de quimioterapia empujaron su microbiota al límite. Para cuando me reuní con ella, sus niveles de estrés eran altos, lo que también contribuía al problema. Aparte del daño causado por sus sensibilidades alimentarias, sufría de hinchazón constante, un resultado directo del desequilibrio intestinal. A pesar de que no tenía sobrepeso, me dijo que se sentía siempre pesada, casi densa, pero simplemente asumía que esa sensación era normal.

La sometí a un régimen sencillo en el que incorporaba alimentos fermentados en su dieta. Le expliqué que no necesitaba gran cantidad de ellos, solo un poco todos los días. Todo el mundo encuentra el equilibrio adecuado. Con los alimentos fermentados, el exceso no es bueno, y muy poco no sirve para nada. Suelo empezar con una cucharada al día con los adultos y hacer que vayan rotando las opciones de alimentos fermentados: un día chucrut; al siguiente, kimchi; otro día, sopa de miso, etc.

Samantha fue capaz de ajustarse a lo que necesitaba y respondió muy positivamente a los alimentos fermentados. Cuando le pregunté cómo se sentía, me contestó: «Estoy comiendo media taza de chucrut todos los días en el almuerzo. Me sienta muy bien y es muy nutritivo, y me ha causado desintoxicación en cierta medida. Esto me ha permitido volver a incorporar poco a poco en mi dieta los alimentos que solía evitar. Ahora que mi intestino está más equilibrado, puedo comer otra vez ciertas frutas sin sentir dolor ni tener gases. Y la distensión abdominal ha desaparecido. Mis amigos me notan más delgada, pero me doy cuenta de que solo estaba hinchada. Incluso me siento más ligera».

Asimismo, le recomendé que tomara prebióticos, que operarían en combinación con los alimentos fermentados. Los prebióticos y los probióticos ayudan a crear un ambiente alcalino en el intestino que reduce la inflamación.

crear una microbiota más saludable. Sabemos que funcionan para equilibrar la función inmune y disminuir la inflamación ayudándote a mantener un entorno intestinal saludable. Puedes adquirirlos en forma de suplementos nutricionales que aumentan las bacterias beneficiosas en el intestino y desplazan así a las nocivas. También pueden curar la permeabilidad intestinal. Incluso dentro de una misma especie de probióticos hay diferentes cepas cuyas bacterias específicas pueden variar.

Los probióticos son más eficaces tomados con una dieta alta en fibra en la que diariamente haya presente una gran cantidad de verduras (recuerda la policomida). La fibra vegetal es fundamental para crear butirato, que, como comenté anteriormente, es el combustible para las células de más rápido crecimiento que hay en el cuerpo: las del revestimiento interno de los intestinos. Este es un concepto crucial y es la razón por la que no aconsejo tomar suplementos de fibra, ya que nunca he encontrado un estudio en el que estos suplementos aumenten los niveles de butirato. La fibra adecuada actúa como un fertilizante que ayuda a crecer al probiótico y a que proliferen las bacterias buenas en tu microbiota. Y como los probióticos interactúan con el sistema digestivo, cada cepa funciona de manera diferente dependiendo del entorno único de tu intestino. Esto significa que un tipo de probiótico no funciona igual para todo el mundo. Para encontrar el suplemento que funcionará mejor para ti, elige un probiótico de espectro amplio y gran potencia. «Espectro amplio» significa que contiene más de una cepa de probióticos. Puedes probar diferentes formulaciones para encontrar el que funcione mejor para ti. Los resultados de las pruebas que investigaremos en el capítulo cinco guiarán tu selección en función de tus propios déficits.

Al comprar probióticos, sigue las directrices de la International Scientific Association for Probiotics and Prebiotics ('asociación científica internacional para probióticos y prebióticos'). Recomiendan que busques suplementos que incluyan la siguiente información en su envase:

- Cepa.
- UFC (unidades formadoras de colonias). ¿Cuántos microorganismos vivos hay en cada ración? ¿Cuándo caduca el producto? En el envase se debe garantizar un nivel efectivo de bacterias vivas mediante la etiqueta «consumir mejor antes de» o la fecha de caducidad.
- Tamaño de la ración sugerida.
- Beneficios para la salud.
- Condiciones de almacenamiento adecuadas.
- Información de contacto del fabricante.

Solución n.º 3: Prebióticos

Incluso una dieta formulada con las mejores intenciones puede causar problemas de salud. Una dieta sin gluten puede contribuir a la disbiosis. Cuando sigues una dieta sin gluten, eliminas muchos de los carbohidratos necesarios para alimentar a las bacterias beneficiosas. Que se sepa, los alimentos sin gluten no contienen prebióticos saludables. De hecho, lo que estarás haciendo es matar de hambre a tus propias bacterias, a menos que sustituyas el gluten por prebióticos.

Los prebióticos son componentes alimentarios que el cuerpo no puede digerir pero que las bacterias beneficiosas consumen y que les sirven para funcionar. El chocolate o cacao se considera un prebiótico que además es rico en polifenoles.[22]

LOS SIGUIENTES PASOS

Ahora que conoces los diferentes factores que fuerzan tu sistema inmunitario, es hora de que veas con qué problemas de salud puedes estar lidiando, incluso si te encuentras al principio del espectro autoinmune. El siguiente capítulo cuenta con dos cuestionarios, pero no te preocupes, son divertidos. Lo que pretendemos es identificar lo que está ocurriendo en estos momentos en tu cuerpo, y cuanto antes podamos hacerlo, mejor. De ese modo podrás aprender a detener los daños *antes* de que se desarrolle una enfermedad diagnosticable. Las pruebas del capítulo cuatro son fundamentales para mostrarte cómo puedes lograr una curación óptima.

4

DESCUBRE EN QUÉ PUNTO DEL ESPECTRO AUTOINMUNE ESTÁS

E l primer paso para determinar si ya estás en el espectro autoinmune, y si estás empezando a padecer permeabilidad intestinal, es evaluar tu salud actual. El tipo de chequeo que recomiendo es el que se basa en la medicina funcional. Es importante que lo sepas porque no todas las evaluaciones de salud son iguales.

Creo que el enfoque de la medicina funcional a la asistencia sanitaria es la forma más completa de abordar los problemas de salud. La medicina funcional investiga las causas subyacentes de la enfermedad mediante un enfoque centrado en los sistemas. Esto significa que evaluamos cada sistema corporal para ver si está contribuyendo a tu afección. Para ello, trabajamos juntos, el paciente y el profesional, creando una asociación holística entre ambos. De esta manera, podemos tratar tanto los síntomas como las causas de la enfermedad. Por ejemplo, mi papel en el cuerpo docente del Institute for Functional Medicine es instruir acerca de la permeabilidad intestinal (el intestino con fugas), cuál es su origen, qué la desencadena y cómo tratarla.

En la medicina funcional hay profesionales de todos los campos, desde acupunturistas hasta cardiólogos, pasando por quiroprácticos, psicólogos, nutricionistas y endocrinólogos. Sea cual sea el área de especialización inicial de quienes se encargan de la atención médica, pueden capacitarse en medicina funcional. Esta capacitación les enseña a prestar atención a los historiales sanitarios y familiares de sus pacientes y a buscar la interacción entre factores genéticos, ambientales y de estilo de vida que podrían causar problemas de salud y el desarrollo de enfermedades crónicas complejas. Al cambiar el enfoque tradicional centrado en la enfermedad (tratar los síntomas) a un enfoque más centrado en el paciente, la medicina funcional se dirige a la totalidad de la persona, no solo a un conjunto aislado de síntomas.

Comparo la diferencia entre la medicina funcional y la medicina tradicional con viajar en avión. Al principio, cuando te sientas, miras por la ventanilla y lo único que puedes ver es el avión en la puerta de embarque cercana, y tal vez a los cargadores de equipaje lanzando las maletas a la cinta transportadora. Tu visión es limitada; no puedes ver más allá de lo que está justo delante de ti. Esa visión limitada representa a la medicina tradicional: los expertos y especialistas titulados en sus respectivas áreas de especialización, como cardiología, pediatría, medicina interna, psiquiatría, etc. Estos médicos ven su mundo, y su campo de especialidad, en función de lo que tienen frente a ellos.

Sin embargo, a medida que el avión abandona la puerta de embarque y sigues mirando por la ventanilla, comienzas a ver la pista. Tal vez estemos en otoño y, a la salida de la pista, las hojas de los árboles estén mudando los colores. Cuando el avión despega, te das cuenta de que más allá del aeropuerto se extiende todo un bosque que antes no podías ver. Mira, se ve un lago, y el horizonte en la distancia. A medida que el avión se eleva, la vista se sigue expandiendo y contemplas una imagen más amplia. Por último, has alcanzado la altitud de crucero y tienes lo que yo llamo un panorama de algo más de nueve mil metros de altura. Ahora puedes observar el entorno del terreno. Tienes una gran imagen de lo que hay frente a ti. Esa es la medicina funcional: dirigirse a la totalidad del paciente con un panorama de algo más de nueve mil metros del funcionamiento (o los problemas de funcionamiento) de su cuerpo y de dónde podrían haberse originado sus trastornos.

La medicina funcional nos permite ver la autoinmunidad de una manera más completa que la medicina tradicional. Los mismos síntomas pueden derivar de muchas causas diferentes. Por ejemplo, la permeabilidad intestinal puede originarse por estreñimiento crónico, pero ¿por qué? En algunas personas, el estreñimiento puede ser provocado por una causa simple y obvia, como la sensibilidad a los alimentos. En otras, un abuso físico o emocional en el pasado podría estar produciendo una inundación constante de hormonas del estrés que hace que el intestino se contraiga y se tense tanto que causa estreñimiento crónico. En otros casos, unos antecedentes de uso de antibióticos durante la infancia para infecciones recurrentes del oído pueden haber dado lugar a una microbiota deficiente en butirato, lo que produciría una falta de movimiento en el colon. Si tratáramos el estreñimiento con laxantes, que ayudan a corto plazo, el mecanismo subyacente que causa el estreñimiento continuaría y, con el tiempo, probablemente produciría síntomas intestinales peores.

En el otro extremo del espectro autoinmune se encuentran las enfermedades, que también pueden verse desde un enfoque de la medicina funcional. Si te han diagnosticado una enfermedad tiroidea autoinmune, como la tiroiditis de Hashimoto, un enfoque de la medicina tradicional bien puede incluir una prescripción de hormonas tiroideas para ayudar a reducir los síntomas de una tiroides que funciona mal. No hay duda de que las hormonas añadidas pueden ayudar a paliar los síntomas, pero por lo general no abordan la causa de la disfunción tiroidea.

Parte de la base de la medicina funcional consiste en abordar la salud desde la perspectiva del estilo de vida. Esto incluye examinar lo que te haya ocurrido hasta entonces que podría haberte hecho vulnerable a un problema de tiroides y que quizá aún siga contribuyendo a impedir el adecuado funcionamiento de esta glándula. Al investigar los motivos de tus problemas de tiroides, podríamos desvelar diversas causas, cada una de las cuales puede abordarse:

- Sensibilidad al gluten. Se ha constatado que el 43 % de las personas con un diagnóstico de la enfermedad autoinmune tiroidea de Hashimoto tienen también sensibilidad al gluten.[1] Comer alimentos con gluten puede ser la leña que alimenta el fuego de esta enfermedad autoinmune. Una vez que eliminas el gluten de tu dieta, la función tiroidea puede recuperarse, sin necesidad de terapia hormonal adicional.

- Sensibilidad al cloro (incluso a las cantidades minúsculas encontradas en el agua potable). No solo afecta radicalmente a la función tiroidea después de años de acumulación de cloro,[2] sino también al cerebro en desarrollo en el útero y en los primeros años de la infancia.[3] Si descubres que tienes esta sensibilidad, unos pequeños ajustes en tu estilo de vida pueden ayudar a tu tiroides a funcionar mucho mejor, entre otros algo tan sencillo como instalar un filtro de cloro para el agua potable y otro para el cabezal de ducha. Al darnos una ducha caliente, inhalamos vapor, y el cloro pasa a través de los pulmones al torrente sanguíneo.

- Exposición a minúsculas cantidades de yodo 131 a partir de la lluvia nuclear radiactiva. En los Estados Unidos se han realizado más de mil pruebas nucleares (entre ellas doscientos dieciséis ensayos atmosféricos, submarinos y espaciales), que, sin proponérselo, han puesto a muchos ciudadanos estadounidenses nacidos después de 1946 en alto riesgo de llegar a padecer tiroiditis de Hashimoto y, finalmente, cáncer de tiroides.[4] Otras exposiciones a la radiación han ocurrido en Chernóbil, en la antigua Unión Soviética, y más recientemente en Fukushima (Japón). El yodo 131 (lluvia radiactiva) en cantidades minúsculas que son arrastradas por las corrientes atmosféricas es uno de los desencadenantes ambientales —en la tríada de factores de la genética, las exposiciones a sustancias medioambientales y el intestino permeable— que pueden instigar el desarrollo de la enfermedad tiroidea autoinmune. Si esta fuera la causa de tu problema, te convendría seguir un programa de desintoxicación para reducir los niveles elevados de yodo que hay en tu cuerpo.

PONER LOS PIES EN LA TIERRA

Cuando le pregunto cómo se siente a cualquiera de mis pacientes, la mayoría contesta: «Bien». Luego pregunto: «¿Qué tal andas de energía?», y me responden lo mismo: «Bien». A continuación les hago mi pregunta favorita: «En una escala de 1 a 10, en la que 10 fuera la cantidad de energía que crees que debes tener y 5 la mitad de esa energía, ¿en qué número te situarías? Pero espera, olvídate de la fuerza de voluntad. ¿En qué número estás en este momento?».

Su mirada al dejar a un lado la fuerza de voluntad es de desconcierto. Las sonrisas desaparecen, porque cuando bajan a la tierra se dan cuenta de que, a nivel general, están en 5 o menos. Y eso no es ninguna maravilla. Tener la mitad de la energía que crees que deberías tener para vivir como quieres te pone en contacto con la realidad. Comprendes que te estás preparando para entrar en el espectro autoinmune. Así que cuando completes los cuestionarios de este capítulo, no te conformes con un «estoy bien».

En ocasiones puede ser abrumador conocer las causas de varias enfermedades. Por eso es tan importante tener una visión global como paciente y trabajar con un profesional de la medicina funcional, como parte de tu equipo de asistencia sanitaria, que pueda ayudarte a determinar las áreas específicas que investigar. Primero tienes que descubrir de dónde provienen tus problemas para resolverlos por completo, en lugar de simplemente aliviar los síntomas de forma temporal.

¿ESTÁS PREPARADO PARA EL CAMBIO?

Sé que el cambio no es fácil, pero tampoco es imposible. Para introducir los cambios en el estilo de vida que se indican en el protocolo de transición hace falta comprometerse y tener paciencia. Todos queremos estar más sanos, y sabemos que tenemos que hacer algo para lograr estos cambios. Probablemente compraste este libro (¡gracias!) porque algo no funciona en tu vida. Solo recuerda que el cambio es un proceso continuo.

Hace más de veinte años, los doctores Carlo C. DiClemente y James O. Prochaska, investigadores del alcoholismo, presentaron un modelo para ayudar a los profesionales a entender a sus clientes con problemas de adicción y motivarlos a cambiar. Este modelo no se basa en teorías abstractas, sino en observaciones personales de lo que hace la gente para modificar sus comportamientos vitales, específicamente en lo referente a fumar, comer en exceso y beber. Los profesionales de la medicina funcional utilizan este modelo, ya que es bastante relevante para hacer cambios en el estilo de vida que pueden mejorar la salud.

En su libro *Changing for Good* [Cambiar para bien], los doctores DiClemente, Prochaska y John C. Norcross expusieron lo que habían aprendido tras estudiar a más de mil personas que lograron cambiar sus vidas de manera positiva y permanente sin psicoterapia. Los autores constataron que el cambio no depende de la suerte ni de la fuerza de voluntad, sino que es un proceso que puede llevar a cabo con éxito cualquiera que entienda cómo funciona. Una vez que determinas en qué etapa del cambio te encuentras, puedes crear un clima donde se genere un cambio positivo, así como mantener la motivación, transformar los reveses en progreso y convertir tus nuevos hábitos beneficiosos en una parte permanente de tu vida.

Las cinco etapas del cambio son:

- **Precontemplación**: Los individuos en esta etapa ni siquiera tienen intención de cambiar sus comportamientos. No se han dado cuenta de que su estilo de vida es un problema que afecta a su salud.
- **Contemplación**: Quienes se encuentran en esta etapa están dispuestos a considerar la posibilidad de que tengan un problema, y la posibilidad ofrece esperanza de cambio. Sin embargo, quienes están en esta etapa tienen una postura muy ambigua. No se deciden. Lo que me permite saber si alguien en esta etapa llegará a tener éxito es si muestra escepticismo («No lo creo, pero estoy dispuesto a informarme más») en lugar de cinismo («No me lo creo; es falso»). La contemplación es un avance en la dirección correcta hacia el cambio, pero no es un compromiso.
- **Determinación**: Las personas en esta etapa se esforzarán seriamente en mejorar sus comportamientos de estilo de vida en un futuro cercano. Están listas y comprometidas con la acción porque han obtenido suficiente información (por ejemplo, leyendo este libro y haciendo los ejercicios de este capítulo) y ahora están convencidas de que el cambio de comportamiento puede mejorar su salud.
- **Acción**: Los individuos en esta etapa ponen su plan en acción, estableciendo cambios en su dieta mediante el protocolo de transición. En unas semanas, empiezan a ver resultados, y nada llama tanto al éxito como el éxito. Quien

pone en práctica nuestro plan comienza a verlo funcionar y experimenta un cambio positivo en la salud.

- **Mantenimiento:** Continuamente les digo a mis pacientes que los humanos son la única especie en el planeta que encuentra algo que funciona y luego deja de hacerlo. El cambio requiere construir un nuevo patrón de comportamiento a lo largo del tiempo y adherirse a él. Es normal que cuando te sientas genial, tengas la tentación de comer un trozo de tarta de cumpleaños o un *muffin* de arándanos, aunque tengan gluten. Sin embargo, después de comerlo, apuesto a que ya no te sentirás tan bien y verás claramente el valor del mantenimiento. Forma parte de la naturaleza humana meter la pata y volver a los malos hábitos o a los viejos manjares. Y cuando lo hacemos nos sentimos fatal, corregimos el rumbo y nos sentimos mejor. Tras caerte y levantarte una y otra vez, la tentación de la tarta de cumpleaños («Solo tomaré un bocado») se esfumará. Los investigadores descubrieron que después de seis meses de mantener sus nuevas opciones de estilo de vida, los viejos hábitos de vida ya no representan un peligro o amenaza significativos.

EL CUESTIONARO «PREPARADO PARA EL CAMBIO»

Rellenar el cuestionario «preparado para el cambio» (que aparece un poco más adelante) te ayudará a determinar si de verdad estás listo para iniciar este programa. He descubierto que quienes tienen más éxito cuando van por esta parte del libro se encuentran en la etapa de determinación: están preparadas y motivadas, pero necesitan orientación. Este cuestionario te permitirá medir tu deseo, tu receptividad y tu compromiso para mejorar tu salud.

A todos nos gustaría asumir que haremos lo que sea necesario para estar sanos, pero en realidad las cosas no suelen ser así. Puedes tener el deseo de estar más saludable, pero te encuentras estancado en la etapa de contemplación. Para tener éxito en este programa, tus deseos deben estar en consonancia con tu determinación. Si puedes responder a estas preguntas positivamente, sabrás que estás listo para hacer un cambio. Si tus respuestas revelan falta de disposición, tienes que explorar qué creencias te están frenando.

Lo que les hace abandonar la indecisión y adoptar el programa a muchos de mis pacientes es ver que ya están dentro del espectro autoinmune. Para mí fue como una revelación darme cuenta de que tenía niveles elevados de tres tipos diferentes de anticuerpos en el cerebro que podían causarme esclerosis múltiple, encogimiento cerebral (atrofia) y una pérdida de equilibrio a medida que envejeciera (degeneración cerebelosa).

Por favor, responde a todas las preguntas marcando con una X en la respuesta que se acerque más a cómo te sientes en este momento. Así podrás ver cuál es tu reacción más habitual a estas prácticas óptimas para mejorar la salud.

CUESTIONARIO «PREPARADO PARA EL CAMBIO»

Para mejorar tu salud, ¿cómo de dispuesto estás a hacer lo siguiente?

Modificar significativamente tu dieta

- ❏ Extremadamente dispuesto
- ❏ Algo dispuesto
- ❏ Neutral
- ❏ Algo reacio
- ❏ No dispuesto en absoluto

Tomar suplementos nutricionales diariamente

- ❏ Extremadamente dispuesto
- ❏ Algo dispuesto
- ❏ Neutral
- ❏ Algo reacio
- ❏ No dispuesto en absoluto

Llevar un registro de todo lo que haces cada día

- ❏ Extremadamente dispuesto
- ❏ Algo dispuesto
- ❏ Neutral
- ❏ Algo reacio
- ❏ No dispuesto en absoluto

Modificar tu estilo de vida: aspectos como las exigencias laborales

- ❏ Extremadamente dispuesto
- ❏ Algo dispuesto
- ❏ Neutral
- ❏ Algo reacio
- ❏ No dispuesto en absoluto

Mejorar los hábitos de sueño

- ❏ Extremadamente dispuesto
- ❏ Algo dispuesto
- ❏ Neutral
- ❏ Algo reacio
- ❏ No dispuesto en absoluto

Practicar una técnica de relajación

- ❏ Extremadamente dispuesto
- ❏ Algo dispuesto
- ❏ Neutral
- ❏ Algo reacio
- ❏ No dispuesto en absoluto

Hacer ejercicio con regularidad

- ❏ Extremadamente dispuesto
- ❏ Algo dispuesto
- ❏ Neutral
- ❏ Algo reacio
- ❏ No dispuesto en absoluto

¿Cómo de seguro estás de tu capacidad para organizar y llevar a cabo las actividades recomendadas relacionadas con la salud?

- ❏ Extremadamente seguro
- ❏ Algo seguro
- ❏ Neutral
- ❏ Un poco inseguro
- ❏ Totalmente inseguro

¿Hasta qué punto están dispuestas a apoyarte las personas clave en tu vida para que realices estos cambios?

- ❏ Extremadamente dispuestas
- ❏ Algo dispuestas
- ❏ Neutral
- ❏ Algo reacias
- ❏ No dispuestas en absoluto

¿ESTÁS DENTRO DEL ESPECTRO AUTOINMUNE?

La autoinmunidad afecta a las personas de manera diferente, dependiendo de dónde esté el eslabón débil de la cadena. Hay más de trescientos trastornos asociados con la autoinmunidad (ver el capítulo uno), y sin embargo, si estás en el extremo anterior del espectro autoinmune, es posible que aún no tengas ningún síntoma. El cuestionario de la página 166 destaca los síntomas más comunes de la inflamación, que desencadena la cascada autoinmune. Con este cuestionario, descubrirás cómo te sientes. Lo que debes tener en cuenta son los cambios sutiles en tu salud, porque son las banderas de advertencia de mayores problemas. Recuerda que es posible que estés de lleno en el espectro autoinmune, incluso aunque los síntomas sean menores. Las personas no «sienten» el alzhéimer durante los primeros veinte años de su desarrollo.

Hace poco mi amigo Alex me envió este correo electrónico que resume perfectamente la etapa de precontemplación y la importancia de reconocer los indicadores sutiles de los desequilibrios internos:

> Tom, durante las últimas tres semanas, sentí que me movía cada vez más despacio. Luego la sensación se transformó en dolores en el pecho. Cuando fui a hacerme el chequeo anual, especulamos sobre la posibilidad de que mis problemas de salud fueran gastrointestinales o cardíacos. De manera que el médico me revisó el colesterol y los triglicéridos, y vio que ambos estaban normales. [Para tu información: el 50 % de las personas que sufren un ataque cardíaco mortal no tienen colesterol alto; ¿por qué los médicos convencionales usan el colesterol como único biomarcador de alto riesgo de enfermedad cardíaca?].
>
> Hace dos semanas, mientras estaba con mis hijos en Las Vegas, noté que me costaba llegar hasta el coche desde el hotel. Poco a poco, empecé a sentir dolor cuando llevaba equipaje, y tuve que sentarme durante unos minutos antes de seguir adelante. Durante el fin de semana, me aseguré de realizar movimientos más cortos y sentarme tanto como fuera posible. Al salir el fin de semana, sentí un fuerte dolor en el pecho al llevar el equipaje. Tuve que sentarme un rato.
>
> El lunes pasado jugué al golf, sintiendo un dolor en el pecho, pero lo aguanté y de hecho jugué bien. Pensé que debía de ser un problema intestinal. Pero este domingo por la noche me sentí ligeramente mal. A las tres y media de la madrugada del martes, me desperté con un dolor agudo en el pecho. Llamé a mi internista, que me dijo que fuera al hospital lo antes posible. Me subí al coche y conduje a toda velocidad, pasándome los semáforos en rojo. Llegué al hospital en unos cinco minutos, aparqué el coche en Urgencias y exigí que me atendieran cuanto antes.
>
> Me hicieron entrar para ver al médico de urgencias; este me dio una tableta de nitroglicerina que, poco a poco, me quitó el dolor. Luego volví a sentirlo y pensé: «¿Qué está pasando?». Se me ocurrió que me había negado a admitir un problema cardíaco. «No puedo tener un problema cardíaco, yo estoy por encima de eso». Luego

me pusieron un anticoagulante, otro fármaco, y me trasladaron a una sala del hospital. Me citaron para una angiografía. Estaba muy impaciente porque notaba como si el corazón se me fuera a salir por la boca. Entonces comencé a rezar, me encomendé al espíritu y lo bendije una y otra vez. Cuando me metieron en el quirófano, oí a Andrea Bocelli cantando al fondo. ¿Qué diablos estaba pasando? De alguna manera me reconcilié totalmente con la idea de que si mi destino era morir, lo aceptaba.

Al cabo de una hora y tras haber permanecido despierto durante todo el procedimiento, me contaron que habían encontrado una arteria dominante que estaba un 99,9 % obturada. Eso podría explicar por qué durante las últimas cuarenta y ocho horas me había resultado tan difícil el simple hecho de ir de una habitación a otra. Me insertaron una férula mediante un procedimiento de angioplastia para abrir la arteria. A partir de ahí, y durante más o menos una hora, estuve sintiendo el corazón y preguntándome: «¿Lo habrán hecho bien?».

Poco después, comencé a sentir que la sangre fluía de nuevo. Tras ser dado de alta y llegar a las cinco de la tarde, me siento más saludable, y la sangre está expandiendo las partes de mi cuerpo que estaban contraídas.

Así que no tuve un ataque al corazón por los pelos. Lo llamaron un episodio cardíaco. A partir de ahora tendré que tomar una serie de medicamentos, algunos, al parecer, mientras viva. Lo más probable es que esté más saludable de lo que he estado últimamente, como cuando me acostumbré a moverme de una forma más lenta y lo atribuí a la «vejez».

Ahora necesito replantearme mi salud. Agradecer lo que tengo. Pero esta ha sido una llamada de atención, como si las necesitara en mi vida. Me acuerdo de todas esas veces que he pensado que eras un idiota, cuando lo único que estabas haciendo era tratar de salvarme.

¿Cuál era el mensaje que estaba tratando de comunicarle a Alex? Estaba tratando de enseñarle a entender las señales sutiles que el cuerpo envía cuando estás en el espectro autoinmune, pero como se encontraba en la etapa cínica de la precontemplación, se negaba a escucharme a mí o a su cuerpo. Si hubiera rellenado estos cuestionarios simples antes, y luego se hubiera hecho las pruebas adecuadas para confirmar los resultados, habría descubierto cómo la inflamación estaba tirando del eslabón débil de su cadena, los vasos sanguíneos del corazón.

El siguiente cuestionario exhaustivo y fácil de realizar te mostrará dónde está tu eslabón débil y en qué lugar del espectro autoinmune te encuentras. Es un cuestionario del Institute for Functional Medicine. El mismo que uso con mis pacientes. Responde a estas preguntas lo mejor que puedas. Piensa en cómo te has sentido durante el mes anterior. Califica cada uno de los siguientes síntomas en función de cómo te sientas la mayoría de los días, utilizando la siguiente escala:

0 - Nunca o casi nunca tienes el síntoma

1 - Lo tienes de vez en cuando, el efecto no es grave

2 - Lo tienes de vez en cuando, el efecto es grave

3 - Lo tienes frecuentemente, el efecto no es grave

4 - Lo tienes frecuentemente, el efecto es grave

CUESTIONARIO DE SÍNTOMAS MÉDICOS

Cabeza

_____ Jaquecas

_____ Malestar

_____ Mareos

_____ Insomnio

_____ **Total**

Ojos

_____ Ojos llorosos o con picor

_____ Párpados hinchados, enrojecidos o pegajosos

_____ Bolsas u ojeras debajo de los ojos

_____ Visión borrosa o de túnel (no se incluyen miopía ni hipermetropía)

_____ **Total**

Oídos

_____ Picores en las orejas

_____ Dolor de oído, infecciones del oído

_____ Exceso de cerumen

_____ Zumbidos en los oídos, pérdida de audición

_____ **Total**

Nariz

_____ Nariz congestionada

_____ Problemas de los senos nasales

_____ Alergia al polen

_____ Estornudos

_____ Formación excesiva de mucosidad

_____ **Total**

Boca/Garganta

_____ Tos crónica

_____ Náuseas, necesidad frecuente de aclarar la garganta

_____ Dolor de garganta, ronquera, pérdida de voz

_____ Lengua, encías, labios hinchados o descoloridos

_____ Aftas

_____ **Total**

Piel

_____ Acné

_____ Urticaria, piel seca

_____ Pérdida de cabello

_____ Enrojecimiento, sofocos

_____ Sudoración excesiva

_____ **Total**

Corazón

_____ Latidos cardíacos irregulares o pausas entre los latidos

_____ Ritmo cardíaco rápido o fuerte

_____ Dolor en el pecho

_____ **Total**

Pulmones

_____ Congestión del tórax

_____ Asma, bronquitis

_____ Dificultad para respirar

_____ Falta de aliento

_____ **Total**

Tracto digestivo

_____ Náuseas, vómitos

_____ Diarrea

_____ Estreñimiento

_____ Sensación de hinchazón

_____ Eructos, gases

_____ Acidez

_____ Dolor intestinal/estomacal

_____ **Total**

Articulaciones/Músculos

_____ Dolor o molestias en las articulaciones

_____ Artritis

_____ Rigidez o limitación del movimiento

_____ Dolor o molestias en los músculos

_____ Sensación de debilidad o cansancio

_____ **Total**

Peso

_____ Comer/Beber en exceso

_____ Antojos de ciertos alimentos

_____ Sobrepeso

_____ Alimentación compulsiva

_____ Retención de agua

_____ Peso insuficiente

_____ **Total**

Energía/Actividad

_____ Fatiga/Lentitud

_____ Apatía/Letargo

_____ Hiperactividad

_____ Inquietud

_____ **Total**

Mente

_____ Mala memoria

_____ Confusión/Comprensión deficiente

_____ Falta de concentración

_____ Deficiente coordinación física

_____ Dificultad para tomar decisiones

_____ Tartamudeo o balbuceo

_____ Problemas de dicción

_____ Dificultades para el aprendizaje

_____ **Total**

Emociones

_____ Cambios de humor

_____ Ansiedad, miedo, nerviosismo

_____ Ira, irritabilidad, agresividad

_____ Depresión

_____ **Total**

Otros

_____ Enfermedades frecuentes

_____ Micción frecuente o urgente

_____ Picazón o secreción genital

_____ **Total**

_____ **TOTAL GENERAL**

REVISA TUS RESULTADOS

Suma tu puntuación en cada categoría y luego suma esas puntuaciones para obtener el total general. Una puntuación total general de menos de diez es óptima. Una puntuación de más de cuarenta sugiere la presencia de una inflamación significativa que está tirando de tu cadena. La categoría con la puntuación más alta se corresponde probablemente al eslabón débil de tu cadena.

ELABORA TU HISTORIAL

Un chequeo de medicina funcional incluye cada detalle sobre tu salud, comenzando por tu historial clínico de nacimiento; salud durante la infancia, adolescencia y primeros años de la edad adulta; vacunas; fiebres; uso de antibióticos, etc. Todo lo que te ha sucedido que pueda haber contribuido a formar el «yo» que eres hoy en día. Cuando se trata de encontrar la manera de detener el mecanismo de la enfermedad que afecta a tu organismo, es lógico que la información sobre lo que le ha sucedido hasta este momento sea determinante para crear un plan único y óptimo que consiga revertir el espectro autoinmune.

Elaboro un historial de cada uno de mis pacientes para que podamos visualizar con facilidad el desarrollo del desequilibrio que finalmente ha causado los síntomas que ahora tienen. Muchas veces un adulto viene a mi consulta con los síntomas de la enfermedad autoinmune, y podemos rastrear el origen de los primeros síntomas a cuando era muy joven. Conocer tu historial te permite entender hasta qué punto has avanzado en el espectro autoinmune, porque verás cómo los síntomas iniciales han progresado con el tiempo. Por lo general, cuando los pacientes se dan cuenta de la conexión que existe entre todo, experimentan una sensación de asombro. Sus síntomas de salud actuales comenzaron muchos años antes.

En mi consulta, el trabajo comienza cuando los pacientes completan un cuestionario de veintiséis páginas tras rellenar el cuestionario de síntomas médicos, que comienza en la página 166 de este libro. Las preguntas no solo cubren su propia historia clínica vital, sino asimismo la de sus familias, ya que conocer la genética es fundamental. Los pacientes crean una lista en la que registran su dieta, sus relaciones y su estado emocional desde una perspectiva actual e histórica. A continuación, elaboro un historial con los datos del cuestionario: un documento lineal. Cuando mis pacientes ven cómo los eventos relacionados con su salud se establecen a lo largo de esa cronología, entienden cómo se desarrollaron en el tiempo sus síntomas inflamatorios y cómo están interconectados entre sí los síntomas. Mostrarles este documento es una de las mejores maneras de hacerlos conscientes del poder que tienen, ya que reconocen que la curación es posible si se comprometen a hacer los cambios en el estilo de vida que expondré en el protocolo de transición.

Mis amigos de LivingMatrix han creado una técnica para ti. Se trata de un recurso gratuito revolucionario, ya que nunca se había empleado hasta ahora. Puedes elaborar un historial completamente exhaustivo, y después buscar a un profesional de la medicina funcional que sepa trabajar contigo y con tu historial. Visita LivingMatrix.com/TheAutoImmuneFix para obtener más información sobre cómo crear un historial personalizado de cada miembro de tu familia, y theDr.com para encontrar un profesional de la medicina funcional.

También puedes utilizar el siguiente gráfico para elaborar el historial. En primer lugar, inserta los síntomas que has identificado en el cuestionario de síntomas médicos anterior. Trata de determinar cuándo comenzaron y cómo han cambiado con el tiempo. A continuación, enfócate en los detalles de cualquier síntoma crónico o recurrente, o en los dolores menores que son más bien una molestia en esta etapa de tu vida. Tus respuestas del cuestionario anterior deben señalarte las áreas de tu salud que has de explorar. Esfuérzate realmente por determinar cuándo ocurrieron los primeros cambios más sutiles en tu salud.

Luego piensa en tu juventud y registra en tu historial cada trastorno de salud física o emocional mayor o menor. Incluye lo que hiciste en ese momento para abordar cada circunstancia. Puedes preguntarles a tus padres u otros familiares si tienen alguna información sobre el embarazo y el parto de tu madre. De los más importantes, como infecciones de oído, ataques repetidos de faringitis estreptocócica o que te extirpen las amígdalas, es más fácil acordarse.

MI HISTORIAL

Copia esta tabla en un diario si necesitas más espacio.

Edad	Acontecimiento clave	Tratamiento y resultado

A continuación, transfiere esta información a un gráfico lineal, utilizando la siguiente guía:

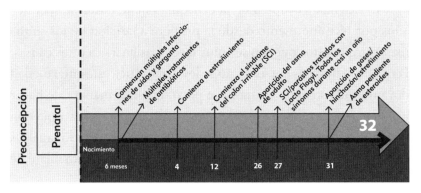

Publicado con permiso de Lisa Klancher, K2Studios, LLC.

DIAGNÓSTICO DE ENFERMEDAD CELÍACA FRENTE A SENSIBILIDAD NO CELÍACA AL GLUTEN (TRIGO)

Mi experiencia personal viene a través de un conocimiento exhaustivo de cómo el gluten es un desencadenante principal de la inflamación, que activa los genes para la permeabilidad intestinal, y el desarrollo del espectro autoinmune. Como mostré en el capítulo tres, estudios importantes publicados en los últimos dos años demuestran claramente que todas las personas tienen un problema para digerir los péptidos tóxicos del gluten del trigo, el centeno y la cebada, tengan o no síntomas cuando los comen. Creemos erróneamente que si no nos «sentimos» mal cuando comemos algo, no tenemos ningún problema con ese alimento. No asociamos el dolor de cabeza con el que nos despertamos esta mañana, o nuestra presión arterial alta, nuestra dificultad para concentrarnos o la incapacidad para pensar con claridad durante las clases, con la comida que comimos ayer. Simplemente no relacionamos una cosa con otra. Pero es importante darse cuenta de que los síntomas de la sensibilidad alimentaria pueden no resultar obvios inmediatamente después de comer los alimentos. Y esos síntomas no tienen por qué producirse en nuestro intestino. Podrían aparecer en cualquier parte del cuerpo.

El diagnóstico típico de la celiaquía puede tardar hasta once años por término medio desde la primera aparición de los síntomas, porque estos pueden ser muy leves o asignarse a otras causas. Peor aún, a muchas personas no se les diagnostica esta enfermedad durante toda su vida. Hasta hace poco, la única manera de hacer un diagnóstico celíaco completo era realizar una endoscopia con una biopsia que mostrara este ataque autoinmune, pero los análisis de sangre que tenemos ahora son mucho más sensibles (hablaré de ellos en el próximo capítulo).

Las clasificaciones de un informe de endoscopia son Marsh I, Marsh II y Marsh III (A, B y C):

- La calificación Marsh I se utiliza cuando tienes una inflamación mayor. Los pelos de tus microvellosidades siguen ahí, pero los intestinos están muy inflamados y hay muchas citoquinas dentro de esas vellosidades.
- La calificación Marsh II se emplea cuando los pelos están empezando a desgastarse y la membrana base se está hinchando.
- La calificación Marsh III se usa cuando las vellosidades se han desgastado por completo y te quedas con una alfombra bereber lisa en lugar de con una alfombra de pelo: atrofia total de la vellosidad. Dentro de Marsh III hay tres etapas: (A) atrofia vellosa parcial, (B) atrofia vellosa subtotal y (C) atrofia vellosa total.

Muchas otras personas pueden tener un trastorno relacionado con el gluten, con síntomas que son como los de la enfermedad celíaca, pero la endoscopia no muestra ningún daño. En 2009, un equipo de investigación sueco publicó el mayor estudio jamás realizado sobre la enfermedad celíaca y la mortalidad en el *Journal of the American Medical Association*. Los investigadores examinaron más de trescientos cincuenta mil informes de biopsia y encontraron a treinta y nueve mil personas con un diagnóstico de enfermedad celíaca definida por una atrofia vellosa total. También encontraron otros tres mil setecientos individuos que tenían un aumento en sus marcadores sanguíneos para la enfermedad celíaca, pero sin atrofia vellosa. El número de anticuerpos era elevado; sin embargo, el resultado de la biopsia no fue positivo. Luego encontraron otro grupo de trece mil personas cuyos análisis de sangre y endoscopia no eran positivos, pero tenían una inflamación intestinal mayor.

Todos estos sujetos fueron sometidos a un seguimiento durante más de veinticinco años. Los investigadores descubrieron que a quienes les diagnosticaron positivamente celiaquía, independientemente de si seguían una dieta sin gluten, tenían un 39 % más de probabilidades de muerte prematura que los no celíacos. Quienes daban positivo en los análisis de sangre pero negativo en la endoscopia tenían un 35 % más de probabilidades de muerte prematura. En tal caso, ¿realmente importa si un paciente celíaco tiene una atrofia vellosa total o simplemente un análisis de sangre positivo sin atrofia vellosa? No, no importa si nos fijamos en el mayor riesgo de muerte prematura. Los porcentajes son casi los mismos. Más importante aún, quienes solo tenían inflamación, lo que significa que su análisis de sangre fue negativo y la endoscopia negativa, presentaban un 72 % más de riesgo de mortalidad prematura.[5] Casi el doble. Este es un concepto fundamental que muy pocos médicos conocen.

Muchos médicos les han dicho a sus pacientes que si los resultados de su endoscopia son normales (sin atrofia vellosa), pueden comer trigo. Sin embargo, el estudio más exhaustivo que se ha hecho afirma que incluso aunque los resultados de la endoscopia sean normales y tus vellosidades no estén desgastadas, en el caso de que el análisis de sangre salga positivo, tienes un 35 % más de riesgo de mortalidad precoz. Por eso hemos de tomarnos en serio los análisis de sangre con resultados positivos, tanto si tenemos atrofia vellosa como si no.

Pero ¿por qué duplicar el riesgo de una muerte prematura sin una endoscopia ni un análisis de sangre con resultados positivos? Por la sencilla razón de que muy pocos médicos examinan la inflamación en los intestinos, y por lo tanto el fuego interno sigue ardiendo, causando una permeabilidad intestinal que abre las puertas a la inflamación sistémica.

Dondequiera que esté el eslabón débil de tu cadena, ahí es donde el daño comienza a acumularse. Si es tu cerebro, puedes terminar con demencia o alzhéimer. Si es tu corazón, tal vez en el futuro sufras miocarditis o insuficiencia cardíaca congestiva o, como mi amigo Alex, arteriosclerosis. ¿Tus riñones? Nefritis o infecciones de vejiga recurrentes.

¿En qué momento deberías plantearte tomar medidas y probar una dieta sin gluten? Si revisamos los pasos que conducen a la inflamación, está claro que la respuesta es ahora.

PRUEBA CASERA: SÍNTOMAS COMUNES DE UN TRASTORNO RELACIONADO CON EL GLUTEN (CON O SIN ENFERMEDAD CELÍACA)

Consulta a tu médico sobre las pruebas exhaustivas para la enfermedad celíaca o un trastorno relacionado con el gluten si tienes, o has tenido alguna vez en tu vida, cualquiera de los siguientes síntomas (y agrégalos a tu historial):

- Anemia (deficiencia de hierro) que no responde al tratamiento.
- Trastornos de densidad ósea que van desde osteopenia (leve) hasta osteoporosis (grave).
- Ansiedad crónica o depresión.
- Diarrea crónica o estreñimiento.
- Fatiga crónica.
- Retraso puberal.

- Retraso del crecimiento o escasa estatura.
- Trastornos hepáticos y del tracto biliar (transaminitis, hígado graso, colangitis esclerosa primaria, etc.).
- Dolor en las articulaciones.
- Heces pálidas y con olor fétido.
- Llagas pálidas en el interior de la boca.
- Neuropatía periférica.
- Hinchazón abdominal recurrente y dolor.
- Erupción cutánea identificada como dermatitis herpetiformis.
- Entumecimiento y hormigueo en las piernas.
- Decoloración dental o pérdida de esmalte.
- Infertilidad inexplicable, aborto espontáneo recurrente.
- Pérdida de peso inexplicable.
- Vómitos.

Si tienes una frente desproporcionadamente grande, es otra señal de que necesitas hacerte la prueba de la enfermedad celíaca. Los estudios muestran que el 86 % de los adultos celíacos tienen una frente muy ancha.[6] Este es un indicador más fiable de la celiaquía que cualquiera de los síntomas comunes anteriores. Así expresan su importancia los investigadores:

La morfología facial craneal de los pacientes con celiaquía revela un patrón alterado de crecimiento facial craneal. Esta alteración es un signo clínico que debe incluirse entre las manifestaciones de la enfermedad celíaca que se producen fuera de los intestinos. Su frecuencia es comparable a la de otros signos y síntomas como la anemia y la baja estatura, y es un mejor indicador de la enfermedad celíaca que otros signos como la aftosa recurrente [herpes labial en la esquina de la boca], los abortos espontáneos recurrentes y la hipoplasia de esmalte dental.[7]

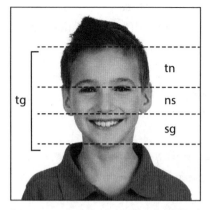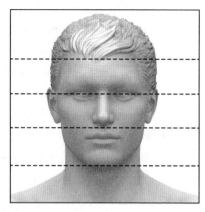

Reimpreso con permiso de Lisa Klancher, K2Studios, LLC.

Las proporciones ideales del rostro humano se dividen en tres partes iguales (ver la imagen anterior, a la derecha). La frente debe constituir el tercio superior de la cara. Pero en la fotografía del niño de la izquierda, se puede ver claramente que la frente, medida desde la parte superior de los ojos hasta la línea del pelo, es más grande que las otras dos partes de la cara.

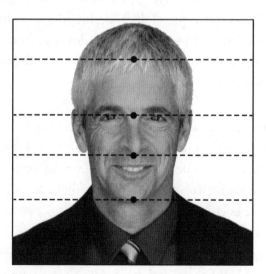

Reimpreso con permiso de Lisa Klancher, K2Studios, LLC.

Este (arriba) soy yo. Como puedes ver, tengo una frente ancha. Es fácil medirla: solo necesitas una cinta métrica flexible. Toma una fotografía de tu cara, luego mide la distancia de la barbilla a la base de la nariz, de la nariz a la parte superior de los ojos y de la parte superior de los ojos a la línea del cabello. Puede que descubras que, como yo, tienes una frente ancha.

EL SIGUIENTE PASO

Una vez que sepas dónde te encuentras actualmente en el espectro autoinmune, los análisis de sangre que veremos en el siguiente capítulo confirmarán tus resultados. A continuación, inicia el protocolo de transición. Después de las primeras tres semanas, puedes volver a realizar el cuestionario. En el caso de la gran mayoría de mis pacientes, al hacerlo se dan cuenta de que se sienten mucho mejor. Si aún no te sientes tan bien como deberías, pasa a la fase dos de la transición y luego vuelve a hacer el cuestionario cuando hayas terminado. En este momento, deberías estar viendo auténticas mejorías y ser capaz de identificar qué alimentos te están haciendo sentirte olvidadizo, enfermo, gordo o cansado.

Uno de mis lemas es «los grandes resultados se consiguen con pequeñas acciones». Para tratar cualquier síntoma o afección del espectro autoinmune no es necesario ningún cambio espectacular ni ninguna solución inmediata. No es esto, sino las decisiones que tomas a diario sobre una alimentación adecuada y el cuidado del cuerpo, lo que te ayudará a acabar con la autoinmunidad. Pero nunca sabrás cuándo tomar acción si no buscas la causa de tus problemas de salud. Esa es la función de este libro, darte a conocer un nuevo mundo de preguntas para que puedas responder a esta cuestión: «¿De dónde proceden mis problemas de salud?». Este paradigma es una nueva forma de ver la atención médica que va más allá de la mentalidad de «recéteme algo para los síntomas».

5

LA CIENCIA DE LA AUTOINMUNIDAD PREDICTIVA

En el capítulo anterior aprendiste a identificar si actualmente tienes síntomas del espectro autoinmune. Pero ¿y si pudieras descubrir si tu salud se veía afectada antes de que hubiera suficiente tejido para producir un solo síntoma? En eso consiste la ciencia de la autoinmunidad predictiva. En este capítulo aprenderás a examinar diversos factores que influyen en la producción de anticuerpos del sistema inmunitario para tu propio tejido: la autoinmunidad.

Creo firmemente en la necesidad de identificar tan pronto como sea posible «lo que se está cociendo» en tu cuerpo. El conocimiento es poder, especialmente si lo combinas con la acción. La ciencia ha avanzado hasta el punto de que podemos identificar un espectro autoinmune mucho antes de que cause síntomas notables. Poder identificar qué desequilibrios están ocurriendo en nuestro cuerpo, tanto si actualmente experimentamos síntomas como si no, nos brinda la oportunidad de tomar decisiones con conocimiento de causa: «¿Qué hago? ¿Puedo evitar que esto progrese? ¿Se puede invertir?». Esta es la razón por la que el mundo de la autoinmunidad predictiva es tan valioso.

Según el profesor Yehuda Shoenfeld, uno de los principales expertos médicos en autoinmunidad a nivel mundial, el periodo de incubación de las enfermedades autoinmunes varía desde tan solo unos pocos años hasta los cuarenta. Ese es el tiempo que alguien puede tardar en presentar un daño tisular tan grande que genere síntomas lo suficientemente alarmantes como para ir al médico. Y, por lo general, se necesitan varias visitas al médico antes de recibir un diagnóstico preciso. Por ejemplo, para obtener el diagnóstico correcto de la enfermedad celíaca se precisa una media de unos once años de sufrimiento y visitas a cinco médicos diferentes.

Las enfermedades autoinmunes pueden identificarse mediante pruebas adecuadas para detectar niveles elevados de autoanticuerpos (los anticuerpos contra el propio tejido) que indican a los médicos cuándo se está «cociendo» una determinada enfermedad, en ocasiones años antes de que haya suficiente daño tisular para producir síntomas. Me gusta imaginar estos niveles de autoanticuerpos como mensajeros del futuro. La innovadora investigación llevada a cabo en 2003 por la doctora Melissa Arbuckle, que presenté en el capítulo uno, demostró que los autoanticuerpos suelen estar presentes muchos años antes del diagnóstico de enfermedades autoinmunes como el lupus. Además, cuando aparecen estos autoanticuerpos, tienden a seguir un curso predecible, con una acumulación progresiva de autoanticuerpos específicos antes de la aparición de la enfermedad, incluso cuando los pacientes siguen siendo asintomáticos.[1] Sus gráficos, que reproduje en el capítulo uno, cuentan la historia: los anticuerpos contra el lupus estaban presentes años antes de la aparición de la enfermedad.

Los niveles de anticuerpos de cualquier tipo también se conocen como *biomarcadores* porque miden la función corporal. Los médicos ya usan biomarcadores para predecir una serie de enfermedades. Por ejemplo, un biomarcador de inflamación (hs-CRP) es un factor predictivo más acertado de las enfermedades cardíacas que tener el colesterol alto. Estas pruebas confirman por qué sabemos que no te despiertas un día de repente con una enfermedad cardíaca o con alzhéimer: los biomarcadores están ahí años antes de que aparezca la enfermedad.

Las pruebas de biomarcadores nos dan un *valor predictivo positivo* (VPP) cuando buscamos las primeras etapas de la enfermedad autoinmune. Los biomarcadores de la autoinmunidad predictiva son los indicadores de temperatura en el tablero de instrumentos de tu sistema inmunitario. Algunos coches tienen solo una luz que se enciende cuando el motor se está sobrecalentando, pero otros tienen un medidor que va subiendo hacia una zona roja. Cuando ves que la aguja se eleva hacia la zona roja, te está avisando de que pares y controles tu motor. Pero si solo tiene una luz que se enciende en el salpicadero, no recibes una advertencia previa y hasta que comienza a salir humo del motor no sabes que hay un problema. Esos son tus síntomas.

Aunque la autoinmunidad predictiva pueda parecer casi mágica, no es adivinación. En realidad, no predice el futuro. Identifica la dirección hacia la que se dirige tu salud. Lo que aprenderás es que las decisiones que tomas sobre tu estilo de vida interactúan con tus vulnerabilidades genéticas y determinan si tu sistema inmunitario se activa o no. Por ejemplo, un estudio demostró que si tienes niveles elevados de anticuerpos antitiroideos, especialmente en el posparto, tienes un 92 % de VPP de contraer la enfermedad tiroidea de Hashimoto dentro de los siete años siguientes. Ahora bien, es posible que actualmente no tengas síntomas de disfunción tiroidea, pero si te haces pruebas para detectar aumento de autoanticuerpos en la tiroides y el resultado de estas es positivo, esos síntomas están empezando a llegar.

Si tienes un nivel elevado de anticuerpos contra la levadura en los intestinos llamada *Saccharomyces cervisae*, tienes cerca de un 100 % de VPP de padecer la enfermedad de Crohn en tres años. Tener esta información te brindará la oportunidad de hacer algo al respecto.

En las siguientes tablas, la categoría VPP muestra la tasa porcentual de probabilidad de que se desarrolle una enfermedad en particular. La columna «años antes del diagnóstico clínico» muestra cuántos años desde la primera identificación de anticuerpos podrían transcurrir antes de recibir un diagnóstico de esa enfermedad autoinmune en particular.

MUESTRA DE ENFERMEDADES AUTOINMUNES SISTÉMICAS[2]			
Enfermedad	Anticuerpos	Valores predictivos positivos (VPP)	Años antes del diagnóstico clínico
Síndrome antifosfolípido.	Anticuerpos antinucleosoma. Anticuerpos anticardiolipina. Anti- beta-2 glicoproteína 1.	100%	11
Artritis reumatoide.	Factor reumatoide. Antipéptidos cíclicos citrulinados.	52-88% 97%	14
Scleroderma.	Anticuerpos anticentrómeros. Anticuerpos antitopoisomerasa I.	100%	11
Síndrome de Sjögren.	Anticuerpos anti-Ro y anti-La.	73%	5
Enfermedad de Addison.	Anticuerpos de la corteza suprarrenal.	70%	10
Enfermedad celíaca.	Anticuerpos contra la transglutaminasa tisular. Anticuerpos antiendomisios (antígenos HLA-DO2 o DO8).	50-60% (100%)	7
Colitis de Crohn.	Anticuerpos anti-*Saccharomyces cerevisiae.*	3	100%
Tiroiditis de Hashimoto.	Anticuerpos peroxidasa antitiroideos (posparto).	92%	7-10
Cirrosis biliar primaria.	Anticuerpos antimicondriales.	95%	25

MUESTRA DE ENFERMEDADES AUTOINMUNES SISTÉMICAS[2]			
Enfermedad	Anticuerpos	Valores predictivos positivos (VPP)	Años antes del diagnóstico clínico
Diabetes tipo 1.	Células islote pancreáticas, insulina, 65 kD, ácido glutámico descarboxilasa, tirosina, proteína tipo fosfatasa.	43 %, 55 %, 42 % y 29 %	14

CONTROLAR EL ESLABÓN DÉBIL

La autoinmunidad predictiva nos permite identificar dónde se encuentra el eslabón débil de la cadena en este momento. Como has visto, estos eslabones débiles tienen muy poco que ver con cómo te sientes. Si la causa número uno de enfermedad y muerte es que el sistema inmunitario ataca tu propio cuerpo, ¿no querrías saber a qué está atacando ahora mismo tu sistema inmunitario? Si deseas mantenerte saludable y prevenir la enfermedad, no puedes confiar exclusivamente en las pruebas médicas estándar, que están diseñadas solo para identificarla: para cuando llegamos a eso la mayoría de los médicos suelen decir que es demasiado tarde para revertirla. La medicina tradicional no puede diagnosticar una afección autoinmune hasta que esta ha destruido la mayor parte del tejido o la glándula que está atacando (es decir, la glándula tiroides, el páncreas, el tejido articular, la vaina de mielina). Mientras tanto, has pasado de estar en el extremo inicial del espectro autoinmune a estar en la etapa final, con una enfermedad autoinmune. Como dice el doctor Mark Houston: «Realmente ya no puedes depender solo de los factores de riesgo (fumar, tener sobrepeso...) para definir enfermedades. Tienes que examinar los indicadores iniciales». Se refiere a los marcadores biológicos, o anticuerpos, que hemos visto en la tabla anterior.

Los análisis de sangre descritos en este capítulo no están incluidos en la batería de pruebas que la mayoría de los médicos realizan durante un examen físico anual. Sin embargo, creo que son una adición esencial a las pruebas médicas tradicionales y que todos deberían tener un conjunto de referencia de pruebas de biomarcadores, incluso si actualmente no están experimentando síntomas. Este es un protocolo de pruebas revolucionario e innovador que puede eliminar años o incluso décadas de incógnitas, confusión y desesperanza.

Si bien no es necesario someterse a pruebas de laboratorio para seguir mi programa de tres semanas, una excelente forma de confirmar los resultados de la prueba del capítulo cuatro y determinar de manera concluyente dónde te encuentras en el espectro autoinmune es realizar unos análisis científicos de sangre precisos. También puedes seguir revisando tus anticuerpos para llevar un seguimiento de tus progresos. Muchos creen que una vez que se sienten mejor, sus problemas de salud han desaparecido.

Nada está más lejos de la verdad en el mundo de la autoinmunidad. Aunque eliminar los síntomas es uno de los objetivos principales, incluso aliviándolos seguimos estando en el espectro. La única manera de saber si has detenido la cascada autoinmune es volver a hacerte una prueba. De lo contrario, podemos pensar que dado que nuestros síntomas están controlados, no tenemos que seguir tan al pie de la letra las recomendaciones médicas. Esto lo he visto muchas veces a lo largo de los años, con brotes «sorpresa» que reaparecen aparentemente de la nada. El problema era que el cuerpo no llegó a curarse del todo, y cuando se volvió a introducir en la alimentación un irritante como el gluten, la cascada inflamatoria comenzó de nuevo.

Un ejemplo clásico de esto es la enfermedad celíaca, donde solo el 8 % de las personas se curan completamente con una dieta sin gluten, aunque muchos más comentarán que se sienten significativamente mejor. Según un estudio de 2009 publicado en la revista *Alimentary Pharmacology and Therapeutics*, el 65 % de los pacientes celíacos se sentían mejor pero seguían teniendo una inflamación subyacente excesiva en los intestinos, lo que causa permeabilidad intestinal, que abre una puerta de entrada al desarrollo de otras enfermedades autoinmunes, incluso cuando están siguiendo una dieta sin gluten.[4] Los pacientes restantes no sanaron en absoluto, incluso con una dieta sin gluten (podían haber tenido otros desencadenantes agravantes que era necesario abordar). Por tanto, el consejo para todos los pacientes celíacos es hacerse una prueba de los biomarcadores de permeabilidad intestinal. Si no te vuelves a realizar las pruebas, nunca sabrás si te has curado por completo. Si tu permeabilidad intestinal no se ha curado por completo, el daño continuará en ese eslabón débil (enfermedad celíaca) o en otro.

LOS MARCADORES BIOLÓGICOS TIENEN EL POTENCIAL DE...

- Permitir el diagnóstico antes de la aparición de los síntomas.
- Predecir la participación de los órganos específicos.
- Predecir los brotes de la enfermedad.
- Identificar subconjuntos de enfermedades clínicamente significativas.
- Predecir y monitorizar la respuesta a la terapia.
- Describir el daño de órganos o tejidos.

Una vez que entienden esta premisa fundamental, todas las personas con las que he hablado quieren saber dónde está el eslabón débil de su propia cadena.

ANÁLISIS DE REACTIVIDAD AUTOINMUNE MÚLTIPLE

El doctor Aristo Vojdani es un investigador que se centra en la autoinmunidad y ha sido mi mentor a la hora de ayudarme a entender cómo utilizar los biomarcadores del sistema inmunitario con el fin de ver dónde puede estar el eslabón débil de nuestra cadena, de qué eslabón se está tirando con demasiada fuerza actualmente (aumento de anticuerpos) y cómo seguir el progreso de los planes de tratamiento. Ha dedicado su vida a evaluar la acción de nuestras «fuerzas armadas».

En el pasado, los análisis de sangre que examinaban el nivel de anticuerpos contra el tejido propio (un mecanismo autoinmune) los analizaban de uno en uno o de dos en dos. Esas pruebas tienen un coste prohibitivo. La investigación del doctor Vojdani ha diseñado las primeras pruebas para examinar una serie de tejidos diferentes (múltiples eslabones débiles en la cadena) a una fracción del coste de las pruebas de laboratorio tradicionales. Sus análisis de sangre patentados no abordan todas las enfermedades autoinmunes, solo las veinticuatro más comunes.

El siguiente análisis de sangre debe solicitarse a través de un profesional de la salud autorizado. Una vez más, identificará si te encuentras en el espectro de una enfermedad autoinmune en particular y si ha comenzado el proceso en el que tu sistema inmunitario destruye tus tejidos, tengas o no síntomas.

Es posible que el médico no esté familiarizado con estas pruebas. Puedes descargar información en mi sitio web, theDr.com/TheAutoimmunityFix, para mostrársela cuando vayas a hablarle de ellas.

Aquí tienes una lista de los anticuerpos más comunes que buscamos actualmente en la prueba más general. Como en casos anteriores, no se trata de una lista completa, solo incluye los anticuerpos que encontramos con mayor frecuencia. Si tienes síntomas en cualquiera de estas áreas, estos anticuerpos pueden identificar el desencadenante que no solo está causando los síntomas, sino que te ha situado en el espectro para el desarrollo de la enfermedad. Y si ya te han diagnosticado una afección, esta prueba te dará un punto de partida desde el cual puedes volver a repetirla en seis meses o un año para ver si los protocolos que sigues están funcionando. Esto lo verás porque los niveles de autoanticuerpos deberían reducirse.

LA HISTORIA DE MARK

Mark tenía cuarenta y cuatro años cuando vino a verme por primera vez. Su padre murió a su misma edad de un ataque al corazón. Sus dos hermanos mayores también murieron a los cuarenta y pocos años de ataques cardíacos masivos. Cuando su último hermano falleció, Mark tenía treinta años, y su cardiólogo, en un esfuerzo por mantenerlo alejado de su probable destino genético, le recetó un medicamento de estatinas a pesar de que, aparentemente, estaba sano.

Mark obedeció a su médico y tomó el medicamento durante más de diez años. Cuando vino a mi consulta, tenía un 16% de grasa corporal saludable y me dijo que hacía ejercicio regularmente. Sus palabras fueron: «Doctor Tom, me siento perfectamente, y mis médicos dicen que estoy muy en forma, pero oí hablar sobre la autoinmunidad predictiva. Quiero hacerme esas pruebas».

Apoyé la decisión de Mark, y ordenamos los análisis de sangre. Resultó que a pesar de que estaba tomando estatinas y se mantenía en forma, todavía tenía niveles elevados de anticuerpos contra el corazón en tres categorías diferentes. Este exceso causa inflamación en el tejido. Le expliqué que la prueba mostraba que el sistema inmunitario le estaba destrozando el corazón. Las estatinas impedían que el hígado produjera más colesterol, pero no estaban deteniendo el daño tisular causado por los ataques del sistema inmunitario a su corazón. Este fue probablemente el mecanismo por el cual su padre y sus dos hermanos mayores murieron a los cuarenta y pocos años de ataques cardíacos: la inflamación descontrolada tiró de la cadena –en estos casos, sus corazones– hasta que se rompió el eslabón.

Hacer estas pruebas predictivas nos permitió investigar su respuesta inmunitaria. El mismo análisis de sangre mostró que tenía anticuerpos que favorecían la sensibilidad a muchos péptidos del trigo y la permeabilidad intestinal. La genética de Mark hablaba de un historial de enfermedades del corazón, y los análisis de sangre funcionales nos dijeron que su «puerta de entrada» se encontraba abierta y el proceso autoinmune lo azotaba con todas sus fuerzas, afectando al eslabón débil de su cadena de salud, que era el corazón. Inmediatamente lo sometí a mi protocolo de transición, que incluía una dieta sin gluten, sin lácteos y sin azúcar. También le aconsejé que tomara probióticos, prebióticos y nutrientes, de los que hablaré en el capítulo ocho, para sanar su intestino.

Un año después, Mark vino otra vez a verme y volvimos a hacer los análisis de sangre. En esta ocasión, todos sus anticuerpos cardíacos se encontraban dentro del rango normal. Esto significaba que su inflamación había disminuido, y su cuerpo se estaba curando. «Me ha salvado la vida, doctor», me dijo.

Categoría 1: Sistema gastrointestinal

Anticuerpos de células parietales y ATPasa

Las células parietales de nuestro estómago producen ácido clorhídrico (HCl), que es esencial para descomponer los alimentos que comemos. A medida que envejecemos, es frecuente perder la capacidad de generar suficiente HCl. El aumento de anticuerpos contra las células parietales desencadena la inflamación, lo que reduce la función de las células y disminuye la producción de HCl. Este mecanismo es la causa más habitual de deficiencia de vitamina B_{12} en todo el mundo y se conoce como gastritis autoinmune o anemia perniciosa.[5] Se ha demostrado que el 11 % de los pacientes con celiaquía tienen niveles elevados de anticuerpos de células parietales.[6] Esta es la razón por la que algunos pacientes celíacos experimentan problemas estomacales, deficiencias de proteínas y vitaminas, y problemas neurológicos, entre otros síntomas relacionados con el bajo ácido estomacal (hipoclorhidria).

Este es solo un ejemplo de muchos que muestran cómo las deficiencias de HCl afectan al espectro autoinmune (que puede ser causado por un nivel elevado de anticuerpos de células parietales). Múltiples estudios han informado de una alta incidencia de disfunción estomacal (específicamente, bajos niveles de ácido clorhídrico y pepsina) en individuos con artritis reumatoide. Estos informes revelan que el simple hecho de reemplazar el ácido clorhídrico y la pepsina «faltantes» —sin realizar ningún otro cambio— puede mejorar significativamente muchos casos de artritis reumatoide.[7]

ENFERMEDADES RELACIONADAS CON EL BAJO NIVEL DE ÁCIDO ESTOMACAL (HIPOCLORHIDRIA)

- Enfermedad de Addison.
- Asma.
- Enfermedad celíaca.
- Trastornos autoinmunes crónicos.
- Urticaria crónica.
- Dermatitis herpetiformis (herpes).
- Diabetes.
- Eczema.

- Enfermedad de la vesícula biliar.
- Enfermedad de Graves.
- Hepatitis.
- Hiper- e hipotiroidismo.
- Lupus eritematoso.
- Miastenia grave.
- Osteoporosis.
- Anemia perniciosa.
- Psoriasis.
- Artritis reumatoide.
- Rosácea.
- Síndrome de Sjögren.
- Tirotoxicosis.
- Vitíligo.

SÍNTOMAS COMUNES DE UNA DEFICIENCIA DE HCl

- Acné.
- Sensación de saciedad excesiva después de comer.
- Hinchazón, eructos, ardor y flatulencia inmediatamente después de las comidas.
- Infecciones crónicas por cándida.
- Parásitos intestinales crónicos o flora anormal.
- Vasos sanguíneos dilatados en las mejillas y la nariz (en no alcohólicos).
- Indigestión, diarrea o estreñimiento.
- Deficiencia de hierro.
- Picazón alrededor del ano.
- Múltiples alergias alimentarias.
- Náuseas después de tomar suplementos.
- Alimentos no digeridos en las heces.
- Gases en el tracto digestivo superior.
- Uñas débiles, descamadas y agrietadas.

Si sospechas que puedes tener síntomas digestivos —independientemente de que sean molestias menores o graves, como el ardor de estómago o ERGE—, por favor, no caigas en la «trampa del bloqueador de ácido» estándar sin que te examinen el ácido estomacal. Soy un firme defensor del uso de medicamentos cuando existe una necesidad identificada, pero hay un peligro real en el enfoque aleatorio de probar estos medicamentos solo para ver si van a reducir tus síntomas. Cuando se toman durante un periodo prolongado de tiempo esta clase de fármacos –inhibidores de la bomba de protones (IBP)–, tienen múltiples efectos secundarios. Te diré algunos: un 34 % más de riesgo de ataques cardíacos (sin otros factores de riesgo como el colesterol alto),[8] un 16 % más de riesgo de osteoporosis en menores de dieciocho años y un 39 % más de riesgo de osteoporosis en adultos jóvenes de dieciocho a veintinueve años.[9]

Muy a menudo, cuando los pacientes vienen a vernos para una prueba general de medicina funcional y se les ha recetado un IBP para el «estómago ácido», no se han analizado sus niveles de ácido. Ni una sola vez se le ha hecho a ninguno de estos pacientes una prueba antes de recetarle un fármaco que tiene efectos secundarios graves. Los IBP son una de las diez categorías de medicamentos más vendidos en el mundo, con ventas anuales superiores a los seis mil millones de dólares. Los más frecuentemente recetados son:

- Rabeprazol (AcipHex).
- Esomeprazol (Nexium).
- Lansoprazol (Prevacid).
- Omeprazol (Prilosec, Zegerid).
- Pantoprazol (Protonix).
- Dexlansoprazol (Dexilant).

Si sospechas que tienes problemas digestivos y que una deficiencia de HCl puede ser la culpable, aquí tienes un enfoque más seguro: consulta a un médico especialista en medicina funcional, que comprobará si hay biomarcadores de una deficiencia de HCl. Si eso no es posible en este momento, aquí tienes un protocolo que usan cientos de médicos de medicina funcional con un riesgo mínimo de efectos secundarios: comienza tomando una cápsula de 350 a 750 mg de betaína HCl con una comida que contenga proteínas. Estas píldoras se pueden encontrar fácilmente en una tienda de vitaminas o de alimentos naturales. Una respuesta normal en una persona sana sería la acidez estomacal. Si no sientes una sensación de ardor, esto sugiere que no estás «sobrecargando» tu sistema con un exceso de HCl y que, de hecho, podrías tener una deficiencia de ácido clorhídrico, y por lo tanto necesitas esta ayuda adicional para hacer la digestión; es posible que tu estómago no esté produciendo suficiente HCl por sí mismo. Para compensar, comienza a tomar dos cápsulas con cada comida que contenga proteínas. Si no hay reacciones después de dos días, aumenta el número de cápsulas con cada comida a tres.

Sigue aumentando el número de cápsulas cada dos días, utilizando hasta ocho cápsulas con cada comida. Estas dosis pueden parecer grandes, pero un estómago que funcione normalmente fabrica considerablemente más HCl. Sabrás que has tomado demasiado si experimentas hormigueo, ardor de estómago, diarrea o cualquier tipo de incomodidad, como una sensación de malestar, molestias digestivas, dolor de cuello, de espalda o de cabeza, o cualquier síntoma extraño nuevo. Una vez que sientas hormigueo, ardor o cualquier otro tipo de molestia, reduce una cápsula por comida. Si el malestar continúa, interrumpe el HCl y consulta con tu médico. Cuando experimentas hormigueo, ardor o cualquier síntoma incómodo, puedes neutralizar el ácido con una cucharadita de bicarbonato de sodio en un vaso de agua o leche.

Cualquiera que sea la dosis que puedas tolerar sin síntomas, continúala con comidas que contengan proteínas. Con comidas más pequeñas, requerirás menos HCl, por lo que puedes reducir la cantidad de cápsulas. Los individuos con deficiencia muy moderada de HCl generalmente muestran una rápida mejoría en los síntomas y tienen signos tempranos de intolerancia a la dosis. En este caso, reduce la dosis por debajo del nivel de los síntomas hasta que ya no necesites el suplemento extra. Esto típicamente indica un retorno a la secreción normal de ácido. Los individuos con niveles bajos de HCl/pepsina normalmente no experimentan una mejoría tan rápida, así que para maximizar la absorción y los beneficios de los nutrientes que tomas, es importante que seas constante al tomar el suplemento de HCl.

Factor intrínseco

Es absolutamente esencial para absorber la vitamina B_{12}. Si tienes anticuerpos contra el factor intrínseco, es posible que no absorbas esta vitamina. Los datos del estudio Framingham Offspring sugieren que el 40 % de las personas entre las edades de veintiséis y ochenta y tres años tienen niveles plasmáticos de B_{12} en el rango normal bajo.[10] El resultado suele ser entumecimiento, degeneración nerviosa en los ancianos, pérdida de memoria que puede parecerse al alzhéimer y gastritis atrófica, lo que lleva a una anemia perniciosa y un déficit de ácido clorhídrico.

ASCA y ANCA

ASCA (anticuerpos anti-*Saccharomyces cerevisiae*), es un marcador preciso de la enfermedad de Crohn. Se trata de un marcador común que también es elevado en pacientes con enfermedad celíaca. Alrededor del 7 % de las personas tienen anticuerpos ASCA con la enfermedad celíaca, que parecen ser dependientes del gluten y están relacionados con manifestaciones más graves de dicha enfermedad: cuando eliminas el gluten de tu dieta, los anticuerpos ASCA suelen volver a niveles normales.[11] Este es un ejemplo clásico de cómo eliminar el desencadenante ambiental y frenar la cascada autoinmune. El valor predictivo positivo de los anticuerpos ASCA para el desarrollo de la enfermedad de Crohn es de hasta el 100 % en tres años. Esto significa que si tienes un nivel elevado de anticuerpos ASCA, es probable que llegues a padecer la grave enfermedad autoinmune intestinal de Crohn[12] en un plazo de tres años.

Los anticuerpos ANCA (anticuerpos citoplasmas antineutrófilos) atacan el interior de los glóbulos blancos más comunes (neutrófilos). Tener un nivel elevado de estos anticuerpos afecta al sistema inmunitario. Hace unos años perdimos a un gran actor, Harold Ramis, que tanto en la pantalla como en la vida real, leí, tenía un corazón de oro. Murió de la enfermedad más común asociada con estos anticuerpos: la vasculitis sistémica. Ojalá hubiera podido hablar con él en los años que sufría con esta afección autoinmune; creo sinceramente que el enfoque de la medicina funcional podría haberlo ayudado. Estos anticuerpos también se asocian con una enfermedad inflamatoria intestinal habitual: la colitis ulcerosa.[13]

Tropomiosina

Imagina que estás construyendo un rascacielos. Imagínate las vigas de acero que forman la estructura del edificio, las «entrañas», por así llamarlas. Las tropomiosinas son el andamiaje del interior de nuestras células, llamado citoesqueleto, que las mantiene unidas y las ayuda a mantener su forma. Cuando los niveles de anticuerpos de tropomiosina son elevados, el daño puede afectar a cualquier célula del cuerpo. Se asocian principalmente con el intestino, donde se ha descubierto que el 95 % de los pacientes con colitis ulcerosa tiene una cantidad elevada de estos anticuerpos, pero pueden afectar a cualquier sistema.[14] Si el andamiaje que sostiene esa célula está perdiendo fuerza, esta no podrá funcionar como debería. Esta puede ser la razón por la que los niveles elevados de anticuerpos de tropomiosina están relacionados directamente con el desarrollo del cáncer. Muchos estudios han demostrado que hay cambios específicos en la gama de tropomiosinas de las células que se están transformando en una célula cancerosa. Estos resultados altamente reproducibles sugieren que uno de los pasos críticos durante el proceso de transformación celular, un proceso por el que una célula normal se vuelve maligna, es la pérdida de tropomiosina.[15]

Categoría 2: Tiroides

Tiroglobulina y peroxidasa tiroidea

Estos dos anticuerpos distintos están relacionados con la tiroides y las enfermedades autoinmunes de esta glándula. Son las más comunes de las cinco enfermedades autoinmunes de la tiroides, entre las que figuran también el mixedema idiopático, los exoftalmos endocrinos y la tiroiditis asintomática.[16] Las enfermedades autoinmunes de la tiroides son la tercera afección autoinmune más habitual después de la diabetes y la enfermedad celíaca.

Con frecuencia, si no puedes perder los últimos cuatro o cinco kilos que te sobran, sientes pereza o estás deprimido, el médico revisará tus niveles de hormona tiroidea. Aunque los niveles hormonales estén en el rango normal, frecuentemente los médicos recetan la hormona tiroidea. Si bien es posible que te sientas algo mejor, no llegarás a sentirte bien, porque es un enfoque equivocado. Sencillamente, la mayoría de los médicos no comprueban los niveles de anticuerpos contra la tiroides, ya que una elevación de estos anticuerpos no cambiaría sus recomendaciones de tratamiento: aun sabiendo de su existencia, seguirían recetando únicamente la hormona tiroidea, y no tratarían los anticuerpos. Casi todos ellos desconocen que es posible reducir estos niveles elevados utilizando el enfoque de la medicina funcional.

Incluso si ven unos niveles elevados de anticuerpos de la tiroides, la mayoría de los médicos dicen: «Bueno, parece que tienes algo de autoinmunidad, así que vamos a darte un poco de hormona tiroidea y a hacerte un seguimiento». El problema es que la hormona tiroidea no tiene nada que ver con que tu sistema inmunitario ataque a tu tiroides. Este protocolo está totalmente desfasado. Es lo mismo que se hacía en los años sesenta, y lo siguen llevando a cabo hoy en día. Un método más actual sería investigar por qué el sistema inmunitario está atacando la tiroides: este es el enfoque de la medicina funcional. Al utilizar este método, el médico puede descubrir que si te encuentras en el espectro celíaco, produciendo anticuerpos celíacos (transglutaminasas), eres vulnerable a una reacción de imitación molecular y puedes comenzar a producir anticuerpos contra tu tiroides.[17] Eso significa que, a partir de una sensibilidad al gluten, se puede desarrollar una enfermedad autoinmune tiroidea. Eliminando el gluten de su dieta los pacientes con la enfermedad tiroidea de Hashimoto pueden reducir su dosis de medicamentos de hormona tiroidea (con el permiso de su médico, por supuesto) en un 49 %.[18]

En nuestro medioambiente hay sustancias químicas que interfieren en la vinculación de la hormona tiroidea impidiéndole introducirse en las células por medio de los sitios receptores de la tiroides. Un sitio receptor es como un guante de béisbol. Pero si la hormona tiroidea no puede entrar en ese guante (el sitio receptor), no logrará penetrar en la célula, y nos encontramos ante una situación de «hipotiroidismo funcional». ¿En qué consiste esto?

¿Has sospechado que tienes una tiroides lenta, te has hecho un análisis de sangre y has vuelto a la normalidad, y aun así el médico te ha recetado hormona tiroidea (otro enfoque aleatorio)? «Un momento —piensas—. Mi análisis de sangre dice que tengo suficiente hormona tiroidea, pero me vas a recetar más de todos modos. ¿Por qué?». El médico carece de una buena explicación y podría decirte: «Bueno, parece que un poco más de hormona tiroidea ayuda». Sin embargo, aunque tiene razón en que la hormona adicional ayuda a aliviar los síntomas, el medicamento recetado no trata el mecanismo subyacente de la disfunción, con lo cual es probable que el desequilibrio continúe. Una razón habitual para esta disfunción sin tratar es la relacionada con las sustancias químicas ambientales. Una vez expuestas a ellas, la mayoría de las personas pueden eliminar estas sustancias de sus organismos de manera natural, pero algunas son incapaces, y en su caso, se acumulan en el cuerpo. Y si esas sustancias químicas acumuladas tienen una atracción magnética hacia el guante del receptor llamado sitios receptores de tiroides (como suele suceder), no hay espacio para que la hormona tiroidea entre en el guante del receptor, y así no puede penetrar en la célula. Por consiguiente, tendrás una tiroides con baja actividad «funcional» (hipotiroidismo) con niveles normales en sangre. El término técnico para esta afección, que puedes utilizar al jugar al Scrabble, es *eutiroidismo*.

¿Cuáles son las sustancias químicas que pueden interferir en la función de tus receptores tiroideos? Si estás en el ascensor de un hotel y la puerta se abre, ¿puedes notar inmediatamente que la piscina está en ese piso? ¿La hueles? El cloro es la más común de las tres sustancias químicas que pueden interferir en la función del receptor tiroideo. Las otras dos son el bromo y el fluoruro. Si nadie más en el ascensor huele el cloro como tú, esto sugiere que tu cuerpo podría ser hipersensible a esta sustancia química y que quizá hayas estado acumulando niveles más elevados de esta en tu organismo, posiblemente interfiriendo en la función de tu receptor tiroideo. La forma más habitual en que el cloro entra en nuestro cuerpo es la ducha: inhalamos el vapor directamente hasta el torrente sanguíneo a través de los pulmones. Si instalas un cabezal de ducha con un filtro de cloro por tan solo unos cincuenta euros, puede que tu tiroides funcione mejor en unos pocos meses. Un beneficio extra es que tu cabello se volverá más brillante sin la exposición al cloro. El enfoque prescriptivo común en este ejemplo —aplicar la hormona tiroidea sin una investigación más profunda— es una de las razones por las que los Estados Unidos como nación ocupa el penúltimo lugar en la calidad general de la atención sanitaria.[19]

Categoría 3: Glándulas suprarrenales

21-hidroxilasa

Este anticuerpo está relacionado con las glándulas suprarrenales. Cuanto más estrés tengas, más se esforzarán tus suprarrenales en producir las hormonas del estrés. Una afección autoinmunitaria de las glándulas suprarrenales se denomina enfermedad de Addison. También puedes sufrir trastornos endocrinos autoinmunes, es decir, desequilibrios hormonales. Comienzas a producir anticuerpos contra diferentes hormonas. Se puede desarrollar diabetes o la enfermedad de Graves, la enfermedad de la tiroides de Hashimoto o vitíligo (manchas blancas en la piel por la pérdida de pigmento), todo esto por el aumento de anticuerpos contra las glándulas suprarrenales.

Categoría 4: El corazón

Péptido miocárdico y alfa-miosina

La cardiomiopatía, la cardiopatía reumática, la miastenia grave, la miocarditis autoinmune, la fiebre reumática aguda y las cardiopatías reumáticas pueden estar relacionadas con niveles elevado de estos dos anticuerpos. Estos eran los anticuerpos implicados en la historia de Mark (página 189). Seguir una dieta sin gluten, sin lácteos y sin azúcar redujo sus niveles.

Fosfolípidos y glicoproteína plaquetaria

Estos anticuerpos se asocian con la disfunción cardiovascular y la disfunción endocrina (desequilibrios hormonales). Pueden manifestarse en forma de síndrome antifosfolípido, como le ocurría a mi paciente Samantha. Los anticuerpos antifosfolípidos representan el factor de riesgo adquirido con mayor frecuencia por una causa tratable de pérdida recurrente del feto y otras complicaciones del embarazo. Toda mujer en edad fértil con antecedentes familiares de abortos espontáneos (madre, tías, hermanas, etc.) debería pedirle al médico que le hiciera este sencillo análisis de sangre antes de intentar quedarse embarazada. Si tienes exceso de anticuerpos antifosfolípidos, tendrás una oportunidad de revertir esta situación, a menudo con algo tan sencillo como seguir una dieta sin gluten.

Kathy sufrió dos abortos espontáneos (a los treinta y a los treinta y un años) y comenzó a desmayarse de forma inexplicable. Ya estaba desesperada cuando, después de ser ingresada en el hospital, tuvo la suerte de que un médico dedicara tiempo a investigar todos los aspectos de su salud. Hizo una batería de pruebas y descubrió que tenía una serie de problemas:

- Anemia recurrente por deficiencia de hierro que no mejoró con suplementos de hierro pero sí con la terapia de hierro intravenosa (eso nos dice inmediatamente que había algo que no funcionaba bien en su intestino, no estaba absorbiendo nutrientes).

- Enzimas pancreáticas altas.
- Aumento de los marcadores de inflamación.
- Aumento de los anticuerpos ANA (un signo de un mecanismo autoinmune que podría estar desencadenándose en muchos tejidos diferentes de su cuerpo).
- Marcadores positivos de la enfermedad autoinmune lupus eritematoso sistémico.
- Bajos niveles de vitaminas del grupo B.
- Nivel elevado de anticuerpos contra la tiroides.
- Nivel elevado de anticuerpos que la ponen en gran riesgo de aborto (antibeta 2 glicoproteína 1).
- Sangre y quistes granulares en su orina.

Debido a la variedad de síntomas con indicadores de mala absorción de hierro y vitaminas del grupo B, se comprobó si tenía sensibilidad al gluten. Por supuesto, tenía celiaquía. Se sometió a una dieta sin gluten, y en seis meses todos sus biomarcadores autoinmunes volvieron a la normalidad. En veinticuatro meses, todos sus marcadores anormales que la ponían en riesgo de aborto volvieron a la normalidad. No se administró ningún otro tratamiento: solo una dieta sin gluten y las pruebas adecuadas.

También puede desarrollarse diabetes tipo 2 o lupus debido al aumento de los anticuerpos fosfolípidos, así como trombocitopenia autoinmune, enfermedades cardiovasculares o enfermedades de las arterias coronarias debido al aumento de las glicoproteínas plaquetarias. Si el cardiólogo te sugiere un *bypass*, es imprescindible que te hagas esta prueba. Tratar las arterias bloqueadas sin intervenir en la inflamación subyacente es un protocolo de tratamiento ineficaz.

Categoría 5: Salud reproductiva

Ovarios y Testículos

Estos son anticuerpos específicos del sexo que pueden conducir al hipogonadismo, la menopausia, la insuficiencia ovárica prematura (endometriosis) y otros trastornos endocrinos.

Categoría 6: Salud musculoesquelética

Fibulina, complejo de colágeno y péptido artrítico

Estos anticuerpos están relacionados con la producción de colágeno, músculos y tendones, ligamentos y articulaciones, lo que conduce al lupus, la esclerosis, la osteoartritis o la artritis reumatoide. Estos anticuerpos también están relacionados con la aterosclerosis, específicamente los anticuerpos de fibulina.

Osteocito

Este anticuerpo es un biomarcador para la inflamación de los huesos, el factor determinante en el desarrollo de la osteoporosis.[20]

Categoría 7: Hígado

Citocromo P450 hepatocito

Tu hígado tiene más de trescientas cincuenta funciones diferentes. Cuando tienes niveles elevados de anticuerpos contra este órgano que crean inflamación, diversos sistemas pueden verse afectados, con lo que se producen enfermedades como diabetes, hepatitis tipo 2, hepatitis C crónica, cáncer, enfermedad renal, úlceras pépticas, epilepsia e insuficiencia cardíaca congestiva, entre otras.[21]

Categoría 8: Páncreas

Insulina + Antígeno de células de los islotes

Estos son los anticuerpos comunes y habituales que los médicos usan para diagnosticar la diabetes tipo 1 y la hipoglucemia inexplicable. En el capítulo dos, vimos que cuando los bebés corren un alto riesgo de padecer diabetes tipo 1 (por antecedentes familiares), se aconseja a los padres que eviten alimentarlos con cualquier tipo de productos lácteos de vaca durante el primer año de vida. Esto se debe a la predisposición a producir anticuerpos de células islote si hay sensibilidad a la leche.

Categoría 9: Cerebro

Descarboxilasa de ácido glutámico

Estos son anticuerpos para el cerebro que también están relacionados con la enfermedad celíaca, la sensibilidad al gluten no celíaca, la diabetes tipo 1, el síndrome de persona rígida y la ataxia cerebelosa, que afecta al equilibrio y al movimiento muscular. Estos anticuerpos, cuando son excesivos, también están asociados con el insomnio y la ansiedad. Está demostrado que una dieta sin gluten es eficaz para aliviar estos dos trastornos.

Proteína básica de mielina

Estos son anticuerpos para el cerebro que tienen relación con la esclerosis múltiple, el autismo, el lupus y los trastornos neuropsiquiátricos autoinmunes pediátricos (PANDAS, por sus siglas en inglés) asociados con infecciones estreptocócicas. En mi clínica hice un estudio informal sobre mis pacientes. He examinado a trescientos dieciséis pacientes consecutivos con edades comprendidas entre los dos y los noventa años haciéndoles pruebas de gluten, lácteos y anticuerpos cerebrales, incluida la proteína básica de mielina. Si los pacientes tenían un número elevado de anticuerpos específicos para los lácteos, el 32 % presentaban también un nivel elevado de anticuerpos para la proteína básica de mielina. Este es un ejemplo de un desencadenante ambiental asociado con un mecanismo autoinmune. La mielina es esa especie de película que recubre los nervios tanto en el cerebro como en el resto del cuerpo. Es como el aislamiento protector que envuelve a un cable eléctrico. Piensa en el cable que va de la batería a los faros de tu coche. Si el aislamiento de ese cable se ha desgastado, permitiendo que el cable roce la estructura del coche, puede producirse un cortocircuito eléctrico que haga parpadear las luces. Cuando se elevan los anticuerpos de mielina, se destruye el revestimiento de los nervios, y los mensajes que se envían a través de ellos fluctúan. Esto es lo que causa los síntomas de la esclerosis múltiple. Además de tratar los síntomas (ocuparte de las luces de los faros que parpadean), debes centrarte en reparar el daño a los cables.

Gangliósido asialo-GM1

Las células gangliósido asialo funcionan en muchos nervios diferentes del organismo. Es por eso por lo que muchos síntomas diferentes están asociados con estos anticuerpos. Se trata de anticuerpos contra el cerebro que pueden causar polineuropatía desmielinizante inflamatoria crónica, accidentes cerebrovasculares, trauma craneal, síndrome de Guillain-Barré, enfermedad de las neuronas, alzhéimer, neuropatías motoras multifocales, esclerosis múltiple, miastenia grave, PANDAS, artritis reumatoide y lupus.

Alfa + Beta tubulina

La tubulina es un componente básico de la proteína y un componente importante de la estructura interna celular, llamada microtúbulo. Estas estructuras desempeñan un papel clave en muchas funciones nerviosas. Los anticuerpos contra la tubulina proliferan en la enfermedad hepática, las enfermedades desmielinizantes, la diabetes tipo 1 de reciente aparición, la enfermedad de Graves, la enfermedad de Hashimoto, los PANDAS, la artritis reumatoide y las exposiciones a toxinas (como el mercurio y otros metales pesados). Este es otro ejemplo de cómo un desencadenante ambiental (exposición excesiva a metales pesados) puede ocasionar una enfermedad autoinmune neurológica.

Cerebelosa

El cerebelo es la parte del cerebro que controla el movimiento y el equilibrio. Dentro de la corteza cerebelosa hay grandes neuronas llamadas células Purkinje. La prueba de anticuerpos cerebelosos mide los anticuerpos contra estas células del cerebro. Estos anticuerpos están relacionados con el autismo, la celiaquía, la ataxia del gluten y el síndrome de degeneración cerebelosa paraneoplásica. Con frecuencia, unos niveles elevados son la razón por la que conforme empezamos a envejecer nos sentimos inseguros al subir y bajar las escaleras. Esto no se debe a que nos estemos haciendo viejos sino a que el cerebelo, la parte del cerebro relacionada con el equilibrio, se ha ido encogiendo tras años de soportar niveles elevados de anticuerpos que destruyen lentamente las células Purkinje. En el estudio realizado en mi clínica al que me referí anteriormente, cuando los pacientes tenían altos niveles de anticuerpos contra el gluten, el 26 % de ellos también tenía niveles elevados de anticuerpos contra su cerebro. Esto significa que el cerebro de una de cada cuatro personas se estaba encogiendo año tras año por tomar un alimento que quizá no le causara dolor de estómago, por lo que creía que podía consumir trigo sin problemas. Sin embargo, la respuesta inmunitaria atacó a su cerebro. Este es un ejemplo de imitación molecular: el sistema inmunitario lucha contra el gluten, y en este caso, como el tejido cerebral se asemeja a los péptidos de gluten, lo ataca.

Mi paciente Sam vino un día a mi consulta. Le costaba mantenerse de pie. Investigamos y descubrimos que tenía una sensibilidad al gluten que se manifestaba en forma de inflamación cerebral. Esto se detectó con una resonancia magnética; sin embargo, no había síntomas intestinales. Su cerebelo parecía normal en la resonancia... solo un poco inflamado. Se negó a seguir la recomendación de dejar el gluten. Siete años más tarde regresó, pero esta vez apenas podía caminar. ¿Sabes lo que le había sucedido? El nivel incrementado de anticuerpos contra el eslabón débil de su cadena (su cerebelo) siguió destruyendo células cerebelosas, y su cerebelo se encogió. Ahora ya no era posible detener o revertir su afección.

Sinapsina

La sinapsina es una proteína inmunorreactiva importante que se encuentra en la mayoría de las neuronas del sistema nervioso central y periférico. Es una proteína cerebral que participa en la regulación de los neurotransmisores (hormonas cerebrales). Estos anticuerpos del cerebro causan enfermedades desmielinizantes (como la esclerosis múltiple), así como entumecimiento y hormigueo en cualquier parte del cuerpo. La sinapsina también inhibe la liberación de neurotransmisores y puede causar lupus, así como trastornos del estado de ánimo y depresión.

CÓMO LEER UN PANEL DE RESULTADOS

Jerry tenía dieciséis años cuando vino a mi consulta. Había ido a varios médicos, el más reciente un endocrinólogo (un especialista en hormonas) porque no estaba creciendo. Medía solo 1,57 m de estatura y quería entrar en el equipo de lucha libre de su instituto. El endocrinólogo descubrió que Jerry tenía celiaquía. Había antecedentes familiares: su padre la sufría también, y su madre tenía sensibilidad al gluten. La familia inmediatamente comenzó a seguir una estricta dieta sin gluten.

Unos meses más tarde, Jerry había crecido unos nueve centímetros, pero luego su crecimiento se detuvo abruptamente. Sus análisis de sangre mostraban que sus anticuerpos celíacos seguían estando quince veces por encima del límite aceptable. Fue entonces cuando vino a verme para probar mi enfoque de medicina funcional. Hicimos el panel de pruebas de autoinmunidad y descubrimos que no solo tenía niveles altos de anticuerpos relacionados con la enfermedad celíaca, sino niveles elevados en dieciocho de los veinticuatro anticuerpos tisulares. El resultado de la prueba demostraba que padecía múltiples síndromes de reactividad autoinmune, a pesar de que parecía un joven sano. Pero con dieciocho anticuerpos diferentes atacando los tejidos de todo su cuerpo, su futuro no era muy prometedor.

A continuación, se muestran los resultados iniciales del panel de pruebas autoinmunes de Jerry. Basta con mirar cuántos anticuerpos están en la columna «fuera del rango». Eso cuenta toda la historia, pero debido a que solo tenía dieciséis años, era viril y fuerte, no tenía síntomas notables aparte de la falta de desarrollo. No me cabía la menor duda de que en el futuro iba a tener muchos problemas de salud. Nadie sabía qué eslabón débil de su cadena se resentiría primero. ¿Sería su tiroides, su corazón, su cerebro, su intestino o su azúcar en la sangre?

TABLA 1				
PRUEBA	**RESULTADO**			
Matriz 5: Prueba de reactividad autoinmune múltiple	En rango	Equívoco	Fuera de rango	REFERENCIA (índice ELISA)
Célula parietal + ATPasa			2,15	0,1-1,4
Factor intrínseco	0,87			0,1-1,2
ASCA + ANCA			1,55	0,2-1,4
Tropomiosina	0,96			0,1-1,5
Tiroglobulina		1,2		0,1-1,3
Peroxidasa tiroidea			1,36	0,1-1,3
21-hidroxilasa (corteza suprarrenal)	0,85			0,2-1,2
Péptido miocárdico	1,07			0,1-1,5
Alfa-miosina		1,24		0,3-1,5
Fosfolípido			2,44	0,2-1,3

TABLA 1				
PRUEBA	**RESULTADO**			
Matriz 5: Prueba de reactividad autoinmune múltiple	En rango	Equívoco	Fuera de rango	REFERENCIA (índice ELISA)
Glicoproteína plaquetaria		1,30		0,1-1,3
Ovarios/ Testículos		1,17		0,1-1,2
Fibulina		1,44		0,4-1,6
Complejo de colágeno	0,91			0,2-1,6
Péptido artrítico		1,25		0,2-1,3
Ostecito		1,34		0,1-1,4
Citocromo P450 (hepatocitos)	1,19			0,3-1,6
Insulina + Célula insular			1,85	0,4-1,7
Descarboxilasa de ácido glutámico		1,38		0,2-1,6
Proteína básica de mielina		1,37		0,1-1,4
Gangliósido asialo		1,26		0,1-1,4
Alfa-tubulina + Beta-tubulina			1,93	0,4-1,4
Cerebelosa			1,44	0,2-1,4
Sinapsina			1,30	0,1-1,2

Se necesitaron cuatro años de trabajo diligente, que incluía el fortalecimiento de su microbiota, siguiendo una estricta dieta sin gluten, protegiéndolo contra la contaminación cruzada más habitual y buscando otros desencadenantes ambientales, hasta que el sistema inmunitario de Jerry finalmente se calmó sin ningún medicamento. Los resultados de su último análisis son un certificado de buena salud y, lo mejor de todo, a los veinte años Jerry medía 1,78 m. Si nos fijamos en su último análisis de sangre, todos sus biomarcadores están en el rango normal.

TABLA 2			
PRUEBA	**RESULTADO**		
Matriz 5: Prueba de reactividad autoinmune múltiple	En rango	Equívoco	Fuera de rango	REFERENCIA (índice ELISA)
Célula parietal + ATPasa	0,56			0,1-1,4
Factor intrínseco	0,54			0,1-1,2
ASCA + ANCA	0,84			0,2-1,4
Tropomiosina	0,54			0,1-1,5
Tiroglobulina	0,59			0,1-1,3
Peroxidasa tiroidea	0,60			0,1-1,3
21-hidroxilasa (corteza suprarrenal)	0,57			0,2-1,2
Péptido miocárdico	0,68			0,1-1,5
Alfa-miosina	0,73			0,3-1,5
Fosfolípido	0,67			0,2-1,3
Glicoproteína plaquetaria	0,66			0,1-1,3
Ovarios/Testículos	0,57			0,1-1,2
Fibulina	0,65			0,4-1,6
Complejo de colágeno	0,67			0,2-1,6
Péptido artrítico	0,64			0,2-1,3
Ostecito	0,73			0,1-1,4
Citocromo P450 (hepatocitos)	0,81			0,3-1,6
Insulina + Célula insular	1,07			0,4-1,7
Descarboxilasa de ácido glutámico	0,73			0,2-1,6
Proteína básica de mielina	0,87			0,1-1,4
Gangliósido asialo	0,85			0,1-1,4
Alfa-tubulina + Beta-tubulina	0,53			0,4-1,4
Cerebelosa	0,76			0,2-1,4
Sinapsina	0,78			0,1-1,2

ENSÉÑALE ESTE LIBRO A TU MÉDICO

Te recomiendo que hagas la prueba de reactividad autoinmune múltiple de inmediato para ver si tienes un problema. Si lo tienes, sigue este programa y haz un seguimiento de tu progreso retomando la prueba de anticuerpos cada año. Si deseas pedirle a tu médico que ordene esta prueba, quizá te encuentres con cierta resistencia. Podría decirte: «No es posible examinar todos estos anticuerpos en una sola prueba». Explícale que sí lo es y enséñale este libro. Si aun así sigue sin creerte, quizá deberías probar con otro médico. Si el médico se niega a hacer esta prueba, puedes obtener más información sobre cómo solicitarla en mi sitio web (theDr.com).

Soy miembro del cuerpo docente del Institute for Functional Medicine (functionalmedicine.org). Para encontrar un practicante de medicina funcional titulado como yo en tu área, visita este sitio web. Casi todos los seguros médicos cubren los servicios proporcionados por los profesionales de la medicina funcional. El tipo de practicante (doctor en medicina, osteópata, quiropráctico, acupuntor) no es tan importante como el entrenamiento certificado en medicina funcional que haya recibido.

El mundo de las enfermedades autoinmunes es el mejor ejemplo de las limitaciones de la medicina convencional. Del mismo modo en que en una granja hay silos individuales para almacenar diferentes cereales, en la medicina tradicional hay silos que se denominan especialidades. Los médicos especialistas en autoinmunidad tienen su propio silo, y pocos médicos buscan pistas para resolver un problema de salud fuera de su formación y experiencia. Por ejemplo, hay un endocrinólogo para examinar la producción hormonal y un reumatólogo para enfermedades musculoesqueléticas como la artritis. Todos saben cómo responder a los problemas autoinmunes de su especialidad, pero la gran mayoría no están entrenados para ver el panorama general. Un dermatólogo tradicional se enfoca en la piel y trata la piel; un practicante de medicina funcional observa la piel, pero trata todo el cuerpo. El médico especialista en medicina funcional sabe, por ejemplo, que muchas veces los problemas cutáneos, desde el acné hasta la psoriasis, se solucionan completamente cuando se aborda la dieta.

Los médicos tradicionales suelen tratar solo los síntomas (por lo general a través de medicamentos o cirugía) y rara vez ofrecen la dieta como una solución o la identifican como la causa inicial de la autoinmunidad. Aquí tienes un ejemplo de cómo esto puede llegar a convertirse en un problema: imagina que tu hijo sufre convulsiones. Has ido a tres médicos diferentes, y aun así los medicamentos no consiguen controlar las convulsiones. Esto se llama epilepsia resistente a los fármacos. Se ha descubierto que el 50 % de los niños con epilepsia resistente a los fármacos entran en remisión completa con una dieta sin gluten. ¿Por qué nuestros neurólogos no lo saben y no lo comprueban? Porque esta investigación no fue publicada en una revista de neurología, sino en una revista de medicina general.[22]

La cuestión es que estas pruebas existen y los resultados son precisos. En la actual era moderna están apareciendo nuevos estudios científicos a un ritmo sin precedentes. Tu médico tiene que ponerse al día. No es que estas pruebas de anticuerpos sean nuevas. Es que estamos midiendo una gran variedad de anticuerpos para ver dónde se produce la inflamación.

Si llevas a cabo las modificaciones pertinentes en tu estilo de vida (dieta, exposiciones ambientales, reducción del estrés, ejercicio, etc.), no solo deberías poder sentir la diferencia, sino también mostrar una reducción de los niveles de anticuerpos. Se requiere un mínimo de seis meses para reducir la carga de anticuerpos lo suficiente como para que aparezca en los análisis de sangre. Por eso has de volver a hacerte la prueba seis meses o un año después de iniciar el régimen. Si los anticuerpos no disminuyen, como en el caso de Jerry, significa que hay que hacer más trabajo de investigación. Es un proceso parecido al de pelar las capas de una cebolla, y puede que lleve un tiempo encontrar el desencadenante principal. Mientras tanto, es poco probable que tus síntomas desaparezcan por completo. Es posible que puedas aliviarlos con un medicamento potente, pero la patología subyacente continuará. Por favor, no me malinterpretes: creo que los medicamentos para aliviar los síntomas pueden ser muy útiles a veces. Sin embargo, el énfasis exclusivo en el tratamiento de esos síntomas nos ha llevado a las consecuencias que sufre nuestro actual sistema de salud: menos esperanza de vida para nuestros hijos, clasificaciones terribles por parte de la Organización Mundial de la Salud en cuanto a la calidad de la atención médica en los Estados Unidos y muchos problemas más.

LAS PRUEBAS INDICAN LO HABITUAL QUE ES LA SENSIBILIDAD AL GLUTEN

Bill decide ir al médico porque de repente se siente confuso y le cuesta concentrarse. Le habla a su médico de atención primaria sobre su confusión y sobre los dolores de cabeza que ha empezado a tener. Este le receta Tylenol fuerte para el dolor de cabeza y lo envía a casa.

Bill prueba la medicina, pero, al parecer, no lo ayuda a eliminar la confusión, y de hecho empeoran sus dolores de cabeza. El médico, sin nada más que ofrecerle, lo envía al neurólogo, que le recomienda un medicamento más fuerte. Esto alivia los dolores de cabeza, pero hace que sienta una constante desazón. Cuando vuelve a quejarse, el neurólogo lo manda a un centro de investigación donde van muchos pacientes como él que llevan bastante tiempo sufriendo. Al igual que Bill, ya han ido a otros médicos y, al parecer, nada los ayudaba.

El centro de investigación está a la vanguardia y sabe que cuando se desconoce la causa de una enfermedad neurológica hay que examinar las sensibilidades al gluten. ¿Por qué? Porque cuando se descubre la causa de un problema neurológico en un centro de investigación, el número de pacientes con niveles elevados de anticuerpos contra el gluten es del 5 %. Cuando no se puede descubrir la causa, el número de pacientes en esta situación es del 57 %.[23]

LAS PRUEBAS GENÉTICAS CARECEN DE PRECISIÓN PARA LA ENFERMEDAD CELÍACA

Quizá hayas oído que puedes usar pruebas genéticas para diagnosticar la enfermedad celíaca, pero esto no es cierto. Anteriormente se creía que las pruebas genéticas pueden ser un indicador suficiente para asumir que alguien tiene la enfermedad celíaca. El motivo es que la investigación había demostrado que hasta el 95 % de los pacientes celíacos tenían el gen *HLA-DQ2*, y el otro 5 % el *HLA-DQ8*. Sin embargo, en 2013, los trabajos presentados en el International Celiac Symposium ('simposio internacional de celíacos') mostraron que hasta el 7 % de los celíacos confirmados positivamente (a través de la endoscopia) no tienen ninguno de esos genes. Además, una investigación publicada en *International Archives of Allergy and Immunology* en 2010 mostró que hasta el 50 % de los pacientes con sensibilidad al gluten no celíaca llevan el gen *HLA-DQ2* o *DQ8*, por lo que podrían dar positivo genéticamente, pero no tienen la enfermedad celíaca plenamente desarrollada.

En los próximos años, a medida que se publiquen más artículos sobre este tema, descubriremos que en realidad no estamos tratando con un «gen celíaco» sino posiblemente con un «gen del gluten», lo que en mi opinión aporta credibilidad a la idea de un espectro de afecciones que pueden ser causadas por un trastorno relacionado con el gluten.

Como muchos otros pacientes con problemas neurológicos inexplicables, Bill descubrió que sus dolores de cabeza se solucionaban con una dieta sin gluten. Sabemos que el gluten es el desencadenante ambiental más habitualmente reconocido de cualquier reacción autoinmune. Como ningún ser humano puede digerir por completo esta sustancia, recomiendo la siguiente prueba de sensibilidad al gluten, así como una prueba de permeabilidad intestinal, para todos aquellos que tengan un problema de salud sin resolver. Estos análisis de sangre, junto con la prueba de reactividad autoinmune múltiple, se pueden realizar a partir de una sola muestra de sangre. De ese modo sabrás cuáles son los pasos más apropiados para recuperar la salud que debes dar a continuación. Lo ideal es que te hagas las siguientes pruebas antes de comenzar mi programa de tres semanas, y luego de tres a seis meses después.

Prueba de permeabilidad antigénica intestinal

Esta es la madre de todas las pruebas de permeabilidad intestinal. Este análisis de sangre analiza lo permeable que está tu intestino y hasta qué punto ha avanzado el daño a la pared intestinal. También te muestra si los LPS están entrando en tu torrente sanguíneo y desencadenando inflamación y síntomas crónicos. Esta es asimismo una gran prueba de seguimiento para medir el éxito de tu programa.

Reactividad y autoinmunidad al proteoma de trigo/gluten

Casi todos los laboratorios del país realizan pruebas para detectar un solo componente del gluten mal digerido. Se llama alfagliadina, y el 50 % de las personas con enfermedad celíaca presentarán un nivel alto de anticuerpos contra la alfa-gliadina. Eso significa que el 50 % no. Pero si la enfermedad celíaca es causada por una sensibilidad al gluten, ¿cómo puede ser que la prueba esté equivocada en un 50 %? Es porque hay muchos componentes del gluten mal digerido, y la alfa-gliadina es solo uno de ellos. La investigación muestra que hay más de sesenta y dos péptidos diferentes

LA HISTORIA DE CAMERON

El hijo de mi amiga Pam, Cameron, que ahora tiene diecisiete años, apareció en un artículo de *National Geographic* como el «rostro publicitario» de las alergias alimentarias cuando tenía solo cinco años. Se alimentaba con lactancia materna, pero no podía retener el alimento, a pesar de que seguía aumentando de peso, y estaba cubierto de eczemas. Cuando todavía era un bebé, le diagnosticaron una alta alergia a todos los alimentos favoritos de Pam, entre ellos el pescado, los frutos secos, el sésamo, la soja y la mostaza. También reaccionaba a desencadenantes ambientales como el moho, el polen, el heno, los perros, los gatos, los árboles y la hierba. El alergólogo le hizo una prueba para la reacción de IgE,[*] pero si también hubiera comprobado si había IgA, IgG e IgM,[**] probablemente habrían encontrado que tenía sensibilidad al gluten y a los lácteos.

Durante los siguientes quince años, Cameron fue vigilado atentamente por un alergólogo, y al final superó algunas de sus alergias alimentarias, mientras que las ambientales se trataron con inmunoterapia (vacunas para la alergia). El eczema desapareció de inmediato una vez que se evitaron los alimentos a los que era alérgico, tanto que cuando llegó el fotógrafo de *National Geographic*, no pudieron usar su foto en el artículo porque su aspecto era «demasiado saludable».

Hace unos cuatro años, cuando Cameron tenía trece, a pesar de que se sentía bien, comenzó una dieta sin gluten ni lácteos, principalmente motivado por el consejo de su entrenador preferido, que la

---

* N. del T.: inmunoglobulina E.
** N. del T.: inmunoglobulinas A, G y M.

---

de gluten a los que el sistema inmunitario puede reaccionar. ¿Por qué todos los laboratorios revisan solo uno? Créeme, lo he preguntado; no hay respuesta a esa pregunta.

Esta prueba analiza la sensibilidad a diez péptidos diferentes de gluten (no solo la alfa-gliadina).

recomendaba para potenciar el rendimiento. Sin embargo, durante el verano pasado, comenzó a comer mucha *pizza*, como suelen hacer los adolescentes. De la noche a la mañana, la espalda entera se le llenó de acné.

Cuando Pam me contó la historia, le sugerí que la piel de Cameron podría ser su eslabón débil y que su acné podría estar relacionado con su gusto por la *pizza*. Pam estaba de acuerdo y le pasó la información a su hijo. Por suerte, le hizo caso y eliminó la *pizza* de su dieta, por lo que el acné desapareció en menos de un mes.

Cameron es un excelente candidato para la prueba autoinmune predictiva, dados sus antecedentes e historial de salud. Le expliqué a Pam que le mostraría exactamente dónde estaba el eslabón débil de su cadena y cómo podría manifestarse en su cerebro si no se controlaba. La razón es que un mecanismo común que desencadena la disfunción cognitiva es la sensibilidad al gluten y a los lácteos. El anticuerpo transglutaminasa 3 es un biomarcador de un mecanismo autoinmune común que afecta a la piel. Esto sería información muy útil para Cameron a largo plazo, para que pueda ver si en un momento dado presenta niveles altos de anticuerpos en el cerebro o en cualquier otro tejido. Si tiene, puede prestar más atención a su dieta para reducir realmente la inflamación. Después de seguir la dieta durante un año, podría repetir la prueba y confirmar si sus anticuerpos se han reducido a niveles normales. ¿Tendría que seguir esta dieta de por vida? El único alimento que hay que restringir de por vida es el gluten. ¿Recuerdas las células B de memoria de las que hablé en el capítulo uno? Cameron tiene la posibilidad de volver a comer todos los demás alimentos. Tiene la suerte de contar con biomarcadores que puede comprobar en el futuro si intenta reintroducir en su dieta alimentos a los que antes era sensible.

También analiza el marcador común de la enfermedad celíaca, los anticuerpos transglutaminasas. Otras pruebas celíacas examinan los anticuerpos intestinales transglutaminasas, y esta además revisa los anticuerpos transglutaminasas para la piel y las antiglutaminasas neurológicas, lo que la convierte en una prueba de sensibilidad al gluten mucho más completa y exhaustiva. La importancia de buscar estos anticuerpos (transglutaminasas 6, o TG6) reside en que si son excesivos, son un componente importante del tejido cerebral, y un exceso de anticuerpos TG6 nos dice que tu cerebro está ardiendo. Esta es una de las razones por las que ahora creemos que el alzhéimer es un proceso que se desarrolla durante décadas: tu cerebro se está quemando, se van destruyendo células durante años, y es posible que no sientas nada más que cierta dificultad para concentrarte o un dolor de cabeza ocasional.

EL SIGUIENTE PASO

Ahora que conoces las diferentes pruebas disponibles y has identificado en qué parte del espectro podrías encontrarte, estamos listos para iniciar el programa. En el capítulo seis aprenderás exactamente lo que puedes conseguir en el transcurso de las próximas tres semanas. Sigue el protocolo si sospechas que tienes problemas autoinmunes, incluso si no puedes hacerte las pruebas, o mientras esperas que salgan sus resultados. Decenas de miles de personas ya están siguiendo este protocolo, y la mayoría no tuvieron la oportunidad de hacerse antes las pruebas. Espero que este sea tu primer paso hacia una curación óptima.

*Para ver un interesante viídeo en el que aprenderás
más sobre la salud del intestino y cómo funciona el
microbioma, ve a GetYourGutTested.com.*

Segunda parte

LA SOLUCIÓN

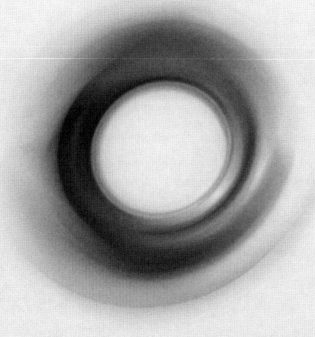

6

EL PROTOCOLO DE TRANSICIÓN
Lo que puedes esperar

A mi programa lo llamo el protocolo de transición porque hacerlo supone comenzar la transición hacia una mejor salud. Ahora comienza una aventura en la que descubrirás nuevos alimentos, nuevos hábitos y nuevas ideas. El cambio nunca viene de la noche a la mañana: es siempre sucesivo, ya sea paso a paso o a grandes saltos. A lo largo del camino, pasarás de un estado deficiente de salud a un estado de salud óptimo. Determinarás con exactitud cómo influyen en tu manera de pensar y sentirte los alimentos y las decisiones de estilo de vida.

Empezarás con un programa de tres semanas que yo llamo fase uno de la transición, en el que sigues una estricta dieta sin gluten, sin lácteos y sin azúcar. Durante este tiempo, comenzarás la labor de crear un ambiente nuevo y saludable que puede llevarte a una curación óptima. La mayoría tenemos un lugar especial en el que hemos estado más de una vez y en el que nos sentimos «bien»; todo parece fluir cuando estamos allí. Quizá sea ese sitio por el que te gusta pasear cuando quieres reflexionar, una playa en la que puedas relajarte o una silla especial en tu hogar en la que te sientes a gusto. El propósito de la fase uno es crear un ecosistema interior que te permita «fluir» con tu función corporal, en la que puedas empezar a sentirte y funcionar mejor.

Las últimas investigaciones acerca del cerebro se centran en el proceso de neurogénesis, por el cual este órgano continúa creando nuevas células y creciendo a lo largo de nuestras vidas. Este mecanismo nos enseña que rara vez es demasiado tarde para cambiar nuestros hábitos o nuestra salud. Pero en «raras ocasiones» ocurre. ¿Recuerdas a Sam, de quien hablé en el capítulo cinco? Después de negarse a renunciar al gluten sufrió un proceso de degeneración cerebelosa durante siete años. Sus resonancias magnéticas habían demostrado que cuando se detectaron por primera vez niveles elevados de anticuerpos contra su cerebro, tenía un cerebelo «normal». Pero siete años más tarde, su cerebelo era sustancialmente más pequeño. No se le pueden pedir peras al olmo. No puedes esperar que mejore la función cerebral cuando has destruido un porcentaje importante del tejido. Algunas acciones ayudarán, sí; pero es muy difícil recuperarse de ese nivel de degeneración. Por eso es tan importante identificar lo antes posible estos anticuerpos que destruyen el tejido. En este capítulo, aprenderás a entrenar tu cuerpo para que permanezca en un estado constante de «curación y reparación» que afecte a cada una de sus células. Hacemos esto creando el ecosistema interior adecuado, que luego afecta a cómo pensamos y cómo nos sentimos.

Imagínate que tu torrente sanguíneo es una carretera con mucho tráfico. Nuestro objetivo es asegurarnos de que no haya atascos ni muchos conductores imprudentes (radicales libres) en la carretera. En lugar de esto, lo que te conviene es tener un flujo de tráfico sanguíneo en el que todo el mundo conduzca de manera responsable, sin causar caos; es entonces cuando estimulas automáticamente tus mecanismos internos de «curación y reparación».

Podemos influir en nuestro ecosistema interior de diversas maneras. Algunas de ellas son aumentar el ejercicio y la actividad física en general, dedicarnos a aprender de por vida para tener un funcionamiento óptimo del cerebro, aprender hábitos de estilo de vida que reduzcan el estrés excesivo, evitar la exposición a sustancias químicas y toxinas innecesarias, y modificar nuestra dieta. De hecho, uno de los cambios más trascendentales e impactantes que podemos llevar a cabo es evitar los alimentos que nos dañan e introducir en nuestra dieta otros que nos ayudan. A medida que comienzas a eliminar los alimentos a los que tu cuerpo tiene intolerancia, dejas de alimentar el fuego autoinmune. Cuando esto sucede, el fuego se calma. Aunque al principio no desaparezca por completo, en cuanto dejas de arrojar leña al fuego, reduces la intensidad de la inflamación y disminuyes la cascada inflamatoria. Con el tiempo, tus biomarcadores de inflamación se reducirán a un rango más normal. Este cambio puede cuantificarse con simples análisis de sangre que cualquier médico puede realizar, entre ellos el de la proteína C reactiva de alta sensibilidad, la ESR (tasa de sedimentación de eritrocitos), una medida más equilibrada de los glóbulos blancos llamada «diferencial» o un análisis de heces repetido con medidas reducidas de los marcadores inflamatorios calprotectina y proteína eosinófila X.

En el capítulo dos, expuse el hecho de que desde un punto de vista celular, tenemos un cuerpo completamente nuevo cada siete años, porque cada célula corporal se autorreproduce. Algunas, como las del revestimiento intestinal interno, se reproducen cada entre tres y siete días. Otras tardan mucho más. El proceso de regeneración se lleva a cabo diariamente, las veinticuatro horas del día. Una premisa básica en biología es que cuando una célula se autorreproduce, crea un duplicado exacto de sí misma. Nuestro ADN, en el interior de nuestras células, tiene los planos que hacen posible una expresión genética óptimamente saludable, es decir, contiene una «biblioteca de planos» para desarrollar nuestro yo perfecto. En una escala de uno a diez, tenemos el potencial de ser un diez. Esta es la premisa del uso de células madre para estimular el nuevo tejido más saludable. No voy a entrar aquí en disquisiciones éticas sobre el uso de células madre; me limito a explicar lo que hay en nuestra anatomía. En ese caso, ¿por qué no reproducimos células perfectas de la piel, del cerebro o de los vasos sanguíneos? ¿Por qué no somos ya un 10? La razón es la siguiente:

Digamos que tienes treinta y cinco años. Gozas de buena salud, no tanta como a los veintidós, pero es buena. Hasta el final de la adolescencia y los veintipocos años quizá te pasaste con la diversión, pero en realidad no estás en malas condiciones ni tienes problemas de los que quejarte. Los resultados de los análisis de sangre del examen físico anual son «normales»: nada de lo que alarmarse. Tal vez tu hígado esté funcionando a un 7,6 de su potencial en una escala en la que 10 es lo óptimo. Pero recuerda que cuando una célula se autorreproduce, crea un duplicado exacto de sí misma. Así que una célula en funcionamiento 7,6 reproducirá otra célula en funcionamiento 7,6, a pesar de que el plano de tu ADN diga que podrías ser un 10. Tu función celular está determinada por lo que sucede alrededor de la célula, la «epicélula», por llamarla así (acabo de inventarme una palabra, pero espero que entiendas la imagen). *Epigenética* significa que el ambiente que rodea a un gen determina si ese gen se activa o no. La epicélula es el ambiente que rodea a la célula, que determina cómo funciona y se reproduce. Así que si el ambiente que creaste alrededor de esta célula está lleno de inflamación, tu célula está funcionando a un 7,6, por lo que reproduce un 7,6, y la vida sigue su curso.

Pero si sigues con el mismo estilo de vida, lo que significa comer alimentos que te producen intolerancia, beber en exceso o comer comida basura, agotarás aún más a tu hígado. Muy pronto comenzará a funcionar al 7,5. Cuando esas células se autorreproducen, lo hacen a un 7,5. Si tu estilo de vida actual continúa con los mismos o incluso mayores desencadenantes inflamatorios, empezarás a funcionar al 7,4, y esas células se reproducirán al 7,4. Si vives así durante más tiempo, funcionarás al 7,3, y esas células se reproducirán al 7,3. El cuerpo seguirá descomponiéndose a lo largo de los años y reproduciendo células más débiles determinadas por la función de esas células. Este proceso de envejecer se conoce técnicamente como *catabolismo*.

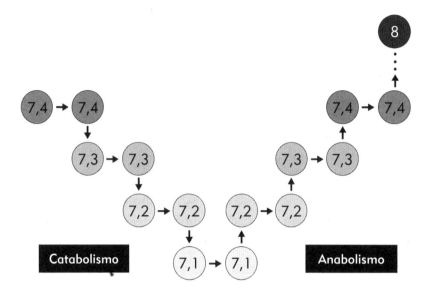

Sin embargo, una vez que lleves a cabo los cambios necesarios para crear un ecosistema interior más saludable aplicando los principios de este libro, tu función hepática mejorará. El daño a tus mitocondrias, el estrés oxidativo y la inflamación que te estaba afectando a nivel celular se reducirán y tu organismo dejará de producir anticuerpos en exceso. Tu cuerpo quiere estar sano, así que está tratando de regenerar su salud mediante la creación de células más sanas. Tus células son ahora capaces de reproducir células más jóvenes y saludables siempre y cuando sigas proporcionándoles un ambiente más saludable al comer más alimentos densos en nutrientes y menos inflamatorios. En lugar de estar en un 7,3, empiezas a funcionar en un 7,4. Cuando esa célula se reproduce, lo hace al 7,4. Sigues llevando una dieta más equilibrada y rica en nutrientes como se indica en este programa, y comienzas a funcionar al 7,5. Y eso se reproduce al 7,5. Continúas el programa y empiezas a funcionar al 7,6. Cuando esas células se autorreproducen, lo hacen al 7,6. Y el cuerpo sigue reconstruyéndose a lo largo de los meses y reproduciendo células que funcionan mejor determinadas por la epicélula (el entorno que has creado alrededor de la célula). Este proceso de rejuvenecimiento y fortalecimiento se conoce técnicamente como *anabolismo*.

Mis pacientes descubren que al cabo de tres a seis meses otras personas empiezan a notar el buen aspecto que tienen. Sus amigos o familiares que tal vez no los hayan visto en unos meses les dicen: «Vaya, estás diferente. Se te ve bien», aunque no sepan qué ha cambiado. Puede ser que tu cutis esté más lozano o que hayas perdido un par de kilos o que tu energía haya aumentado y haya más brillo en tus ojos. La razón es que en este momento tu ecosistema interior está reproduciendo células más sanas. Ahora estás pasando de un estado catabólico a un estado anabólico, del mecanismo de envejecer a uno de juventud, vitalidad y mejor salud.

LO QUE PUEDES ESPERAR

Se producirán dos cambios sutiles pero impactantes en tu cuerpo durante esta fase uno de transición: el primero es que disminuirá la inflamación y el segundo es que regenerarás la microbiota, que se volverá más saludable.

Si eres como muchos de mis pacientes, verás que al cabo de tres semanas de seguir la fase uno de transición, notas que empiezas a sentirte mejor, sin importar qué enfermedad tuvieras. Cuando apliques los principios que recomiendo y elimines los alimentos más inflamatorios, la inflamación disminuirá de inmediato. No importa si el gluten o cualquier otra toxina ambiental a la que has estado expuesto sigue estando en tu organismo, porque tus síntomas están relacionados principalmente con la inflamación, no con la toxina. Es por eso por lo que empiezas a notar un cambio bastante rápido en cómo te sientes. Las toxinas almacenadas en tu cuerpo son un freno de emergencia que te impide estar más saludable, pero a medida que la inflamación baje, tu cuerpo las eliminará más fácilmente de manera natural. Dependiendo del tipo y de los niveles de toxinas que tengas, es posible que necesites ayuda para eliminarlas. Esto se llama desintoxicación (veremos este tema a partir de la página 227).

En veinticuatro horas, comenzarás a equilibrar tu microbiota, el universo de bacterias de los intestinos.[1] A medida que la microbiota se reequilibra, tus antojos disminuyen, tu energía aumenta (si ha estado disminuida) y tus hormonas cerebrales (los neurotransmisores) se equilibran; esto da lugar a una gama de buenas sensaciones, como una disminución de la ansiedad y menos depresión. La presión arterial se calma, el sueño mejora y el mecanismo que provoca el endurecimiento de las arterias (ateroesclerosis) comienza a corregirse. Básicamente las funciones de tu organismo y tu manera de afrontar la vida mejoran. Tu cuerpo tiene ahora la oportunidad de abordar cualquier desequilibrio que hayas estado tratando. No hay desequilibrio en tu cuerpo, ni siquiera el cáncer, que no mejore si consigues reducir la inflamación sistémica. El primer paso para reducirla es, siempre, dejar de arrojar leña al fuego.

Todas estas maravillosas mejorías te situarán en un proceso de transición hacia una salud mejor. Esto no significa necesariamente que estés curado o que tus síntomas desaparezcan por completo. Sin embargo, ciertamente deberías notar que se están reduciendo, o que estás viendo beneficios como una pérdida de peso o una disminución de las dificultades para pensar con claridad. Es altamente improbable que te vayas a curar en tres semanas: en el caso de Jerry, que vimos en el capítulo anterior, necesitó cuatro años para restaurar totalmente su salud. Pero notarás que tu cuerpo funciona mejor. Siempre les digo a mis pacientes que las pequeñas victorias se van acumulando para mejorar la salud. Los grandes resultados se consiguen con pequeñas acciones.

Aunque puedes cambiar tu microbiota en tan solo un día, la inflamación tardará un poco más en desaparecer por completo y tu sistema inmunitario recibirá el mensaje de que debes dejar de atacarlo. Cuando empiezas a hacer cambios, a las tres semanas comienzas a notar la diferencia en cómo te sientes porque estás reduciendo la cascada inflamatoria. Recuerda que incluso cuando eliminas a los invasores atacantes, que en este caso son alimentos a los que puedes ser sensible, el sistema inmunitario continúa creando anticuerpos durante un par de meses. Esto significa que aunque notarás cómo tu salud comienza a mejorar en tan solo tres semanas, puedes esperar ver cambios aún mayores en tu salud en los próximos tres meses.

En mi clínica, utilizo siempre tres semanas como regla general. He descubierto que es el periodo perfecto de tiempo para saber si el programa que estás siguiendo funciona. Si no es así, significa que hay algo que debemos de haber hecho mal, y tendremos que realizar un ajuste, posiblemente eliminando otros irritantes potenciales, que verás en la fase dos de transición.

Nuestra sociedad está acostumbrada a las respuestas rápidas; es el síndrome de «¡lo quiero ya!». Sin embargo, el cambio lleva tiempo. Esta es la transición por la que estás pasando. Es posible que no seas capaz de ver el cambio en el día a día ya que las acciones (las victorias diarias en la elección de los alimentos que crean un entorno más saludable alrededor de tus células) son pequeñas. Pero el proceso es acumulativo. Y antes de que te des cuenta estarás diciendo: «¡Guau, esto funciona!».

Más tarde, en la fase dos de transición, desarrollarás lo que has conseguido en la fase uno. Durante esas otras tres semanas, descubrirás lo fácil que es evitar otros tipos de alimentos a los que muchas personas son sensibles. Seguirás con una dieta sin gluten, sin lácteos y sin azúcar, pero también eliminarás una exposición específica a la vez y evaluarás cómo te sientes. Muchos descubren que los buenos hábitos se construyen unos sobre otros, y aunque la segunda fase es más completa, es más fácil de seguir porque ya estás acostumbrado a hacer cambios en tu dieta y tu estilo de vida, y verás que tus cambios en las primeras tres semanas están funcionando. ¡Estás en racha!

Por último, decidirás si deseas mejorar tu experiencia con suplementos que curan el intestino y apoyan al sistema inmunitario. Aquí es donde entran los prebióticos y probióticos que mencioné en el capítulo tres, así como suplementos específicos que mejoran el proceso anabólico de reconstrucción y te protegen contra exposiciones accidentales al gluten.

EL CONCEPTO DE CARGA CORPORAL

El cuerpo humano se enfrenta a exposiciones tóxicas a diario, y se ocupa de ellas como un vaso que se llena continuamente de agua. Piensa en un vaso que ya está medio lleno. Si continúas vertiendo agua en él, llegará un momento en que el agua se desbordará. Cuando las exposiciones tóxicas son limitadas y el cuerpo puede procesarlas a través de sus propios mecanismos (el hígado, la piel y la eliminación digestiva) antes de que el vaso esté lleno, las toxinas no causarán problemas de salud. Pero una vez que el vaso está completamente lleno y el agua se derrama por los bordes, significa que los mecanismos de desintoxicación del cuerpo están sobrepasados y hemos cruzado un límite: la carga corporal tóxica total. Ahora hay cantidades excesivas de sustancias químicas tóxicas circulando en el torrente sanguíneo.

Según un estudio de 2005 del Environmental Working Group ('grupo de trabajo ambiental'), dos laboratorios principales encontraron un promedio de doscientas sustancias químicas industriales y contaminantes en la sangre del cordón umbilical de diez bebés nacidos en agosto y septiembre de 2004 en hospitales estadounidenses. Las pruebas revelaron un total de doscientas ochenta y siete sustancias químicas en ellos. La sangre del cordón umbilical de estos diez niños, recogida por la Cruz Roja, contenía pesticidas, ingredientes de productos de consumo y desechos de la quema de carbón, gasolina y basura.[2] Esta es una cantidad abrumadora de toxinas con la que el cuerpo humano, especialmente en la infancia,

no está hecho para lidiar. A continuación, estos productos químicos entrarían en el torrente sanguíneo de los bebés y podrían interferir en el desarrollo de su cerebro y el desarrollo endocrino/
hormonal.

SUSTANCIAS QUÍMICAS INDUSTRIALES EN RECIÉN NACIDOS

Los contaminantes incluyen ingredientes de productos de consumo, productos químicos y pesticidas industriales prohibidos y subproductos de desecho.

Fuentes y usos de sustancias químicas encontradas en la sangre de 10 recién nacidos	Nombre de la familia química	Número total de sustancias químicas encontradas en 10 recién nacidos (rango en mediciones individuales)
Productos químicos de consumo comunes (y sus productos de desecho).		47 sustancias químicas (23-38)
Pesticidas usados activamente en los Estados Unidos.	Plaguicidas organoclorados (OC).	7 sustancias químicas (2-6)
Recubrimientos resistentes a manchas y grasas para envolturas de alimentos, alfombras, muebles (teflón, Scotchgard, Stainmaster, etc.).	Perfluoroquímicos (PFC).	8 sustancias químicas (4-8)
Ignífugos en televisores, ordenadores, muebles.	Éteres difenílicos polibromados (PBDE).	32 sustancias químicas (13-29)
Productos químicos prohibidos o rigurosamente restringidos en los Estados Unidos (y sus productos de desecho).		212 sustancias químicas (111-185)
Pesticidas, retirados del uso en los Estados Unidos.	Plaguicidas organoclorados (OCs).	14 sustancias químicas (7-14)
Recubrimientos resistentes a manchas y grasas para envolturas de alimentos, alfombras, muebles (anteriores al 2000 Scotchgard).	Perfluoroquímicos (PFC).	1 sustancia química (1)
Aislantes eléctricos.	Bifenilos policlorados (PCB).	147 sustancias químicas (65-134)

Fuentes y usos de sustancias químicas encontradas en la sangre de 10 recién nacidos	Nombre de la familia química	Número total de sustancias químicas encontradas en 10 recién nacidos (rango en mediciones individuales)
Productos químicos industriales de amplio uso: retardantes de llama, pesticidas, ignífugos.	Naftalenos policlorados (PCN).	50 sustancias químicas (22-40)
Subproductos de desecho.		28 sustancias químicas (6-21)
Incineración de basura y residuos de producción de plásticos.	Dibenzo-dioxinas y furanos policlorados y polibromados (PCDD/F y PBDD/F).	17 sustancias químicas (5-13)
Emisiones de automóviles y otros combustibles fósiles.	Hidrocarburos aromáticos polinucleares (HAP).	10 sustancias químicas (1-10)
Centrales eléctricas (combustión de carbón).	Metilmercurio.	1 sustancia química (1)
Todas las sustancias químicas encontradas.		287 sustancias químicas (154-231)

El mayor temor a la exposición tóxica es su impacto en el cerebro. La organización Centers for Disease Control and Prevention's Autism and Developmental Disabilities Monitoring Network ('red de monitorización de autismo y discapacidades del desarrollo de los centros para el control y la prevención de enfermedades') informó en 2014 que aproximadamente uno de cada sesenta y ocho niños en los Estados Unidos sufre algún trastorno del espectro autista. Cuando empecé mi práctica en 1980, la prevalencia de autismo era de uno de cada diez mil. En los noventa, la prevalencia era de uno de cada dos mil quinientos y posteriormente de uno de cada mil. Hoy es uno de cada sesenta y ocho. ¿Podrían las exposiciones químicas que sobrecargan los sistemas de desintoxicación del cuerpo ser un motivo por el cual la incidencia del autismo es tan increíblemente alta hoy en día? Sí, esa podría ser una razón.

ESTA NO ES LA DIETA NI EL PROGRAMA
DE DESINTOXICACIÓN DE TU MADRE

Hace solo unos años, la nueva moda en salud era la «desintoxicación». Había limpiezas a base de ayunos, limpiezas de zumos, limpiezas de pimienta de Cayena y miel, incluso de plátanos. Pero las desintoxicaciones no son tan nuevas: la gente lleva hablando de limpiezas y programas de desintoxicación desde los días de Hipócrates, hace más de dos mil años. Estos programas se supone que eliminan las toxinas del cuerpo y restauran el equilibrio y una mejor salud. Son una herramienta valiosa para limpiar nuestro ecosistema interior.

Si un programa de desintoxicación te proporciona un momento de lucidez y te orienta para modificar la elección de alimentos que crearon el estado tóxico del que necesitas desintoxicarte, ese programa tiene interés o valor a largo plazo. Yo personalmente hago una desintoxicación específica al menos una vez al año. Algunas funcionan, otras no. Pero incluso los programas de desintoxicación que funcionan son valiosos solo durante un periodo muy corto. Una vez que terminas la limpieza y vuelves a tus viejos hábitos, todo el buen trabajo hecho para crear un mejor ecosistema interior se va por el desagüe.

Mi protocolo de transición no es una dieta, y ciertamente no es una desintoxicación que se hace una sola vez y ya está. No vas a contar ni una sola caloría. No tienes que preocuparte por las proporciones de nutrientes, por el tamaño de las raciones o por pesarte incesantemente. El objetivo no es la pérdida de peso, aunque eso a menudo ocurre cuando hay kilos de más. La desintoxicación es solo uno de los muchos beneficios que obtendrás, pese a que estarás desintoxicando tu organismo naturalmente porque tu hígado comenzará a funcionar a un 7,8, a un 7,9, luego a un 8,0, y así sucesivamente, al evitar los alimentos a los que tienes intolerancia. Cada célula de tu cuerpo funcionará mejor, por lo que el funcionamiento de los órganos correspondientes mejorará. Tus neuronas funcionarán mejor, lo mismo que tus células hepáticas, renales, musculares, biliares o del sistema reproductivo (sí, chicos, así es); cada célula, cada tejido de tu cuerpo comenzarán a funcionar mejor a medida que pases a un estado anabólico. Cuando obtengas los resultados que deseas, como espero, sabrás que no puedes seguir este programa durante tres semanas y luego volver a tu antigua forma de comer. Plantéate esto como una oportunidad para mejorar tu vehículo: trata a tu cuerpo como el Lamborghini que te mereces en lugar de arrastrarlo como si fuera la camioneta de veinte años de tu padre.

Del mismo modo en que cada uno de nosotros es un individuo único y distinto, cada uno tiene su propio límite o carga corporal. Nuestra genética hace que algunos seamos mejores que otros para desintoxicarnos. Es posible tratar con sustancias químicas tóxicas sin desbordar la capacidad de desintoxicación de nuestro cuerpo. Pero si estás expuesto a todas estas sustancias químicas, además de la exposición diaria a alimentos a los que eres sensible, es más probable que se llene el vaso hasta rebosar y te pases de la raya. Y, así, la inflamación comienza a acumularse en respuesta a las toxinas que no puedes eliminar. Ahora tu cuerpo aumenta las células grasas blancas para almacenar las toxinas que no puede eliminar y mantenerlas alejadas del cerebro. De ese modo aparece la grasa que se acumula en la cintura.

Uno de los objetivos de este programa es reducir la carga de tu cuerpo para que pueda lidiar mejor con las sustancias que ha almacenado de las exposiciones y a las que sigue enfrentándose. Si puedes modificar tu dieta y eliminar los alimentos que están causando una respuesta inmunitaria, tu cuerpo tendrá la oportunidad de eliminar los depósitos de toxinas que almacena.

Cuando sobrepasamos el límite de toxicidad, las toxinas menores, como la mayoría de las intolerancias y sensibilidades alimentarias, pueden convertirse en problemas importantes. Por ejemplo, tu cuerpo debería ser capaz de procesar la exposición al moho o a ciertos productos químicos como los pesticidas, pero cuando tu sistema de desintoxicación está sobrecargado, las sustancias que normalmente podría tratar tu organismo tienen ahora «efectos tóxicos mayores», como el aumento de la inflamación y de los depósitos de glóbulos blancos. Sin embargo, cuando eliminas el gluten, los lácteos y el azúcar de tu dieta, estás disminuyendo las exposiciones tóxicas de tu cuerpo (dejas de verter agua en el vaso) y te hallas en mejores condiciones de desintoxicar las exposiciones inevitables a las que te enfrentas todos los días, lo que reduce tu carga corporal. Así, cuando se te presenten otros factores estresantes, no responderán como tóxicos. Si cien toxinas entran en ti y reduces ochenta de ellas, tu cuerpo puede manejar las otras veinte mucho más fácilmente.

Esta es la razón por la que algunas personas pueden volver a comer productos lácteos o azúcar una vez que su cuerpo se ha curado completamente. Su respuesta inmunitaria puede restablecerse por completo, y el cuerpo ya no confundirá estos alimentos con invasores atacantes. Lo he visto con frecuencia.

UNAS PALABRAS ACERCA DE TU PESO

El mundo de las dietas tiene mucho de especulación y poco de ciencia pura. De ahí que las dietas de moda cambien constantemente. Esa es también la razón por la que a la gente le cuesta no solo perder peso, sino no volver a recuperarlo: no hay una sola respuesta que funcione para todos. Parte del problema es que el aumento de peso guarda relación con toda una serie de factores, incluido el envejecimiento, los alimentos que comemos, los cambios hormonales que afectan al metabolismo, el estrés emocional y el estado de salud actual. La restricción de calorías por sí misma está condenada a tener un alto porcentaje de fracaso. La intención de los programas de adelgazamiento es buena, pero suelen convertirse en dietas pendulares: pierdes nueve kilos en dos meses, pero al cabo de un año, regresas a tus viejos hábitos y vuelves a aumentar de peso. El protocolo de transición es diferente porque el objetivo aquí, en lugar de centrarse en adelgazar, es reducir el volumen de desencadenantes inflamatorios y desarrollar una microbiota más saludable. He descubierto que la mayoría de las veces las personas tienen dificultad para bajar de peso porque los alimentos que comen son realmente tóxicos para su organismo. Tu selección de alimentos puede ser tóxica para tu cuerpo principalmente de dos maneras.

Si tus fuerzas armadas (el sistema inmunitario) dicen «tenemos un problema», da igual lo que tú «pienses» sobre la comida, tu cuerpo te está diciendo que no y creará una respuesta inflamatoria, que por sí sola está asociada con la obesidad.

El alimento tiene un impacto directo sobre tu microbiota, que cambiará en veinticuatro horas, y ahora es reconocido como un modulador primario (el centro de control) para la pérdida resistente de peso.[3]

La relación entre el aumento de peso y la exposición a alimentos inflamatorios es directa: a cuantas más toxinas ambientales te exponga tu selección de alimentos, más alimentarás la microbiota responsable de la retención de peso, mayor será la inflamación con la que tu cuerpo responderá y más engordarás. Cuando estás expuesto día tras día a alimentos que tu cuerpo trata como toxinas (como el gluten, los lácteos y el azúcar), se origina una serie de consecuencias.

En primer lugar, estos alimentos desbordan tu sistema de respuesta, estimulando y alimentando a las «bacterias de supervivencia» del intestino. Décadas de elecciones de alimentos menos que ideales han creado un microbioma que tiene su propia voluntad y quiere sobrevivir. Si tienes un microbioma que acumula calorías, enviará mensajeros químicos a tu cerebro que le dirán «quiero más...» sea cual sea el alimento que nutra a las bacterias de la obesidad (como altos volúmenes de grasas perjudiciales, azúcar, alimentos alergénicos o carbohidratos simples y procesados).

¿Recuerdas a los indios pima que vimos en el capítulo tres? Al comparar la dieta de los indígenas pima de los Estados Unidos con la de los indígenas pima genéticamente similares del norte de México, que consumen una dieta más tradicional y menos procesada, los estadounidenses tienen cinco veces más diabetes que sus parientes genéticos, a pesar de que ambos grupos comparten microbiomas genéticamente similares que acumulan calorías. El mecanismo que identificamos para el pima de los Estados Unidos que tiene un índice tan alto de diabetes (el 50 % padece diabetes tipo 2 a los treinta y cinco años) fue la introducción de abundantes alimentos de baja calidad y alto contenido calórico en un intestino cuyas bacterias mayoritarias tienen como objetivo favorecer a un tipo de microbioma que guarda todas las calorías que puede. Los pima mexicanos siguen alimentándose con la dieta tradicional de sus antepasados, e incluso teniendo el mismo microbioma, no se enfrentan a una epidemia de diabetes.[4]

En segundo lugar, con una inflamación excesiva, en este caso debido a una mala elección de alimentos, se aumenta la capacidad de almacenamiento de las células grasas, en concreto de la grasa blanca, esa grasa alrededor de la cintura que es difícil de eliminar solo a través de la dieta. La grasa blanca es importante para nuestra supervivencia, pero se convierte en un problema cuando la cantidad es excesiva y debido a su ubicación. La grasa blanca no aumenta solo por comer demasiadas calorías. El cuerpo también produce un exceso de glóbulos blancos como mecanismo de protección para mantener lejos del cerebro las toxinas a las que ha estado expuesto, sustancias como metales pesados, químicos tóxicos y alimentos que no podemos digerir completamente. Si tu capacidad de desintoxicación está sobrecargada y no puedes eliminar estas toxinas a través del hígado, los movimientos intestinales, la orina y la piel, con el fin de proteger el cerebro, estas sustancias químicas se almacenan en el cuerpo y pueden crear más células grasas blancas. Las cantidades excesivas de grasa blanca crean más inflamación, que se manifiesta en forma de retención de líquidos (edema). Además de la respuesta inflamatoria, una causa principal del edema es el aumento de los niveles de sal en los alimentos preparados o procesados, incluso en las opciones «saludables» como los cereales de salvado y avena listos para comer, los cereales calientes instantáneos, las palomitas de maíz para microondas, las galletas saladas y las rosquillas.

Si al quitarte los calcetines o la ropa interior ves que tienes marcas en la piel por el elástico, es posible que la ropa te esté demasiado apretada, pero en el caso de la gran mayoría de las personas es un signo de retención de agua o edema leve. Otros signos de retención de agua son las ojeras marcadas (también llamadas ojeras alérgicas) y los pliegues bajo los ojos que no son arrugas (líneas de Dennie).

Una vez que el cuerpo ha creado estas células de grasa tóxica y se ha producido la hinchazón, no está muy dispuesto a desprenderse de ellas. Un cuerpo tóxico puede retener intencionalmente el exceso de grasa o líquido corporal para evitar volver a estar expuesto a esas mismas toxinas durante la eliminación. En otras palabras, tu cuerpo quizá esté protegiéndote de la exposición tóxica al mantener estas toxinas fuera de circulación para que no puedan llegar al cerebro, lo que de hecho te obliga a mantener el exceso de peso. Cuando mejoras tu capacidad de desintoxicación reduciendo la inflamación y bebiendo suficiente agua (aproximadamente treinta mililitros por cada kilo de peso corporal al día como mínimo), aumenta tu capacidad de eliminar, con mejores movimientos intestinales y una micción más frecuente, que es la forma más segura y fácil de deshacerse de las toxinas almacenadas.

Cuando dejas de exponerte a los alimentos a los que eres sensible, tu cuerpo se vuelve más capaz de concentrarse en deshacerse del exceso de líquido que ha estado reteniendo y en quemar la grasa donde se almacenan las toxinas. Y puesto que evitarás los alimentos más indeseables, densos en calorías y pobres en nutrientes, y los reemplazarás con opciones más favorables y ricas en nutrientes, es probable que pierdas unos cuantos kilos si te hace falta. Esta es una de las razones por las que miles de personas cuentan que han llegado a perder de siete a catorce kilos en un plazo de sesenta a noventa días con una dieta libre de gluten.[5]

LEVANTAR EL VELO DE LA ENFERMEDAD DOMINANTE

Como viste en el capítulo uno, hay más de trescientas afecciones que están relacionadas con una simple sensibilidad al gluten, por no hablar del azúcar o los lácteos. Las formas en las que puedes comenzar a sentirte mejor son demasiado numerosas para exponerlas aquí. Además, la salud de cada individuo se determina directamente al tirar del eslabón débil de la cadena: los resultados de participar en el protocolo de transición serán tan únicos como lo eres tú. Estoy convencido de que prácticamente todos se beneficiarán y verán cambios positivos en el funcionamiento de su cuerpo y en cómo se sienten al implementar este protocolo de transición. Ya seas o no sensible al gluten, los productos lácteos o el azúcar, se trata de alimentos tóxicos que te arrastran al límite de tu carga corporal.

He descubierto que la mayoría de las personas notan una diferencia en su perfil de salud a los pocos días y, desde luego, en las primeras tres semanas. Mis pacientes suelen contar que su piel comienza a tener mejor aspecto y que sus alergias estacionales son menos intensas. Por lo general, la diferencia es bastante notable, aunque a veces es sutil; sin embargo, es rara la vez en que no se pueda apreciar el cambio. El problema es que si vuelves a exponerte a esas sustancias, como Cameron, el niño que conocimos en el capítulo cinco con alergias alimentarias extremas, es posible que sufras un contratiempo. Cameron no sabía que tenía un problema con los lácteos y el gluten hasta que los volvió a introducir en su dieta y su acné se acentuó.

Es posible que descubras que algunos de tus síntomas desaparecen, aunque podrían aparecer otros nuevos. Esto se debe a que la mayoría tenemos más de un eslabón débil, y muy pocos individuos

LA HISTORIA DE SAMANTHA, CUARTA PARTE

¿Recuerdas a mi paciente Samantha, que sufrió uno de los peores casos de lupus que había visto en veinte años en el centro de investigación de lupus de reumatología de la Universidad de Los Ángeles en California, cuya salud total estaba tan perjudicada debido a la autoinmunidad? Como he hecho con miles de mis pacientes, la sometí a la fase uno del protocolo de transición. Eliminó de su dieta el trigo, los lácteos y el azúcar, y luego volvió a verme aproximadamente un mes después.

La historia de Samantha es un buen ejemplo del espectro autoinmune, que desgasta diversos sistemas del organismo hasta que este se vuelve disfuncional. Una vez que comenzó la curación, Samantha se dio cuenta de que su energía aumentaba, pero aún tenía algunos problemas físicos. El daño producido durante años no podía recuperarse inmediatamente; sin embargo, la curación y la mejoría de la funcionalidad continuaron de forma gradual.

Después de comenzar el programa le pregunté cómo se sentía. Me dijo: «Cada día me vuelvo más fuerte. Todos mis sistemas debilitados están mejorando, algunos más rápido que otros. Algunos días tengo estreñimiento, pero en absoluto con la frecuencia con que me sucedía en el pasado. Otros días sigo estando fatigada, pero mucho menos que antes. Creo que mi tiroides funciona mejor, porque rara vez tengo frío. El programa ha logrado un cambio que me permite ser capaz de recuperarme de mis síntomas más atroces».

Tras dos años de permanecer en este protocolo, Samantha ha recuperado cinco centímetros de altura que perdió de sus vértebras comprimidas. Recientemente me dijo: «Sé que todo mi cuerpo está cerca de recuperar su funcionamiento normal».

en el espectro autoinmune sufren de una sola enfermedad autoinmune (en otras palabras, tienen comorbilidades). Por ejemplo, si la enfermedad autoinmune que presentabas era sensibilidad al trigo celíaca o no celíaca con síntomas relacionados con el intestino, y sigues el protocolo de transición eliminando el gluten de tu dieta, tu dolor intestinal puede disminuir, pero de repente podrías notar que tienes estreñimiento. En el pasado, cada vez que comías gluten, tu sistema inmunitario en el intestino era llamado a la acción y sufrías de calambres estomacales (tu estómago funcionaba a un 5,6 de 10). Sin gluten, el problema de tu eslabón débil primario se solucionó y los calambres desaparecieron, pero es posible que al mismo tiempo se estuviera tirando de otro eslabón débil aunque el síntoma no fuera tan dominante (el estreñimiento era un 7 de 10). Sin embargo, al curar los calambres, ahora se nota el estreñimiento. Con el tiempo, este también se curará siempre y cuando te mantengas dentro de una dieta sin gluten (mejorando de 7,0 a 7,1, luego a 7,2, y así sucesivamente).

Cuando era más joven participé en muchos maratones, corriendo cuarenta y dos kilómetros en una carrera. Puedo asegurarte que cuando dejaba de forzar mi cuerpo (al cruzar la línea de meta), no me sentía de 10 (sinceramente, me sentía más bien de 5,5). No podía salir y vivir mi vida diaria con mis niveles habituales de energía y función. Tardaba unos días en volver a la normalidad. Mi cerebro no funcionaba como lo haría normalmente, a pesar de que no lo había esforzado durante el maratón. Sin embargo, mi cuerpo entero y mi cerebro necesitaban descansar y restablecerse. Cuando tienes inflamación sistémica con intolerancias alimentarias, una serie de sistemas se ven afectados, independientemente de que te des cuenta o no. Así que tus calambres desaparecen, pero surge el estreñimiento.

EL SIGUIENTE PASO

Vamos a dar el primer paso. En el siguiente capítulo, aprenderás exactamente lo que puedes y no puedes comer durante la fase uno de transición. Buena suerte: ¡estoy seguro de que lo harás estupendamente!

7

FASE UNO DE TRANSICIÓN
Semanas 1-3

P uedes comenzar el proceso de curación óptima eliminando los principales alimentos que tu sistema inmunitario podría reconocer como tóxicos. Cuando eliminas los tres alimentos inflamatorios más comunes a la vez (gluten, lácteos y azúcar), tanto tu sistema digestivo como tu sistema inmunitario tienen la oportunidad de calmarse, sanar y restablecerse. Pero recuerda, cuando dejas de echar leña al fuego, todavía tienes que apagarlo. No importa en qué parte del espectro te encuentres, además de reducir la inflamación, tienes que reconstruir el tejido dañado para poder crear un ambiente intestinal mejor y más saludable que permita un buen crecimiento bacteriano y sane la permeabilidad intestinal.

El protocolo de transición combinado con la fase dos es el paso inicial hacia una dieta autoinmune completa: un estilo de alimentación que incluye selecciones de alimentos y nutrientes vitales para calmar la inflamación y revertir la cascada autoinmune. Una dieta autoinmune completa es un plan de alimentación altamente restringido que elimina todos los desencadenantes potenciales. Pero en la clínica he visto que no todo el mundo requiere una dieta autoinmune completa. En cambio, he constatado que al eliminar los tres desencadenantes primarios (el gluten, el azúcar y la leche), más del 80 % de mis pacientes se sienten radicalmente mejor y comienza a revertir la cascada autoinmune. Otro 10 % requiere que se investiguen otras intolerancias comunes a los alimentos, que es de lo que se trata en la fase dos. El último 10 % de los pacientes autoinmunes precisan una dieta autoinmune altamente restrictiva y completa. Quiero que explores tu salud muy poco a poco para que puedas seguir comiendo los alimentos que te gustan y que no afectan a tu salud. También he descubierto que mientras menos alimentos restrinjas, especialmente al comienzo de un programa, mejor será el cumplimiento de la dieta.

La fase uno del protocolo de transición comienza lo que se conoce como una dieta clásica de eliminación, donde eliminamos alimentos específicos durante un tiempo determinado y notamos el impacto físico que esto tiene en nuestro cuerpo y cómo nos sentimos. Si por alguna razón no se dispone de pruebas de sensibilidad alimentaria de última generación, este protocolo se considera la mejor manera de determinar qué alimentos están causando sensibilidades. Durante las próximas tres semanas, te ayudaré a prescindir por completo de lácteos, gluten y azúcar. En lugar de comer alimentos dañinos que perjudican a tu memoria y que te enferman, engordan y agotan, disfrutarás de todo tipo de frutas y verduras, carnes limpias,* pescado, aves de corral y grasas saludables. El objetivo es simple. Elimina lo malo, como los alimentos altamente procesados, y añade lo bueno: alimentos integrales y auténticos que son fáciles de conseguir y preparar.

Lo primero que siempre me preguntan mis pacientes es qué pueden comer. La verdad es que hay mucho para elegir, y como

---

* La carne limpia o carne cultivada es carne que no procede de un animal muerto, sino de un cultivo de células animales.

verás pronto, he enumerado todas las opciones aceptables. No quiero que sientas que este programa te limita de ninguna manera. En realidad, puedes elegir entre cientos de opciones todos los días. ¡Y espera a probar algunas de las recetas!

Debido a que este programa se inclina en la dirección de la dieta paleolítica, estarás comiendo como los seres humanos hemos comido durante la mayor parte de la historia. Las plantas (verduras, frutas, frutos secos, semillas y hierbas y especias) y los animales (carne roja, pescado, aves de corral y huevos) constituirán la gran mayoría de tus alimentos. Las plantas serán tu principal fuente de carbohidratos y micronutrientes saludables (vitaminas, minerales, antioxidantes y agentes antiinflamatorios). Los frutos secos crudos, las semillas, las mantequillas derivadas de estos alimentos y los alimentos de origen animal ofrecen proteínas y grasas saludables de calidad. En la fase uno, puedes agregar arroz y maíz, a menos que ya hayas identificado una intolerancia a estos cereales.

ALGUNAS CONSIDERACIONES SOBRE LOS GMOS

Una de mis principales preocupaciones en lo referente a una alimentación saludable es la prevalencia de alimentos y organismos genéticamente modificados, conocidos como OGM. Estas plantas o animales se crean en laboratorios donde su composición genética ha sido alterada para crear versiones que no pueden darse de forma natural o a través de la hibridación tradicional. La comercialización a gran escala de alimentos genéticamente modificados comenzó en 1994. Según la FDA y el USDA, hoy en día existen más de cuarenta variedades de plantas transgénicas, siendo las tres más comunes los cereales como el arroz, la soja y el maíz (el 89 % de la superficie de maíz de los Estados Unidos se considera ahora transgénica).[1] Actualmente hay nueve cultivos alimentarios transgénicos en el mercado: soja, maíz, algodón (aceite), canola (aceite), azúcar de remolacha azucarera, calabacín, calabaza amarilla, papaya hawaiana y alfalfa. Los cereales transgénicos se utilizan para alimentar a los animales que comemos y por lo tanto afectan a los productos lácteos, los huevos, la carne de ternera, pollo, cerdo y otros productos de origen animal. Algunas de estas materias primas también se añaden a los alimentos procesados más «naturales», como la salsa de tomate, el helado y la mantequilla de cacahuete. El maíz o la soja transgénicos se agregan a algunas especias y mezclas de condimentos, así como a los refrescos (en forma de jarabe de maíz, de edulcorante artificial aspartamo o de glucosa, ácido cítrico y colorantes como el beta-caroteno y la riboflavina). La omnipresencia de la soja y los derivados del maíz como aditivos alimentarios garantiza el hecho de que prácticamente todos hemos estado expuestos a productos alimenticios modificados genéticamente. De hecho, más del 80 % de la totalidad de los alimentos procesados, como los aceites vegetales y los cereales de desayuno, contienen algunos OGM.

Observa que el trigo no está en la lista anterior como genéticamente modificado. Eso no significa que se pueda comer con seguridad. El trigo ha sido hibridado a través de técnicas de reproducción natural a lo largo de los años. Sin embargo, como la mayoría de los cultivos transgénicos, se ha diseñado para tolerar un herbicida llamado Roundup, cuyo ingrediente activo glifosato se ha clasificado ahora fehacientemente como un probable carcinógeno humano.[2] La mayoría de los cultivos de trigo de los Estados Unidos se rocían con Roundup unas semanas antes de la cosecha para matar la planta. Un campo de trigo muerto es más fácil de cosechar. Por lo tanto, la mayoría de los productos de trigo estadounidenses contienen trazas de glifosato que provocan cáncer.

Los estudios con animales han sugerido que los OGM podrían causar daño al sistema inmunitario, el hígado y los riñones. También se ha demostrado que el Roundup altera la microbiota y crea un ambiente de mayor permeabilidad intestinal. Los científicos están estudiando la interacción de esta sustancia química con las capacidades de desintoxicación del hígado, y ha llegado incluso a decir que se trata de un «ejemplo de libro de texto» de desencadenantes

Diagnósticos de alta hospitalaria (cualquiera) de
enfermedad inflamatoria intestinal (enfermedad
de Crohn y colitis ulcerosa ICD 555 y 556) trazados
contra el glifosato aplicado al maíz y la soja
(R=0,9378, p <=7,068e-08) Fuentes: USDA Y CDC

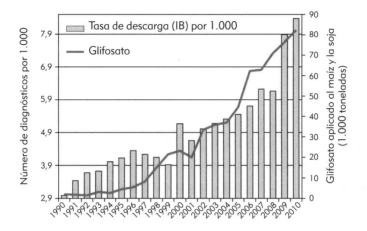

Prevalencia de diabetes en los Estados Unidos (ajustada por
edad) comparada con el glifosato aplicado al maíz y la soja
(R=0,971, p <=9,24 e-09) junto con %GE de maíz y soja
cultivados en los Estados Unidos (R=0,9826, p <=5,169e-07)
Fuentes: USDA; NASS; CDC

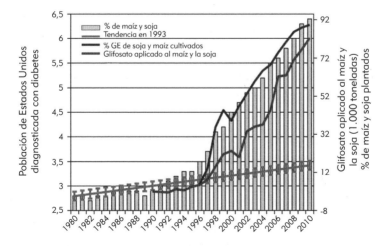

Reimpreso con permiso de Nancy L. Swanson.

ambientales que alteran la homeostasis y conducen a numerosas enfermedades autoinmunes, como trastornos gastrointestinales, obesidad, diabetes, enfermedades cardíacas, depresión, autismo, infertilidad, cáncer y alzhéimer.[3]

Sé que esta información es chocante y perturbadora, pero ayuda a explicar el espectacular aumento de tantas enfermedades en los últimos treinta años. Los gráficos de la página 243 representan una grave preocupación con respecto al impacto a largo plazo de los alimentos y organismos genéticamente modificados en nuestra salud. Estas son solo dos de las muchas afecciones representadas con un gráfico en un artículo de referencia que asocia el aumento de alimentos transgénicos en el mercado con enfermedades específicas. Para más información, puedes leer el informe autorizado de trece páginas que ayudé a confeccionar: *Can Genetically Engineered Foods Explain the Exploding Gluten Sensitivity?* [¿Pueden los alimentos genéticamente modificados explicar el gran aumento de la sensibilidad al gluten?] (disponible en mi sitio web, theDr.com).

En los Estados Unidos, la parte más terrible de los OGM es que los consumidores no saben lo que están comiendo, porque el etiquetado de estos productos está prohibido. Aunque la mayoría de los países desarrollados no los consideran seguros, y el etiquetado de los productos alimenticios transgénicos es obligatorio en sesenta y cuatro países, en los Estados Unidos no se requiere etiquetado ni restricciones. La única manera de evitar los OGM es seguir estas tres sencillas reglas:

1. Compra productos locales. La forma más fácil de evitar los cultivos transgénicos es unirse a una cooperativa local de alimentos o a miembros de la agricultura apoyada por la comunidad, o bien comprar en los mercados locales de agricultores. Elige alimentos crudos, enteros y sin procesar. Es más probable que encuentres respuestas veraces en un agricultor o cooperativa local que en una corporación importante.

2. Compra productos orgánicos. Los productos orgánicos certificados no pueden incluir ingredientes genéticamente modificados. Esto incluye tanto las verduras como las carnes, porque si el ganado ha comido alimentos transgénicos, se alteran sus bacterias intestinales, lo que afecta tanto a su carne como a su leche.

3. Busca los sellos «Proyecto no OGM verificado» o «sello orgánico de la USDA» en productos empaquetados de un solo ingrediente como harinas, semillas y frutos secos. Y mientras lo haces, asegúrate de que todos estén marcados como «sin gluten» en algún lugar de la etiqueta para reducir el riesgo de contaminación cruzada.

DISFRUTA DE TU COMIDA FRESCA FAVORITA

Durante la fase uno, puedes comer toda clase de frutas, verduras y frutos secos, especialmente si son frescos y de temporada. Recomiendo frutas y verduras frescas cuando están disponibles, pero para muchos esto no siempre es posible. Las frutas y verduras congeladas son aceptables porque se adquieren cuando están maduras y han tenido la oportunidad de crear un repertorio completo de antioxidantes y polifenoles. Elige productos orgánicos siempre que puedas y, a ser posible, variedades de origen local. Evita las frutas o verduras enlatadas que puedan haber sido conservadas con azúcar o sal.

Se sabe que varios alimentos curan el intestino. Son alimentos antiinflamatorios por naturaleza, y puedes alternar diariamente entre estas opciones:

- Canela (1/10 de cucharadita diaria es una dosis segura y efectiva).
- Verduras crucíferas (brócoli, coles de Bruselas, coliflor, repollo, *bok choy*), que contienen una familia de nutrientes

vitales llamados glucosinolatos (potentes polifenoles particularmente útiles para reducir la inflamación en los intestinos).

- Frutas de color oscuro con una alta concentración de polifenoles, como frutos del bosque, cerezas y uvas rojas.
- Té verde (de una a tres tazas al día), que también es un prebiótico.
- Ácidos grasos omega-3, que deben adquirirse por medio de la alimentación, ya que el cuerpo no puede producirlos. Entre otros numerosos beneficios que nos aportan, activan los genes que disminuyen la inflamación en el intestino. Los alimentos ricos en omega-3 incluyen carne de ternera alimentada con pasto, pescado de agua fría, mariscos, nueces negras, pacanas, piñones, semillas de chía, semillas de lino, albahaca, orégano, clavo, mejorana y estragón.
- Perejil.
- Zumo de tomate (150 ml).

Hay una clase de carbohidratos llamados fructanos, que actúan como fertilizante para las bacterias beneficiosas de nuestro intestino. Los fructanos más conocidos son de la familia llamada inulina. La inulina es un hidrato de carbono de almacenamiento natural presente en más de treinta y seis mil especies de plantas. La inulina también se considera un prebiótico utilizado como reserva de energía y para regular la resistencia al frío. La raíz de achicoria es un prebiótico que contiene la mayor concentración de inulina (nuestros lectores de Nueva Orleans estarán encantados de saberlo, ya que es un ingrediente habitual en su cocina regional). Otras plantas que contienen este fertilizante bacteriano saludable son el trigo, la remolacha azucarera, los puerros, los espárragos, las alcachofas, las cebollas, el ajo, la raíz de diente de león, los plátanos y las bananas.

Uno de los peligros potenciales de una dieta sin gluten es que la mayoría obtenemos más del 70 % de nuestra inulina del trigo. Cuando dejamos de consumir este alimento, las bacterias beneficiosas que tengamos en nuestro intestino, que han crecido dependiendo del trigo como la fuente principal de su fertilizante, comienzan a morir de hambre. Los productos sin gluten a menudo son mucho más bajos en inulina. Así que en nuestros esfuerzos por curar la permeabilidad intestinal, creamos un ambiente más perjudicial en nuestro microbioma que el que teníamos antes. Por eso debemos asegurarnos de incluir alimentos ricos en inulina como parte de nuestra dieta diaria. Los alimentos fermentados, que vimos en el capítulo tres, introducirán familias de bacterias protectoras y estimularán su crecimiento. Otras verduras ricas en fibra son igualmente importantes. Recuerda, las células de más rápido crecimiento en el cuerpo son las que forman el revestimiento interno de los intestinos: tenemos un revestimiento completamente nuevo cada entre tres y siete días, y necesitamos butirato para fortalecerlo. Las verduras, especialmente las hortalizas de raíz, contienen fibra insoluble, que produce butirato en el intestino.

Frutas

Las frutas pueden ser abundantes en la fase 1, a menos que:

1. Tengas alergia, sensibilidad o intolerancia conocida a una fruta en particular.
2. El volumen de fruta que estás comiendo sobrepase el límite de lo que tus mecanismos reguladores de azúcar en la sangre pueden manejar.

Las frutas tienen un contenido más elevado en azúcar que las verduras, y el índice glucémico, que vimos en el capítulo dos, de algunas es muy alto. Las frutas que se consideran de «glucemia baja» (albaricoques, ciruelas, manzanas, melocotones, peras, cerezas y frutos del bosque) son excelentes opciones. Otras frutas, aunque tienen importantes beneficios para la salud, deben consumirse con moderación. Por ejemplo, un plátano maduro es una fruta sana, y su índice glucémico es de 51 (esa es una buena cifra). Pero si comemos plátanos todos los días, junto con otros alimentos de índice glucémico medio-alto, llega un momento en que el impacto del exceso de azúcar finalmente hace que nuestro cuerpo entre en una montaña rusa de niveles de azúcar en la sangre que conducen a estados de alta ansiedad (nos volvemos locos*) y potencialmente a la diabetes. Estas son las mejores opciones en cuanto a frutas para esta fase:

- Aceitunas.
- Aguacate.
- Albaricoque.
- Arándanos.
- Banana/plátano.
- Bayas de acai.
- Bayas de enebro.
- Bayas de goji.
- Caqui.
- Carambola (fruta estrella).
- Cerezas.
- Ciruela.
- Coco.
- Frambuesas negras.
- Fresas.
- Fruta de la pasión.
- Granada.
- Grosellas.
- Guayaba.
- Higos.
- Kiwi.
- Kumquat.
- Lichi.
- Lima.
- Limón.
- Mango.
- Manzana.
- Melocotón.
- Melón.
- Membrillo.
- Moras.
- Naranja.
- Nectarina.
- Níspero.
- Papaya.
- Pera.
- Piña.
- Pomelo.
- Sandía.
- Zarzamoras.

N. del T.: de hecho, en inglés, la expresión coloquial *To go bananas* (literalmente: 'ir bananas' o 'ir plátanos') significa 'volverse loco'.

Frutos secos y semillas

Los frutos secos y las semillas son excelentes fuentes de proteína. Muchos de ellos ahora se muelen para elaborar harinas, que se pueden utilizar en lugar de la harina de trigo tradicional, o mantequilla, para untar en las tostadas. No hay frutos secos o semillas que estén fuera de los límites de la fase uno, a menos que tengas una alergia o intolerancia conocida. Los cacahuetes y el coco son aceptables (trato el coco como un superalimento), aunque ninguno de los dos son técnicamente frutos secos o semillas: los cacahuetes pertenecen a la familia de las leguminosas y el coco es una fruta.

Sin embargo, esta no es una invitación abierta a que te comas todos los frutos secos que encuentres en la tienda. Debes leer cuidadosamente los ingredientes y las etiquetas y evitar las barritas hechas con azúcar o lácteos y aquellas que carecen de la etiqueta «sin gluten». Los alimentos procesados orgánicos y sin gluten a menudo se elaboran con ingredientes poco saludables. Las buenas opciones de semillas y frutos secos para la fase uno incluyen:

- Almendra.
- Almendra china.
- Anacardo.
- Avellana.
- Cártamo.
- Castaña.
- Castaña china.
- Castaña de Brasil.
- Hayuco.
- Hayuco indio.
- Nuez.
- Nuez australiana.
- Nuez de cola.
- Nuez de macadamia.
- Nuez negra.
- Pacana.
- Piñón.
- Pistacho.
- Semillas de amapola.
- Semillas de calabaza.
- Semillas de calabaza de invierno.
- Semillas de cáñamo.
- Semillas de chía.
- Semillas de girasol.
- Semillas de lino.
- Semillas de sésamo.

Verduras

Las verduras son extremadamente adaptables. Hay muchas maneras diferentes de prepararlas. Puedes comer la mayoría de ellas crudas, ligeramente al vapor, al horno o salteadas y disfrutarlas como aperitivos, guarnición o plato principal. También puedes agregarlas a sopas, chiles, guisos, asados, ensaladas, salteados y estofados. Intenta comprarlas de la mejor calidad que puedas encontrar, es decir, orgánicas, locales y frescas siempre que sea posible. Cuantas más verduras comas todos los días, mejor. Recuerda la pauta de «casi medio kilo al día» de la policomida del capítulo tres; la mejor manera de lograr este objetivo es comer algunas verduras en cada comida. Siempre recomiendo incluir cinco colores diferentes de verduras por día. Cada color proporciona una familia diferente de antioxidantes y polifenoles, que activan diferentes genes que te mantendrán fuerte y saludable.

Sé que puede parecer difícil incluir verduras en cada comida, especialmente cuando se cocina para los niños. Mi consejo es que prepares las verduras de manera que tus hijos las coman, lo cual es más importante que si no comieran ninguna verdura en absoluto. Esfuérzate por lograr la forma menos alterada posible. Es difícil encontrar algún beneficio para la salud en las verduras fritas.

El tipo de verdura también tiene importancia. El índice glucémico de un ñame es 37, de una batata 44, de las patatas nuevas 57, del puré de patatas de piel blanca 70, de las patatas fritas 75, de las patatas de Idaho al horno 85, del puré de patatas instantáneo 86 y de las patatas hervidas de piel roja 88. Dado que el índice glucémico juega un papel importante en el desarrollo del aumento de peso y la obesidad, siempre deberíamos elegir los alimentos con el índice glucémico más bajo que puedan comer nuestros hijos. La carga glucémica juega un papel sutil pero determinante en los efectos de los alimentos que elegimos sobre nuestro cuerpo, así que escoge con cuidado.

No hay verduras que queden fuera de los límites en la fase uno, a menos que tengas una alergia o intolerancia conocida. La única advertencia es la soja no orgánica o el maíz. Prácticamente toda la soja y el maíz cultivados en los Estados Unidos están modificados genéticamente, y eso en sí mismo puede causar permeabilidad intestinal. Es necesario leer las etiquetas cuidadosamente y buscar la denominación orgánica, que siempre está libre de OGM.

Las buenas opciones de verduras para la fase uno incluyen:

- Acelga suiza.
- Aguacate.
- Ajo.
- Alcachofa.
- Alcachofa de Jerusalén (pataca).
- Alcachofa, corazón.
- Algas marinas.
- Apio.
- Batata (ñame).
- Berenjena.
- Berros de agua.
- *Bok choy.*
- Brócoli.
- Brócoli rabe.
- Calabacín.
- Calabaza.
- Calabaza cacahuete.
- Cebollas.
- Chalotes.
- Champiñones.
- Chirivía.
- Col rizada.
- Coles de Bruselas.
- Coliflor.
- Espárragos.
- Espinaca.
- Frijoles (todas las variedades).
- Guisantes.
- Guisantes tirabeques.
- Helechos cabeza de violín.*
- Hinojo.
- Hojas de mostaza.
- Jícama.
- Lechuga.
- Lechuga romana.
- Maíz (¡solo orgánico!).
- Nabos y nabos verdes.
- Patatas.
- Pepinos.
- Pimientos (todas las variedades).

---

* *Fiddlehead* en el original. También conocido como helecho cola de mono. Una variedad de helecho cuyos brotes tiernos en forma de espiral son comestibles y poseen numerosas propiedades nutricionales.

- Puerros.
- Rábanos.
- Remolachas y remolachas verdes.
- Repollo.
- Rúcula.

- Ruibarbo.
- Rutabaga.
- Soja (edamame, tofu, etc., ¡solo orgánica!).
- Tomates.
- Zanahorias.

Proteínas animales

Nuestra prioridad al elegir fuentes de proteínas es evitar comer productos de animales que hayan sido alimentados con cereales. La mejor opción proviene de animales alimentados con pasto y que se pueden comprar directamente de una granja local; la segunda mejor opción es la orgánica. Por ejemplo, la carne de ternera alimentada con pasto tiene cuatro veces más omega-3 que la carne de ternera alimentada con maíz.

A la hora de elegir las proteínas, un concepto fundamental es el valor biológico (VB), la proporción de proteínas absorbidas de un alimento que se incorpora a las proteínas de nuestro cuerpo. Hay una razón por la que a los huevos se los considera «el alimento perfecto»: su VB es del 100 %. Esto significa que nuestros cuerpos pueden utilizar toda la proteína de un huevo (siempre y cuando no tengamos alergia o intolerancia a ella). La leche de vaca tiene un VB del 91 %, por eso siempre se ha considerado una opción saludable para los niños, ya que la proteína es el componente esencial para el crecimiento. El problema, por supuesto, es que el sistema inmunitario puede reconocer la leche como una toxina; puede ser fácil utilizar la proteína, pero no es un alimento que se supone que debamos tomar. El pescado tiene un VB del 83 %; la caseína (una de las proteínas de la leche que a menudo se encuentra en las proteínas en polvo), del 80 %; la carne de ternera, del 80 %; la soja, del 74 %; el pollo, del 79 %; el trigo, del 54 %, y las alubias, por debajo del 50 %.

Estas cifras señalan lo difícil que es obtener suficiente proteína utilizable siguiendo una dieta vegetariana. Esta es una de las razones por las que los vegetarianos son a menudo los pacientes más enfermos que veo. Por lo general, tienen deficiencia de proteínas. Sin embargo, el Consejo europeo de información alimentaria ha constatado que cuando se combinan dos proteínas vegetales en una comida, los aminoácidos de una proteína pueden compensar las limitaciones de la otra, lo que resulta en una combinación de un valor biológico más alto. Es por eso por lo que diversas culturas sirven fuentes no cárnicas de proteínas juntas. Los frijoles mexicanos y el maíz, la soja japonesa y el arroz, los frijoles rojos y el arroz cajún, o el *dal* y el arroz indio combinan las legumbres con los cereales para proporcionar una comida que es alta en todos los aminoácidos esenciales.

Siempre que sea posible, evita las carnes y pescados criados en cautividad que contengan antibióticos y hormonas. Todos hemos oído lo valioso que es comer pescado. Tiene un alto valor biológico, está cargado de grasas beneficiosas que aportan a nuestro cerebro exactamente lo que necesita para un crecimiento y un funcionamiento óptimos, y reduce nuestro riesgo de enfermedades cardiovasculares. De hecho, de todas las vitaminas y minerales que se pueden tomar, los nutricionistas de todo el mundo están de acuerdo en que los ideales son los omega-3 que se encuentran en altas concentraciones en los peces de agua fría. Son cardioprotectores, reducen el colesterol alto y son la materia prima principal para la salud de las células cerebrales.

Las opciones más saludables son los peces capturados en el medio silvestre; evita las variedades criadas en granjas. En un estudio, los científicos analizaron dos toneladas métricas de salmón de piscifactoría y de salmón salvaje, buscando PCB tóxicos, dieldrinas, toxafenes, dioxinas y pesticidas clorados. Casi todos los contaminantes que se encontraron en el salmón de piscifactoría (trece) se conocen como probables o posibles carcinógenos humanos, según la Environmental Protection Agency (EPA, 'agencia de protección ambiental')[4]. El salmón de granja tiene seis veces más grasas omega-6. Necesitamos un poco, pero no demasiado omega-6. En exceso, puede estar relacionado con la enfermedad de las arterias coronarias. Los estudios sugieren que con el salmón criado en granjas perdemos cerca de dos tercios de los beneficios cardioprotectores de las grasas saludables.[5]

Basta con echar un vistazo a la exposición resumida de otro estudio publicado en el *Journal of Nutrition*: «Los niños pequeños, las mujeres en edad fértil, las embarazadas y las madres lactantes preocupadas por problemas de salud como la reducción del coeficiente intelectual y otros efectos cognitivos y conductuales pueden reducir al mínimo la exposición a contaminantes eligiendo el salmón salvaje menos contaminado o seleccionando otras fuentes de ácidos grasos (n-3)».[6] El mensaje, una vez más, es come pescado capturado en el medio silvestre o busca otras fuentes de ácidos grasos omega-3, y evita el pescado criado en piscifactorías.

Tuve el privilegio de conocer a Randy Hartnell hace unos años. Randy era un pescador de salmón de Alaska que decidió poner a disposición del mundo los mariscos de la más alta calidad. Reunió a un grupo de pescadores de Alaska que venden sus capturas a través de una empresa, Vital Choice Wild Seafoods and Organics (vitalchoice.com). Realmente puedes notar la diferencia. Y tienen el atún enlatado más seguro y prácticamente libre de contaminación por mercurio que he encontrado en mi vida: es excelente para los sándwiches de los niños con pan sin gluten.

A menos que las puedas preparar tú mismo, evita las carnes procesadas como los perritos calientes, el beicon, las salchichas, las cecinas o los fiambres. A menudo, a estos alimentos se les añade azúcar, contienen gluten como agente aglutinante y están mezclados con conservantes.

Los huevos se pueden utilizar para una gran variedad de comidas rápidas y saludables. Busca los que estén marcados como «de granja y orgánicos». Estos huevos no solo son más sanos, sino que además tienen mejor sabor y un aspecto un poco diferente: la yema tiene un tono anaranjado en lugar de un color amarillo puro.

Las buenas opciones de proteínas en carnes, aves y pescado para la fase uno incluyen:

- Bisonte/búfalo.
- Bovino.
- Ternera.
- Cerdo.
- Cordero.
- Ganso.
- Huevos (cualquier variedad).
- Jabalí.
- Pato.
- Pavo.
- Pollo.
- Venado.

LA VERDAD SOBRE EL PESCADO

El pescado, una fuente de alimento extremadamente beneficiosa debido a sus buenas grasas, es otra de las víctimas de la contaminación ambiental. La mayoría de los científicos, la EPA y la FDA están de acuerdo en que las mujeres gestantes, las que están en edad de quedarse embarazadas y las que amamantan, los bebés y los niños pequeños necesitan ser extremadamente cuidadosos al elegir el pescado y el volumen de este alimento que consumen. Existe evidencia convincente de problemas graves para el cerebro en desarrollo de un bebé dentro del útero debido a la exposición al mercurio (metil mercurio, para ser exactos), que continúan después del nacimiento. El mismo tipo de problemas de desarrollo del cerebro y de los nervios se da en bebés y niños pequeños expuestos a pescado con alto contenido en mercurio. Las dioxinas y los bifenilos policlorados presentes en los peces contaminados y criados en piscifactorías también pueden presentar un riesgo tanto para los lactantes como para los adultos.

En 1988, mi hijo de cinco años de edad sufría de una anemia resistente que no podía ser tratada con los protocolos habituales. Investigué extensamente y descubrí que la toxicidad por mercurio podía producir esos síntomas. Pero no podía imaginarme cómo mi hijo podía tener altos niveles de mercurio. Vivíamos en un buen vecindario, y su comida era siempre de la más alta calidad. Lo revisé de todos modos, y sus niveles de mercurio estaban por las nubes. ¿De dónde procedía ese mercurio? Bueno, incluso en 1988, los primeros estudios demostraban que el atún estaba dando niveles más altos de mercurio, ¡y mi hijo comía un sándwich de atún todos los días en la guardería! En cuanto eliminamos el atún y quelatamos el mercurio de su organismo, desapareció su anemia resistente.

El National Resources Defense Council (NRDC, 'consejo nacional de defensa de recursos') ha confeccionado «The Smart Seafood Buying Guide» [La guía de compra inteligente de mariscos], que detalla cinco maneras de asegurar que el pescado que comes sea saludable para ti y bueno para el medioambiente. Las directrices incluyen: pensar a pequeña escala, comprar productos nacionales, diversificar tus opciones, comer productos locales y estar atento. Es una excelente publicación para leer.[7] A continuación verás algunas reglas generales que creo que te ayudarán a protegerte y a proteger a tu familia.

En general, el pescado es una buena fuente de alimento, especialmente si lo eliges de forma razonable. La mayoría de los estudios epidemiológicos han demostrado que los beneficios de la ingesta de pescado superan los riesgos potenciales, con la excepción de unas pocas especies seleccionadas en poblaciones sensibles.

Siempre que sea posible, utiliza las mejores fuentes que puedas encontrar. De entre estos tipos de pescado, elige los identificados por el NRDC como los que contienen menos mercurio.

Bajo mercurio: disfruta de este pescado con frecuencia

Abadejo
Abadejo (Atlántico)*
Almeja
Anchoas
Arenque
Bagre
Calamar
Cangrejo (doméstico)
Cangrejo de río
Corvina (Atlántico)
Gambas*
Lenguado (Pacífico)
Merluza
Ostra
Perca (océano)

Pescadilla
Pescado blanco
Pez mantequilla (palometa)
Platija *
Sábalo (estadounidense)
Salmón (enlatado)**
Salmón (fresco)**
Salmonete
Sardina
Solla
Tilapia
Trucha (agua dulce)
Verdel (Atlántico Norte)
Vieira*

Mercurio moderado: come seis raciones o menos al mes

Atún (barrilete)*
Atún (ligero enlatado)
Bacalao (Alaska)*
Bacalao negro
Bajo (rayado, negro)
Carpa
Corvina blanca (Pacífico)
Corvinata real
    (trucha marina)

Fletán (Atlántico)*
Fletán (Pacífico)
Langosta
Mahi mahi
Pargo*
Pejerrey (lado plateado)
Perca (agua dulce)
Pez raya*
Rape*

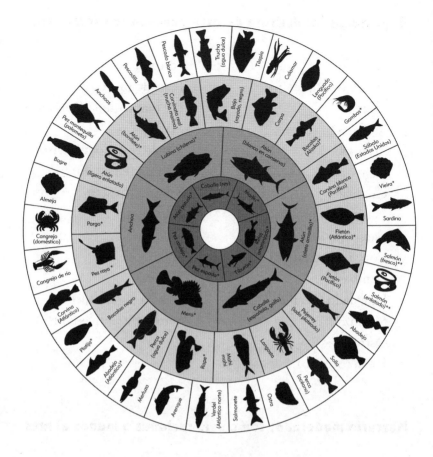

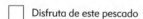

☐ Disfruta de este pescado

▨ Mercurio moderado:
come seis raciones o
menos al mes

▨ Alto mercurio:
come tres raciones o
menos al mes

■ El nivel más alto de mercurio:
evita comerlos

Alto mercurio: come tres raciones o menos al mes

Anchoa

Atún (aleta amarilla)*

Atún (atún blanco en conserva)

Caballa (española, golfo)

Lubina (chilena)*

Mero*

El nivel más alto de mercurio: evita comerlos

Atún patudo*

Caballa (rey)

Marlín*

Pez azulejo*

Pez espada*

Reloj anaranjado*

Tiburón*

* ¡Pez en problemas! El número de peces de esta especie es peligrosamente baja o se capturan utilizando métodos destructivos para el medioambiente. Para más información, visita el sitio web de Monterey Bay Aquarium y los sitios web del Safina Center (anteriormente Blue Ocean Institute), que ofrecen guías de pesca con los peces que puedes comer o debes evitar basándose en factores de protección medioambiental.

** El salmón de piscifactoría puede contener PCB, sustancias químicas con efectos nocivos graves para la salud a largo plazo.

Grasas saludables

El coco y los productos de coco se han convertido en sinónimo de dietas paleo, por una buena razón. El aceite de coco, junto con la mantequilla, la leche, la nata y otros productos de este fruto, está cargado de grasas saludables y se puede almacenar durante mucho tiempo sin alteraciones. La textura cremosa del coco es ideal para cocinar sin productos lácteos. Debido a su alto contenido en grasa, puedes utilizarlo en cualquier receta cuando se requiera un sustituto de un lácteo.

Las opciones menos procesadas de los aceites de cocina están claramente etiquetadas como virgen extra o prensadas en frío. Busca los aceites que se venden en botellas con protección UV para que no se vuelvan rancios rápidamente. Una de las principales precauciones al cocinar con aceites es asegurarse de no calentarlos a niveles de humo. Cuando los aceites comienzan a humear, se oxidan y producen altas cantidades de radicales libres. Así que es mejor usar aceites saludables que tengan un punto de calentamiento más alto antes de empezar a humear. Entre las buenas opciones para la fase uno figuran:

- Aceite de aguacate.
- Aceite de coco.
- Aceite de macadamia.

- Aceite de oliva.
- *Ghee.*

Harinas para hornear

Una vez que te sientas cómodo con la fase uno, podrás explorar diversos horneados caseros para reproducir algunas de tus antiguas comidas favoritas. Puedes preparar tus propios panes y magdalenas sin gluten, que saben exactamente igual que los que solías comer y te sientan mejor. Las siguientes harinas están permitidas en una dieta sin gluten (a menos que sufras sensibilidad o intolerancia) siempre y cuando el envase esté claramente marcado como «sin gluten» y no haya azúcares ni ingredientes lácteos añadidos (como en una mezcla para tortitas):

- Almidón de tapioca.
- Harina de amaranto.
- Harina de arroz dulce.
- Harina de arroz integral.
- Harina de arrurruz.
- Harina de batata.
- Harina de habas.

- Harina de mijo.
- Harina de patata y almidón.
- Harina de plátano.
- Harina de quinoa.
- Harina o sémola de maíz.
- Trigo sarraceno.

Alimentos fermentados

Te viene bien comer una cucharada de alimentos fermentados todos los días. Es una excelente estrategia para volver a desarrollar las bacterias intestinales y mantenerlas saludables: los propios alimentos suministran y producen bacterias probióticas que luego se introducen en el tracto digestivo.

En el capítulo diez, encontrarás recetas e instrucciones que muestran lo fácil que es preparar tus propias verduras fermentadas.

El chucrut típico que compramos en el supermercado contiene benzoato de sodio, que detiene la fermentación, aunque algunas marcas disponibles en la tienda de comestibles son genuinamente fermentadas y sin azúcares ni aditivos. Te recomiendo que busques algunas de mis favoritas, como Gold Mine Natural Food, Farmhouse Culture, Divina Organic, Eden Foods, Wildbrine y Bubbie.

Los alimentos fermentados deben venderse en recipientes herméticos o comprarse frescos a granel en el supermercado. Este tipo de almacenamiento permite que las verduras fermenten sin producir moho, que puede desencadenar histaminas a las que algunas personas reaccionan (entre otros síntomas, con erupciones cutáneas, trastornos digestivos e inflamación). Las buenas opciones incluyen:

- Aceitunas.
- Chucrut.
- Encurtidos fermentados naturalmente (diferentes de los encurtidos comunes, elaborados con vinagre de malta que puede contener gluten).
- Jengibre encurtido.
- Kéfir de coco.
- Kimchi.
- Kombucha.

ELIMINA EL GLUTEN DE TU DIETA

Un aspecto fundamental del protocolo de transición es prescindir por completo del gluten. Una dieta sin gluten evita los cereales que lo contienen, principalmente el trigo, junto con el centeno, la cebada, la espelta y la escanda. No hay razón por la que no puedas comer arroz u otros cereales sin gluten durante este periodo de tres semanas, a menos que sepas que tienes intolerancia a ellos. Es posible que un médico ya te haya dicho, o tú mismo te hayas dado cuenta de que eres sensible al arroz, al maíz o incluso a la quinoa. Si es así, añádelos a la lista de los alimentos que «no» comes.

La avena no contiene gluten tóxico. Sin embargo, cuando compras avena en las tiendas, es muy probable que haya gluten en ella debido a la contaminación cruzada. Puede que el terreno donde se cultiva esté contaminado (el agricultor cultivó trigo allí en años anteriores), que los camiones que transportan la avena a la planta de fabricación transportaran trigo la semana anterior y no se limpiaron entre una entrega y otra, o que la planta de fabricación procese tanto trigo como avena en sus líneas de montaje. En un estudio publicado en el *New England Journal of Medicine* que analizó cuatro muestras diferentes de avena de tres compañías distintas (una orgánica, una en la que la avena se fabricaba en una instalación exclusivamente de avena —por lo que no había posibilidad de contaminación cruzada— y otra muy famosa de gran tamaño), solo dos de las doce muestras estaban libres de niveles tóxicos de gluten.[8] Hay compañías que se enorgullecen del hecho de que su avena no contiene gluten: esas son las que van un paso por delante. Bob's Red Mill, GF Harvest (glutenfreeoats.com) y los copos de avena de grano integral sin gluten de Trader Joe's son algunas de mis favoritas.

No te voy a mentir: al principio, prescindir completamente del gluten es complicado. El trigo está en todas partes de nuestra dieta occidental, como la pasta, los bocadillos, los cereales para el desayuno, la mayoría de los panes, los condimentos, las salsas, los espesantes y los estabilizantes utilizados en sopas, alimentos congelados y carnes procesadas. Las siguientes listas y los planes de comidas y recetas del capítulo diez te facilitarán la transición. Solo hace falta un poco de planificación.

Mi amiga Melinda Dennis es la coordinadora de nutrición del centro celíaco del Beth Israel Deaconess Medical Center ('centro médico Beth Israel Deaconess'), una división de la Facultad de

Medicina de la Universidad de Harvard. Me recordó que es importante reemplazar el trigo que dejas fuera de tu dieta con muchas proteínas saludables y verduras ricas en fibra, tal como se indica en las páginas 249 y siguientes. Ambos creemos que si eliminas completamente el trigo de tu dieta, pierdes una cantidad tremenda de fibra prebiótica, vitaminas B y hierro. Si pasas del trigo a una dieta sin gluten y no prestas especial atención a cómo vas a sustituirlo, terminarás fracasando debido a las posibles deficiencias de nutrientes y al desarrollo de una microbiota poco saludable. Incluso podrías aumentar de peso, dependiendo de los alimentos sin gluten con los que decidas modificar tu dieta.

Evita estos alimentos completamente a menos que estén etiquetados como libres de gluten, sin leche y sin azúcar

Los fabricantes de alimentos se han subido al carro sin gluten con cientos de productos libres de esta sustancia. El problema es que suelen ser tan perjudiciales como los que contienen gluten, pero por razones diferentes. Estos alimentos a menudo se elaboran con carbohidratos altamente refinados, azúcar y diversos productos químicos. Como en el caso de los alimentos sin grasa, una vez que los fabricantes retiran un ingrediente, tienen que reemplazarlo por otro que ofrezca el mismo sabor, consistencia o textura. Los productos sin gluten a menudo contienen una tonelada de sustancias de relleno para tratar de añadir sabor. Por muy tentadores que parezcan los pasteles sin gluten, tenemos que evitarlos debido a su alto contenido en azúcar. Estos son otros alimentos comerciales con gluten que debes evitar:

- Aderezo para ensaladas.
- Avena no etiquetada como sin gluten.
- Cereales.
- Cerveza.
- Cubitos de caldo.
- Cuscús.
- Dulces.

- Galletas.
- Galletas saladas.
- Imitación de carnes o mariscos.
- Jugo de carne.

- Pan.
- Pasta.
- Pastel.
- Picatostes.
- Salsa de soja.

Busca siempre la etiqueta «sin gluten»

En realidad, puedes comer sin problemas la mayoría de los alimentos envasados que tienen la etiqueta «sin gluten». En un estudio del 2014 que aparece en la publicación *Food Chemistry*, tres científicos de la FDA demostraron que el 97,3 % de los alimentos sin gluten estaban correctamente etiquetados.[9] Esto significa que a nivel industrial las pautas están funcionando y que se están cumpliendo los requisitos de la FDA. Eso suena estupendamente. Pero si eres una persona con enfermedad celíaca y comes uno de los productos incluidos en ese casi 3 % que están contaminados con niveles tóxicos de gluten, puedes experimentar una reacción inmunitaria aparentemente sin explicación, y nunca sabrás por qué has sufrido una recaída después de esforzarte tanto para comer sin gluten.

De acuerdo con una directiva de la FDA, todos los alimentos envasados etiquetados como «sin gluten» deben contener menos de veinte partes por millón (ppm) de gluten. Sin embargo, en el mismo estudio de 2014 al que se hace referencia en la página anteriormente, los investigadores encontraron que entre los alimentos que deberían estar naturalmente libres de gluten (no los que están etiquetados como libres de gluten), como la pasta de arroz, cuyos ingredientes son solo arroz, sal y agua, el 24,7 % aún tenía niveles tóxicos de gluten. Esto significa que uno de cada cuatro alimentos que podrías pensar que son opciones seguras no lo son. Esta exposición inadvertida es una de las principales razones por las que algunas personas no se curan ni siquiera cuando siguen una dieta estricta libre de gluten. De hecho, solo el 8 % de los pacientes con enfermedad celíaca se curan completamente con una dieta libre de gluten; otro 65 % sanarán las microvellosidades, pero incluso así tendrán inflamación, que causará permeabilidad intestinal. Probablemente el culpable es este tipo de exposiciones involuntarias al gluten. Eso es lo que hace que este tema del gluten oculto sea crítico para aquellos que tengan intolerancia o sensibilidad: con cada exposición, se corre el riesgo de que los anticuerpos que han proliferado durante meses destruyan el tejido dondequiera que se encuentre el eslabón débil.

Por último, cuando un producto ha sido etiquetado como libre de gluten, el equipo utilizado prueba solo la alfa-gliadina, el fragmento de péptido más común del trigo mal digerido. Sin embargo, los anticuerpos elevados de alfa-gliadina están presentes en solo el 50 % de los que han recibido un diagnóstico de enfermedad celíaca; los otros pacientes celíacos reaccionan a otros péptidos. Pero el análisis solo prueba la alfa-gliadina. Por lo tanto, la expresión *sin gluten* es errónea. Lo correcto sería decir *libre de alfa-gliadina*. Esto hace que los alimentos etiquetados como libres de gluten sean más que ligeramente sospechosos para al menos el 50 % de aquellos con una sensibilidad no alfa-gliadina al trigo.

Por todas estas razones, recomiendo encarecidamente que evites la mayor cantidad posible de alimentos procesados durante la fase uno. En las próximas tres semanas, es mejor que prepares tus propios alimentos usando ingredientes tal como se dan en la naturaleza, como verduras frescas, frutas y proteínas animales.

REVISA ESTOS PRODUCTOS CON CUIDADO

La siguiente lista contiene algunos de esos elementos engañosos que la gente no siempre sabe buscar. Todos ellos son trigo con otro nombre.

- Aceite de germen de trigo.
- Aceite de germen de *Triticum vulgare*.
- Algutinante de cereales.
- Almidón comestible.
- Almidón de trigo.
- Almidón de trigo hidrolizado.
- Aminoácidos del trigo.
- Aromatizante de malta.
- Bayas de trigo integral.
- Biscote.
- Brotes de trigo.
- Bulgur.
- Cebada (*Hordeum vulgare*).
- Cebada forrajera.
- Cebada germinada.
- Centeno.
- Cerveza.
- Cerveza ale.
- Cerveza oscura Stout.
- Cerveza rubia.
- Chilton.
- Copos de cebada.
- Cuscús.
- Cuscús integral.
- Disodio germamido de trigo peg-2 sulfosuccinato.
- Empanados.
- Enzimas de cebada.
- Escaña cultivada/escanda (*Triticum monococcum*).
- Espelta.
- Espesante.
- Extracto de cereales.
- Extracto de germen de trigo.
- Extracto de *Hordeum vulgare*.
- Extracto de malta.
- Extracto de malta de cebada.
- Extracto de salvado de trigo.
- Farro.
- Farro (*Triticum dicoccun*).
- Fideos *Udon*.
- Fu (gluten de trigo seco).
- Gachas .
- Gachas Graham.
- Germen.
- Glicéridos de germen de trigo.
- Gluten.
- Gluten de trigo hidrolizado.
- Gluten de trigo vital.
- Glutenina.
- Granos de cebada.
- Harina (normalmente es trigo).
- Harina Atta.
- Harina blanqueada.

- Harina con levadura.
- Harina cruda.
- Harina de cebada malteada.
- Harina de centeno.
- Harina de fuerza.
- Harina de Graham.
- Harina de granero.
- Harina de pan.
- Harina de trigo blanqueada enriquecida.
- Harina de trigo integral.
- Harina enriquecida.
- Harina enriquecida blanqueada.
- Harina integral.
- Harina molida en acero.
- Harina molida en piedra.
- Hierba de trigo.
- Jarabe de malta.
- Kamut (Khorasan).
- Leche malteada.
- Levadura de cerveza.
- Lípidos de harina de trigo (*Triticum vulgare*).
- Macarrones de trigo.
- Maida (harina de trigo india).
- Malta.
- Malta de cebada.
- Matzá (pan ácimo).
- Meripro 711.
- Mir.
- Nishasta.
- Pan rallado.
- Pasta.
- Pasta integral.
- Pasta Kluski.
- Pasta Orzo.
- Películas comestibles.
- Perlas de cebada.
- Perungayam.
- Picatostes.
- Proteína de trigo.
- Proteína de trigo hidrolizada.
- Recubrimientos comestibles.
- Relleno.
- Saborizante de cebada malteada.
- Salsa *teriyaki*.
- Salvado.
- Secale.
- Seitán.
- Sémola.
- *Sooji* (sémola de trigo indio).
- *Tabbouleh/tabouli*.
- Trigo (abisinio duro *Triticum durum*).
- Trigo atta.
- Trigo bulgur.
- Trigo club o trigo racimoso (*Triticum aestivum* subespecie *compactum*).
- Trigo duro.

- Trigo duro (*Triticum durum*).
- Trigo duro abisinio (*Triticum durum*).
- Trigo duro *triticum*.
- Trigo enano indio (*Triticum aestivum sphaerococcum.*)
- Trigo germinado.
- Trigo Macha.
- Trigo oriental (*Triticum turanicum*).
- Trigo persa (*Triticum carthlicum*).

- Trigo polaco (*Triticum polonicum*).
- Trigo Poulard (*Triticum turgidum*).
- Trigo Timopheevi (*Triticum timopheevii*).
- Triticale x triticosecale.
- Triticum *aestivum* (trigo harinero).
- Triticum vulgare.
- Vavilovi trigo (*Triticum aestivum*).
- Vinagre de malta.
- Wheat nuts (aperitivo a base de trigo).

¿QUÉ HAY DEL ZUMO DE HIERBA DE TRIGO?

Se ha escrito mucho sobre los beneficios curativos del zumo de hierba de trigo. Para mí, es indiscutible que para algunas personas las cualidades altamente antioxidantes y curativas de este zumo son reales. Pero ¿es seguro durante la fase uno? La respuesta es sí y no. Alrededor del día diecisiete de la vida del brote de trigo, se activan los genes para la síntesis de proteínas, y la planta comienza a producir gluten y otras proteínas. Si cosechas tu propia hierba de trigo entre los días once y catorce, debería ser seguro si tienes intolerancia al gluten. Pero con el zumo comercial de hierba de trigo, no hay manera de saber cuándo se cosechó. Así que si deseas obtener los beneficios curativos del zumo, podrás consumirlo con mayor seguridad si lo cultivas tú mismo.

PRODUCTOS UTILIZADOS EN LA COCINA
QUE PUEDEN CONTENER GLUTEN

Los fabricantes introducen el gluten en muchos alimentos con los que damos por sentado que podemos cocinar cuando seguimos una dieta sin gluten. Este es el tipo de preguntas que nos hacen constantemente (por ejemplo, «¿se puede utilizar el extracto de vainilla?»). La respuesta es que algunas marcas contienen gluten, por eso hay que comprobarlo. Algunos de estos ingredientes se usan en las recetas del capítulo diez, de manera que asegúrate de adquirir versiones que estén claramente etiquetadas como libres de gluten. Si tienes que comer o usar alimentos empaquetados sin gluten, evita aquellos que tengan largas listas de ingredientes desconocidos, especialmente si contienen cualquiera de los siguientes términos:

Ácido cítrico.	Puede ser derivado del trigo (o del azúcar de maíz/remolacha/melaza).
Alcohol de cereales.	Puede derivarse de granos de gluten destilados.
Algarrobo.	Puede contener cebada.
Aliño o aderezo.	Puede contener almidón de trigo.
Almidón.	Puede contener cebada.
Almidón (alimenticio) modificado.	Puede ser un derivado del trigo altamente procesado.
Almidón de trigo codex.	Almidón de trigo muy procesado sin gluten.
Almidón hidroxipropilado.	Puede derivar del trigo.
Almidón pregelatinizado.	Puede derivar de un cereal que contenga gluten.
Almidón vegetal.	Puede fabricarse con cereales que contengan gluten.
Aromatizante de ahumado.	Puede contener cebada.
Avena sativa.	Además puede estar contaminada con otros cereales.
Bicarbonato de sodio.	Puede contener almidón de trigo.
Caldo.	Puede contener gluten.
Celulosa.	Puede derivar de cereales que contengan gluten.

Cereal.	Puede consistir en cereales que contengan gluten.
Cereales de arroz crujiente.	Pueden contener cebada.
Clarificantes.	Pueden contener un cereal o subproducto con gluten.
Colorante de caramelo.	Puede ser derivado de trigo altamente procesado o cebada, generalmente sin gluten en los Estados Unidos.
Cubitos de caldo.	Puede contener gluten.
Curri en polvo.	Puede contener almidón de trigo.
Dextrimaltosa.	Almidón altamente procesado que puede ser derivado de la cebada.
Dextrina.	Almidón altamente procesado que puede ser derivado del trigo (u otro almidón).
Dextrosa.	Almidón altamente procesado que puede derivarse del trigo o la cebada (u otro almidón). La fuente de gluten no necesita ser etiquetada en Europa. Puede contener almidón de trigo.
Emulsionante.	Puede derivar de cereales que contengan gluten.
Estabilizadores/agentes estabilizantes.	Puede derivar de cereales que contengan gluten.
Extracto de levadura.	Puede fabricarse con cereales que contengan gluten.
Extracto de vainilla.	Puede contener alcohol de cereales.
Ginebra.	Derivada de una combinación de cereales destilados.
Glutamato monosódico.	Puede derivar del trigo.
Goma de mascar vegetal.	Puede derivarse de un cereal que contenga gluten.
Goma xantana.	Puede derivarse del trigo.
Heeng/Hhng.	Normalmente mezclado con harina de trigo.
Hidrolizado de almidón hidrogenado.	Puede derivarse del trigo.
Hidrolizados de proteínas.	Puede derivarse de un cereal que contenga gluten.
Infusión de hierbas.	Puede contener gluten en saborizantes, como la cebada.
Jarabe de arroz.	Puede contener enzimas de la cebada.
Jarabe de arroz integral.	Puede contener cebada.
Jarabe de glucosa.	Edulcorante altamente procesado que puede ser derivado del trigo (u otro almidón). Generalmente está hecho a base de maíz en los Estados Unidos. En Europa no es necesario etiquetar la fuente de gluten.

Kecap/ketjap manis (salsa de soja).	Puede contener trigo.
Levadura en polvo.	Puede contener almidón de trigo.
Licores saborizados.	Pueden contener gluten.
Malta de arroz.	Puede contener cebada.
Maltodextrina.	Puede derivar de trigo altamente procesado.
Maltosa.	Puede proceder de cebada o trigo.
Mezclas de especias y hierbas.	Pueden contener almidón de trigo.
Miso.	Puede estar hecho de cebada.
Mono- y diglicéridos.	El trigo puede utilizarse como portador durante la transformación.
Mostaza en polvo.	Puede contener almidón de trigo.
Papel comestible.	Puede contener almidón de trigo.
Perungayam.	Normalmente se vende mezclado con harina de trigo.
Proteína hidrolizada.	Puede derivar del trigo.
Proteína vegetal.	Puede derivar de un cereal que contenga gluten.
Proteína vegetal hidrolizada (HPP).	Puede derivar del trigo.
Proteína vegetal hidrolizada (HVP).	Puede derivar del trigo.
Proteína vegetal texturizada.	Puede derivarse de un cereal que contenga gluten.
Recubrimientos y películas comestibles para alimentos.	Pueden contener almidón de trigo.
Sabor a vainilla.	Puede contener alcohol de cereales.
Saborizante.	Puede derivar de cereales que contengan gluten.
Saborizante de caramelo.	Puede contener gluten dependiendo de la fabricación, generalmente sin gluten en los Estados Unidos.
Saborizante natural.	Puede derivar de cereales que contengan gluten.
Sake.	Puede proceder de trigo, centeno y cebada destilados.
Salsa de soja/shoyu.	Puede contener trigo.
Sebo.	El sebo envasado contiene harina de trigo.
Sidra.	Puede haberse utilizado cebada en la producción.
Sólidos de la salsa de soja.	Puede contener trigo.
Sustituto de grasa.	Puede derivar del trigo.

Tamari.	Puede contener trigo.
Tocoferoles.	Comúnmente derivados del germen de trigo (o soja).
Tocoferoles mezclados.	Comúnmente derivados del germen de trigo (o soja).
Vinagre de malta.	Derivado de la cebada, contiene solo trazas de gluten debido al proceso de fermentación.
Vodka a base de cereales.	Puede proceder del centeno o el trigo destilados.
Whisky.	Puede proceder de trigo, centeno, cebada (o maíz) destilados.
Whisky escocés.	Puede estar hecho de un cereal que contenga gluten.

CÓMO DEJAR DE CONSUMIR PRODUCTOS LÁCTEOS

La estructura proteica de la leche de vaca es ocho veces mayor que la de las proteínas que se encuentran en la leche materna humana, razón por la cual a muchas personas les resulta difícil digerir la leche de vaca. La estructura proteica de la leche de cabra es seis veces mayor que la de la leche materna.[10] No es tan perjudicial, pero aun así no es fácil de digerir. Sin embargo, algunos tipos de productos lácteos de origen animal pueden ser aceptables, si puedes adquirirlos. Según un estudio publicado en 2007 en el *Journal of Allergy and Clinical Immunology*, si la leche de un animal tiene una estructura proteica que es más del 62 % similar a la del tejido humano, es más probable que esa leche no sea alergénica.[11] Estas opciones realmente existen. Algunas tiendas de especialidades étnicas ofrecen buenas alternativas a la leche de vaca: leche de camella,[12] leche de reno[13] y leche de burra.[14]

También hay muchos sustitutos de la leche animal. No me gusta la leche de soja, ni siquiera en su forma orgánica. Aunque hay estudios que muestran los pros y los contras de la soja, no hay duda de su impacto en el fitoestrógeno. Estas moléculas vegetales similares a las de la soja se unen a los sitios receptores corporales y actúan como una forma débil de la hormona estrógeno. Si tienes deficiencia de estrógeno, el consumo adicional de soja puede ser beneficioso. Sin embargo, si tienes niveles adecuados o excesivos de estrógeno, puede ser perjudicial, tanto para hombres como para mujeres. Además, los estudios que muestran los beneficios de la soja provienen de institutos asiáticos, donde los participantes comían alimentos elaborados con la soja entera. En el proceso de creación de la leche de soja, se pierden nutrientes clave y se añaden edulcorantes como la malta de cebada (que puede contener gluten) para mejorar el sabor.

Mi sustituto de leche favorito es la leche de coco, que es rica en ácido láurico, una grasa saturada saludable para el corazón que mejora el colesterol HDL (bueno). También puedes probar las leches de frutos secos o de arroz, pero como regla general escoge siempre la variedad no endulzada. Los sustitutos de leche con sabor etiquetados como «naturales» en realidad tienen 6 g (una cucharadita y media) de azúcar añadido por taza. Las variedades con sabor pueden tener de 12 g (tres cucharaditas) a 20 g (cinco cucharaditas) por taza. Puedes obtener el sabor de vainilla no endulzado si buscas la etiqueta «sin azúcar».

La Food Allergen Labeling and Consumer Protection Act ('ley de etiquetado de alérgenos alimentarios y protección al consumidor') requiere que todos los productos alimenticios envasados que contengan leche como ingrediente incluyan la palabra *leche* en la etiqueta. Sin embargo, deberás leer atentamente las etiquetas. La leche se encuentra a veces en los productos, incluso si están etiquetados como «no lácteos». Muchos productos no lácteos contienen caseína (una proteína de la leche que se incluiría en una etiqueta), entre otros algunas marcas de atún enlatado. Y algunas carnes procesadas pueden contener caseína como aglutinante. La exposición a la caseína se ha relacionado con las migrañas.[15] He visto mejorías notables cuando los pacientes con migrañas prescinden del gluten y de los lácteos. Muchas veces estos pacientes, que pueden haber sufrido durante años, se libran de la migraña en uno o dos meses.

TEN CUIDADO CON EL ETIQUETADO *PAREVE*

Un producto etiquetado como *pareve* es considerado sin leche según la ley dietética *kosher*. Sin embargo, un producto alimenticio puede considerarse *pareve* incluso si contiene una cantidad muy pequeña de proteína de leche, potencialmente suficiente para causar una respuesta inmunitaria. No des por hecho que los productos etiquetados como *pareve* sean seguros durante la fase uno.

Los mariscos a veces se sumergen en leche para reducir el olor a pescado. Muchos restaurantes ponen mantequilla en los filetes asados para añadir sabor. Algunos medicamentos contienen proteína de leche, así que pregúntale siempre al farmacéutico cuando te despache las recetas y consulta con tu médico antes de dejar de tomar cualquier medicamento.

La mayoría de las personas no son sensibles a las moléculas de grasa de los lácteos, sino a las proteínas. Si alguna vez has comido langosta o patas de cangrejo en un restaurante, probablemente vendrá con mantequilla clarificada (también llamada *ghee*). El *ghee* son las grasas de la mantequilla sin todas las proteínas, por lo que normalmente es adecuado para alguien con intolerancia a la lactosa; ese es el motivo por el que lo permitimos en la fase uno.

Evita los alimentos que contengan leche o cualquiera de estos ingredientes:

- Aderezo para ensaladas.
- Caramelos blandos.
- Caramelos tipo *toffee*.
- Caseína.
- Caseinatos.
- Cereales.
- Crema.
- Crema agria, sólidos de crema agria.
- Cuajada.
- Cuajo.
- Cultivo de ácido láctico iniciador y otros cultivos bacterianos.

- Diacetilo.
- Goma de mascar.
- Helado.
- Hidrolizado de caseína.
- Hidrolizado de proteína de leche.
- Hidrolizado de proteína de suero.
- Lactalbúmina, fosfato de lactoalbúmina.
- Lactoferrina.
- Lactosa.
- Lactulosa.
- Leche (en todas sus formas: condensada, derivada, seca, evaporada, leche de cabra, baja en grasa, malteada, grasa láctea, en polvo, proteína, descremada, sólidos, entera).
- Leche con chocolate.
- Mantequilla, grasa de mantequilla, aceite de mantequilla, ácido de mantequilla, éster(es) de mantequilla.
- Margarina.
- Mezclas para tartas.
- Mitad y mitad.*
- Nata.
- Natillas.
- Nisina.
- Platos gratinados y salsas blancas.
- Productos de panadería.
- Pudín.
- Queso.
- Queso fresco.
- Sabor artificial a mantequilla.
- Sabor frutal artificial.
- Sólidos de leche agria.
- Suero de leche.
- Suero de mantequilla.
- Tagatosa.
- Turrón.
- Yogur.

ESTOS INGREDIENTES SUENAN A LECHE, PERO NO LO SON

Estos ingredientes no contienen proteína de leche y por lo tanto son seguros para el consumo:

- Ácido láctico (sin embargo, el cultivo de iniciador de ácido láctico puede contener leche).

---

* *Half-and-half*, en el original: mezcla a partes iguales de leche entera y crema ligera.

- Crémor tártaro.
- Lactato de calcio.
- Lactato de sodio.
- Lactilato estearoil de calcio.
- Lactilato estearoil de sodio.
- Mantequilla de cacao.
- Oleorresina.

CÓMO DEJAR DE CONSUMIR AZÚCAR

Somos una sociedad adicta al azúcar: el 74 % de los productos alimenticios contienen edulcorantes calóricos o bajos en calorías, o ambos. De todos los alimentos y bebidas empaquetados que se compraron en los Estados Unidos en 2013, el 68 % (por proporción de calorías) contenía edulcorantes calóricos y el 2 % edulcorantes bajos en calorías.[16] En mi entrevista *online* en el programa *Gluten Summit* ['cumbre del gluten'] con la doctora Liz Lipski, directora académica de los programas de nutrición y salud integral de la Maryland University of Integrative Health ('universidad de Salud Integral de Maryland'), en Laurel, esta me contó que, por término medio, los estadounidenses consumen entre cincuenta y nueve y sesenta y cinco kilos y medio de azúcar en forma de azúcar de mesa y jarabe de maíz de alto contenido en fructosa al año. Eso es más de lo que pesan muchos adultos. Cuando investigué este tema un poco más a fondo, descubrí que según el USDA cada estadounidense consume un promedio de sesenta y nueve kilos de edulcorantes calóricos por año, lo que equivale a más de 180 g, es decir, cincuenta y dos cucharaditas por día.[17]

Con todos los efectos secundarios perjudiciales del azúcar refinado, y su inclusión en la mayoría de los alimentos procesados que comemos, empezamos a comprender de dónde provienen los increíbles índices crecientes actuales de obesidad y diabetes en el mundo occidental.

En realidad, la caña de azúcar cruda tiene beneficios para la salud que van desde proteger el hígado de sustancias tóxicas hasta reducir el colesterol y estabilizar el azúcar en la sangre.[18] Sin embargo, cuando tomamos esta planta, con sus muchos antioxidantes y flavonoides, y extraemos solo el polvo blanco cristalino que llamamos azúcar, perdemos toda la protección que la planta podría ofrecernos. Con solo unas pocas excepciones médicas, necesitamos un poco de azúcar en nuestra dieta. Pero esos azúcares se supone que vienen en la forma en que se encuentran en la naturaleza, llamados carbohidratos complejos. Los carbohidratos refinados son los azúcares que alimentan las células cancerosas. De hecho, hay toda una rama de la quimioterapia dedicada a reducir la capacidad del azúcar para entrar en las células cancerosas. El azúcar también es un irritante, una especie de cepillo para barrer, que irrita el revestimiento intestinal, causando una gran cantidad de inflamación (más leña para el fuego). El exceso de azúcar alimenta los tipos inadecuados de levadura en nuestros cuerpos y estimula el crecimiento excesivo de bacterias perjudiciales (disbiosis), todo lo cual incrementa la inflamación intestinal, dando lugar al intestino permeable.

En la fase uno evitarás todos los azúcares, entre ellos los edulcorantes sin calorías, que pueden ser tan dañinos como el azúcar. En un estudio publicado en 2014 en *Cell Metabolism*, los investigadores descubrieron que el edulcorante artificial Splenda aumenta drásticamente el crecimiento de las bacterias que acumulan calorías y que desencadenan el aumento de peso, eliminan las bacterias intestinales beneficiosas y bloquean la absorción de los medicamentos recetados.[19]

El azúcar es tan difícil de eliminar de tu dieta como el gluten porque es igualmente omnipresente. Para evitar el azúcar, tienes que prestar mucha atención al leer las etiquetas de los ingredientes de los productos envasados: incluso las mezclas de especias y los aliños contienen azúcar a veces. Todos los productos de comida rápida que he revisado incluyen azúcar refinado como ingrediente principal, incluso los salados. Esta es solo otra razón por la que te sugiero encarecidamente que utilices las recetas y los planes de comidas del capítulo diez y que te concentres en comer solo alimentos enteros durante la fase uno.

Las bebidas son una de las mayores fuentes ocultas de azúcar. Los refrescos, zumos de frutas y sustitutos de la leche (página 275) están repletos de ella, por lo que deben evitarse. Un programa de educación escolar para niños de siete a once años que enfatizaba beber más agua que bebidas endulzadas consiguió una reducción de un 7,7 % en el número de niños con sobrepeso u obesos en un año.[20] Los refrescos dietéticos no son mejores debido a los edulcorantes artificiales, que alteran las bacterias intestinales y fomentan más obesidad.

Las bebidas alcohólicas son básicamente carbohidratos de azúcar líquidos derivados del trigo (lo veremos más adelante) o del azúcar (como el vino o el ron). El alcohol, incluso los buenos vinos, daña el intestino, causa permeabilidad intestinal (intestino con fugas) y altera desfavorablemente las bacterias intestinales. Si estás en un protocolo de reparación del intestino permeable, es importante que evites por completo el alcohol mientras el revestimiento intestinal está sanando. Te aconsejo que no pruebas bebidas fuertes durante las primeras tres semanas para que puedas darle un descanso a tu cuerpo. Después, puedes probar a tomar alguno de los vinos, cervezas y licores destilados sin gluten. O puede que te des cuenta de que en realidad no los echas de menos. En mi caso, soy mitad italiano. Y mi abuelo se removería en su tumba si rechazara el vino. Pero todos tenemos que hacer una evaluación realista de cuáles son los desencadenantes que nos llevan al límite. Si después del programa de la fase uno de tres semanas empiezas a tomar una copa de vino al día y notas que está dejando de hacerte «sentir bien» debido al azúcar que contiene, tendrías que volver a plantearte qué importancia tiene esa copa de vino.

La dietista titulada Erica Kasuli, directora de nutrición de las mundialmente famosas clínicas Amen, me enseñó a pensar de manera diferente sobre este reajuste de nuestra alimentación. Me dijo una gran frase que les repito a mis pacientes: «No elimines. Sustituye». En este caso, en lugar de consumir mayonesa llena de azúcar, salsa de tomate o salsa barbacoa, pásate al guacamole, la salsa o el humus caseros. Los pequeños cambios pueden llevar a grandes resultados. Por lo tanto, si deseas hornear sin gluten, reemplaza el azúcar por miel cruda, que es muy diferente de la miel refinada. La miel cruda contiene toda una familia de nutrientes y compuestos: es una comida completa. Siempre es preferible la miel cruda local, ya que tiene características preventivas con respecto a los pólenes locales a los que podrías ser sensible.

Fuentes ocultas de azúcar

Ten cuidado con los siguientes productos:

- Aguamiel.
- Almíbar.
- Almidón alimentario modificado.
- Almidón de maíz.
- *Amulet.*
- Aspartamo.
- Azúcar blanco.
- Azúcar crudo.
- Azúcar de Barbados.
- Azúcar de caña.
- Azúcar de confitería.
- Azúcar de dátil.
- Azúcar de frutas.
- Azúcar de remolacha.
- Azúcar de uva.
- Azúcar en polvo.
- Azúcar granulado.
- Azúcar invertido.
- Azúcar ligero.
- Azúcar *light.*
- Azúcar moreno.
- Azúcar moreno claro.
- Azúcar moreno oscuro.
- Azúcar turbinado.
- Caramelo.
- Colorante de caramelo.
- Crémor tártaro.
- Dextrina.
- Dextrosa.

- Disacáridos.
- Edulcorante de frutas.
- Edulcorante de maíz.
- Edulcorante totalmente natural.
- Estearoil lactilato de calcio.
- Estearoil lactilato de sodio.
- Fructosa.
- Galactosa.
- Glicerina.
- Glucosa.
- Goma guar.
- Jarabe de agave.
- Jarabe de arroz.
- Jarabe de azúcar invertido.
- Jarabe de caña.
- Jarabe de dátil.
- Jarabe de glucosa hidrogenada.
- Jarabe de higo.
- Jarabe de maíz.
- Jarabe de maíz alto en fructosa.
- Jarabe de pasas.
- Jarabe de sorgo.
- Jarabe *light*.
- Jarabe natural.
- Jugo concentrado de frutas.
- Jugo de caña evaporado.
- Lactato de calcio.
- Lactato de sodio.
- Lactosa.
- Levulosa.
- Malta de arroz.
- Manitol.
- Manteca de cacao.
- Melaza de Barbados.
- Melaza de caña.
- Melaza de sorgo.
- Miel filtrada.
- Monosacáridos.
- Néctares.
- Oleorresina.
- Panela.
- Polisacáridos.
- Ribosa.
- Sacarina.
- Sacarosa.
- Soja.
- Sorbitol.
- Splenda.
- *Succanat*.
- Xilitol.
- Zumo de fruta concentrado.
- Zumo de uva clarificado.

Ten cuidado con los síntomas de abstinencia

En ocasiones se experimentan síntomas de abstinencia durante los primeros días de la fase uno, entre ellos cansancio, depresión o náuseas, lo cual hace que algunos no quieran hacer ejercicio y otros sufran dolores de cabeza (como sucede con la abstinencia del café). Esto se da especialmente en quienes muestran niveles elevados del péptido del trigo llamado gluteomorfina o del péptido de la leche llamado casomorfina en sus análisis de sangre. Estos péptidos mal digeridos pueden estimular los receptores de opiáceos del intestino y el cerebro, que desencadenan la producción de hormonas llamadas endorfinas y encefalinas que generan esa respuesta de sensación de bienestar. ¿Recuerdas la última vez que te reíste a carcajadas en una película o con tus amigos? Quizá llegaste a reírte tanto que te dolía la barriga. ¿Recuerdas lo bien que te sentiste después de eso? El motivo es que se estimularon tus receptores de opiáceos y tenías un poco más de endorfinas circulando por el torrente sanguíneo. Pues bien, el gluten y los lácteos pueden estimular ligeramente estos mismos receptores. Y así como un adicto tiene síntomas de abstinencia cuando deja de tomar su droga favorita, a ti podría sucederte lo mismo al abstenerte del gluten y los lácteos. Mi amigo el doctor William Davis, autor de *Sin trigo, gracias* (Editorial Debolsillo Clave), incluso le puso un nombre: síndrome de abstinencia del trigo. Lo mismo puede decirse de dejar los productos lácteos o el azúcar.

Si esto te ocurre a ti, no te sorprendas. En primer lugar, podría ser la primera vez que hayas tenido que renunciar de golpe a algunos de tus alimentos reconfortantes favoritos. Y estos alimentos favoritos se convierten en alimentos reconfortantes por una razón: los alimentos cargados de azúcar, especialmente los carbohidratos refinados, son altamente adictivos. Tu cuerpo está pasando por un síndrome de abstinencia de opiáceos derivados de la gliadina-caseína-azúcar.

He descubierto que cuando dejan de comer trigo, productos lácteos y azúcar, un pequeño porcentaje de personas tienden a sentirse cansadas, deprimidas o incluso a sufrir náuseas durante un periodo de dos a cinco días. No pueden hacer ejercicio y a menudo tienen dolores de cabeza. Son las mismas sensaciones que muchos experimentan durante dos o tres días cuando dejan el café. Por eso es tan importante la amplitud de esas tres semanas de transición y por eso me aseguré de que las recetas fueran deliciosas. Quiero que todos sigan con el programa y se den cuenta de lo bien que se sienten.

El doctor Davis cree que la abstinencia del trigo puede ser bastante desagradable para cerca del 40 % de la población. Esa no ha sido mi experiencia clínica. Nuestras cifras han estado más cerca del 10 %, que sigue siendo un número sustancial. Quizá tengas un amigo o familiar que haya tratado de no consumir gluten y que te haya dicho: «Mi cuerpo necesita trigo. Llevo tres días sin comer nada de trigo y me siento fatal». La reacción puede ser terrible. Pero recuerda que no es que el organismo necesite trigo, sino que está enganchado a él. Se trata solo del cuerpo sintiendo antojos de una sustancia tóxica a la que se ha acostumbrado. No te preocupes: los síntomas desaparecerán rápidamente. Y lo mejor de todo es que los antojos de azúcar y trigo se desvanecerán, ¡y te sentirás de maravilla!

Para disminuir los síntomas de abstinencia:

- Mantente bien hidratado. Dejar de tomar trigo, productos lácteos y azúcar tiene un efecto diurético. Si pierdes peso la primera semana, aproximadamente la mitad será agua de la inflamación excesiva.
- Sazona tu comida con un poco más de sal de lo normal. Algunos sufren calambres en las piernas durante la fase uno, y un poco de sal marina puede prevenirlo. No mucho: solo una pizca extra al día será suficiente (a menos que tu médico te diga lo contrario). Procura ponerte la sal directamente en la lengua. Si tienes deficiencia de sodio y puedes superar la creencia de que «toda la sal te perjudica» (nada más lejos

de la verdad), notarás que sabe realmente bien y querrás tomar un poco más. El lenguaje corporal nunca miente. Y en poco tiempo serás capaz de distinguir entre un mensaje de tu cuerpo para compensar una auténtica insuficiencia de nutrientes (la necesidad de un poco de sal) y el antojo de una toxina estimulante (el gluten).

- Permanece tranquilo. Comienza este programa en un momento de tu vida en que no estés tremendamente estresado. No empieces esta nueva rutina el mismo día que comienzas un nuevo trabajo o terminas una relación. Darte permiso para adoptar este nuevo programa cuando te sientas cómodo aliviará la presión sobre tu organismo y reducirá los síntomas de abstinencia.

- Muévete. El ejercicio apartará los síntomas de tu mente y generará, de una manera mucho más saludable, las endorfinas que estás buscando.

PREGUNTAS MÁS FRECUENTES SOBRE LOS ALIMENTOS DE LA FASE UNO

A continuación, se incluyen algunas de las preguntas más habituales que recibo de mis pacientes sobre la dieta en la fase uno y la autoinmunidad en general.

P: Ya he probado la dieta paleo. ¿Qué diferencia hay entre esa dieta y este programa?

R: Aunque el protocolo de transición comparte algunas de las mismas propiedades que la dieta paleo, es un enfoque radicalmente diferente. Una de las principales diferencias es que la dieta paleo es estrictamente sin cereales. Durante la fase uno, puedes tomar arroz y otros cereales. Solo tienes que evitar el trigo, el centeno y la cebada.

P: ¿No puedo tomar solo un poquito de trigo, leche o azúcar?

R: La respuesta no te va a gustar, pero es un no rotundo. En esta transición no vale con seguir la dieta casi siempre. Es todo o nada. Hacer trampa o cometer pequeños errores puede sabotear tus posibilidades de sentirte mejor, ya que solo se necesita una pizca de gluten, azúcar o lácteos para mantener el sistema inmunitario en alerta roja y la inflamación descontrolada. Una cantidad de una toxina como el gluten equivalente a menos de una octava parte de tu uña tiene la capacidad de activar la cascada inflamatoria, que durará de dos a seis meses. Quiero compartir una de mis historias de pacientes favoritas de la bibliografía médica. A una mujer de treinta y cuatro años le habían diagnosticado de enfermedad celíaca. Tenía unos marcadores sanguíneos altísimos tanto para la enfermedad celíaca como para la intolerancia al gluten, y una endoscopia mostró que sus microvellosidades estaban completamente desgastadas. Según su historial de salud, siempre había sido la niña más baja de la clase y fue una de las últimas en tener el periodo (todos los factores que para los médicos forman parte de un *retraso en el desarrollo*). Más recientemente, sufrió de pérdida recurrente de cabello y anemia, fatiga crónica y osteoporosis de inicio prematuro. Los médicos la sometieron a una dieta sin gluten, pero cuando regresó a su consulta un año después, no se sentía mejor. Las pruebas no revelaron mejoría, ni sus análisis de sangre ni una nueva endoscopia. Los médicos le preguntaron si seguía la dieta, y ella respondió: «Naturalmente. Tengo mucho cuidado con lo que como». Todos estaban desconcertados, y a punto de diagnosticarle un esprúe refractario, es decir, una enfermedad celíaca incurable que está relacionada con un riesgo muy alto de cáncer mortal. Al final, a un médico se le ocurrió preguntarle: «¿Es usted religiosa?». Resulta que, en realidad, esta mujer era una monja que vestía de seglar. Aunque seguía una dieta sin gluten, continuaba tomando la oblea de la comunión, y se negó a dejar de tomar este sacramento. Los médicos tomaron una oblea de comunión y analizaron su contenido de gluten. Cuando lo dividieron en una porción típica, cada pieza contenía solo un miligramo, aproximadamente el tamaño de un octavo de una uña. Esa minúscula cantidad de gluten era todo lo que se necesitaba para hacer que esta mujer siguiera sintiéndose enferma y cansada. El obispo, sin que los científicos tuvieran conocimiento de ello, hizo que la monja renunciara a tomar la comunión. Dieciocho meses después, regresó a la clínica, y estaba radiante de salud. Su cabello era abundante y frondoso, y tenía más energía que nunca. La osteoporosis había desaparecido, y al examinarla, los médicos descubrieron encantados que sus microvellosidades estaban completamente curadas. Sus valores sanguíneos eran normales.[21]

Espero que ahora puedas entender por qué soy tan estricto acerca de dejar el gluten por completo. En este programa no hay ningún día en el que se te permita «hacer trampa». Sin embargo, es muy probable que te sientas mucho mejor y te preguntes por qué estabas comiendo esos alimentos que claramente te mantenían enfermo constantemente.

P: ¿Cómo sabré a cuáles de estos tres alimentos soy sensible?

R: Después de la sexta semana, reintroducirás una muestra de uno solo de estos alimentos. Una buena manera para empezar sería un sobrecito de azúcar en el té, un vaso de leche o un puñado de picatostes. Una vez que limpies tu dieta y comiences a funcionar más como tu cuerpo está diseñado para funcionar o a pensar como se supone que tu cerebro está hecho para pensar y tengas una exposición a uno de estos alimentos, podrás sentir los síntomas más clara y rápidamente. Si puedes volver a añadir un tipo de alimento sin experimentar ningún síntoma, eso significa que no eres sensible a ese alimento y probablemente podrás volver a comerlo sin ningún problema. Por el contrario, si vuelves a agregar un tipo de alimento y comienzas a notar síntomas, como fatiga, dolor, retención de líquidos (marcas de los calcetines), congestión nasal, sarpullido o cualquier otro síntoma que hayas tenido antes, tendrás que eliminarlo de tu dieta durante al menos de tres a seis meses, si no más, para intentar readaptar por completo tu sistema inmunitario a ese tipo de alimento. En el capítulo once aprenderás más sobre cómo agregar alimentos a tu dieta.

Espero que formes parte de esa mayoría de personas a quienes esta dieta las hace sentir maravillosamente bien de manera permanente. Nada me hace más feliz que escuchar a un paciente decir: «Seguí el programa de transición y me sentí muy bien. Luego me comí un trozo de *pizza* y me sentí fatal». Es entonces cuando felicito a los pacientes por su éxito y les recuerdo que nadie puede discutir con el lenguaje corporal: nunca miente. Ahora saben cómo escuchar a su cuerpo cuando está expuesto a un alimento tóxico. Por lo general, esto hace que sigan el plan con más resolución. Tú también puedes descubrir que al cabo de un tiempo estarás tan en sintonía con tu cuerpo que notarás incluso el más mínimo grado de disfunción. Podrás reconocer lo que empieza a decirte sin necesidad de esperar a que un síntoma te destroce.

Aquí te hago una advertencia: si no has tenido la oportunidad de hacerte un análisis de sangre completo para detectar la sensibilidad al gluten (con o sin enfermedad celíaca), no existe una base científica sobre la cual puedas decir que tienes que prescindir del gluten durante toda tu vida. Es al tener un nivel alto de anticuerpos contra el gluten cuando se producen células B de memoria contra esta sustancia que nunca olvidan, y entonces la intolerancia es de por vida. Pero si no te has hecho la prueba, no se puede decir que tengas que prescindir permanentemente del gluten.

P: ¿Cómo se supone que voy a tomar el café de la mañana?

R: En primer lugar, es mejor que no te excedas con la cafeína, que puede contribuir a la inflamación del intestino, a la permeabilidad intestinal y a las infecciones bacterianas. No estoy diciendo que dejes el café por completo, pero si eres una de esas personas que lo beben durante todo el día, estás dañando tu intestino. Prácticamente no hay estudios que demuestren que una taza de café al día sea un problema. A partir de una taza, el riesgo de enfermedad causada por la inflamación aumenta conforme bebes más. Empieza por plantearte qué tipo de café consumes: algunas marcas de café instantáneo están contaminadas con gluten. Si no te gusta el café solo, pruébalo con algún sustituto de leche aceptable. Mi preferido es la nata de coco orgánica sin azúcar de la marca Native Forest (que también puede batirse si prefieres nata batida). Si tienes que endulzar tu café, tómalo con un poco de miel cruda.

P: ¿Y si tengo hambre continuamente?

R: Primero, tienes que descartar que tengas un parásito. Luego, concéntrate en la selección de alimentos. El tipo de alimento que dura más tiempo en el tracto digestivo, liberando energía en el torrente sanguíneo, son las grasas saludables, que duran horas. Por eso, personalmente me gusta la receta del *Bulletproof Coffee** de Dave Asprey, que aparece en su sitio web (bulletproofexec.com/bulletproof-coffee-recipe/). Cuando empieces a llenar tu día con proteínas satisfactorias, verduras y frutas coloridas y grasas saludables, verás que este programa «sacia y te hace sentir bien». En el capítulo diez encontrarás muchas ideas de comidas y recetas fáciles para no quedarte con la despensa vacía sin nada sustancioso que comer. Y como todos los alimentos que elijas serán saludables, podrás tomar aperitivos a lo largo del día si tienes hambre.

---

* N. del T.: café a prueba de balas.

También quiero que seas consciente de la diferencia entre el hambre y la privación. El hambre se puede resolver fácilmente con una pieza de fruta o un puñado de frutos secos, pero la privación es un juego mental. Como me dijo Erica Kasuli: «En lugar de pensar que mi vida ha terminado porque no puedo comer trigo o productos lácteos, me siento enormemente afortunada de haber descubierto cuáles son los factores desencadenantes de mis síntomas». Espero que descubras lo mismo. Tus síntomas te están privando de vivir una vida plena. ¿No te gustaría saber si algo tan sencillo como elegir diferentes alimentos podría hacer que te sintieras mejor?

Durante una entrevista en *Gluten Summit* (theglutensummit. com), Erica también me enseñó un buen truco para tratar los antojos. Me contó: «Cuando trabajo en las clínicas Amen con pacientes que se quejan de antojos, les aconsejo que digan en su mente la palabra *pausa** y se pregunten a sí mismos: "¿Por qué estoy comiendo? ¿Como porque tengo hambre? ¿O como porque estoy enojado con alguien o algo? ¿Me siento solo? ¿Estoy cansado?"». Si de verdad tienes mucha hambre, come algo de proteínas porque te darán energía para ayudar a estabilizar tu nivel de azúcar en la sangre, en lugar de consumir un carbohidrato. Si estás enfadado, escribe en un diario. Si te sientes solo, llama a un amigo. Si estás cansado, duerme un poco. No tenemos que comer para llenar nuestro cuerpo de todos estos sentimientos que tenemos. No pasa nada por tener esos sentimientos. Y es mejor sentirlos. De lo contrario, comeremos esos sentimientos. Y luego será más difícil hacer la digestión porque no podremos digerir la comida».

P: Creo que estoy engordando. ¿Qué estoy haciendo mal?

R: Como los pacientes celíacos tienen una incapacidad para absorber nutrientes, los estudios han demostrado que estas

---

* N. del T.: 'pausa' o '¡Alto!', *halt*, en inglés, se corresponde con las siglas de *hungry, angry, lonely,* y *tired* (hambriento, enojado, solitario y cansado).

personas a menudo tienen una preferencia innata por una dieta alta en grasas (antojo de grasa) junto con una alta ingesta de dulces y refrescos (antojo de calorías) y una baja ingesta de verduras, hierro, calcio y folato.[22] Los investigadores creen, y estoy de acuerdo con ellos, que sus cuerpos sienten antojos de grasas y dulces. Es posible que mientras estés en esta fase de transición, sientas esos antojos; reemplazar los alimentos que no puedes comer por otros que sean aceptables es fundamental para tener éxito con este plan. Por eso te digo: «¡Viva el aguacate!». Será tu mejor aliado.

Sin embargo, hay que tomar buenas decisiones en términos de cantidad y calidad. Por ejemplo, si antes te detenías en una cafetería de camino al trabajo y tomabas un panecillo de arándanos, has de saber que no puedes seguir con ese hábito. Pero si empiezas a preparar tú mismo panecillos sin gluten, o los ves en la cafetería, puedes probar uno, o incluso dos, porque técnicamente están permitidos en el protocolo. Por desgracia, en realidad, estos panecillos no son saludables en absoluto, especialmente si no conoces todos los ingredientes con los que se han elaborado. Aunque no contengan gluten, es probable que estén hechos con alguna forma de harina de pasta blanca de baja nutrición. Los productos sin gluten no suelen estar enriquecidos como las harinas de trigo, por lo que tienen menos valor en términos de salud y densidad de nutrientes. Esa es la razón principal por la que algunas personas aumentan de peso con una dieta sin gluten: confunden los productos sin gluten con opciones saludables. Un panecillo sin gluten sigue siendo un panecillo.

Aunque no seas celíaco, si evitas el azúcar, el trigo y los productos lácteos, tu cuerpo también puede tener antojos de grasa. Está bien escuchar al cuerpo y comer grasas saludables, como el aguacate. La grasa no te perjudica; lo que te perjudica son las grasas nocivas. Usa el sentido común y evita las grasas insalubres obvias, entre ellas los alimentos fritos, la mantequilla artificial que usan en los cines para hacer las palomitas, las margarinas, etc.

P: Dado que hay un componente genético en la autoinmunidad, ¿debo hacer que mis hijos sigan este programa?

R: ¡Sin ninguna duda! Cuanto antes podamos limpiar nuestra alimentación, mejor. Te será mucho más fácil seguir este régimen si todos los miembros de tu familia están de acuerdo. De esta manera, no tendrás que preparar comidas separadas.

El doctor Rodney Ford es pediatra, gastroenterólogo y alergólogo, y somete a los niños a este tipo de plan de alimentación de fase uno todo el tiempo. Me dijo durante una entrevista en *Gluten Summit* que para los niños «dejar el gluten no es nada del otro mundo. Los niños que vienen a mi clínica están enfermos, cansados y de mal humor. Tienen dolor de estómago, reflujo ácido, migraña, en otros casos dolores de cabeza, tal vez vómitos, diarrea, estreñimiento, eczema, erupciones en la piel y otros síntomas. Son predominantemente niños irritables, letárgicos, faltos de energía y que duermen mal. Algunos son hiperactivos y ya les habían diagnosticado un trastorno por déficit de atención. La mayoría no dan positivo para la enfermedad celíaca. Pero cuando los someto a una dieta sin gluten, casi todos mejoran».

Incluso si los síntomas que tu hijo puede estar experimentando son muy diferentes a los tuyos, la fuente del problema puede ser uno de estos tres alimentos inflamatorios: el gluten, los lácteos o el azúcar. Una vez más, la diferencia estriba en dónde está el eslabón débil de tu cadena. Puede que tu hijo tenga un eslabón débil diferente al tuyo, pero ambos podréis revertir el daño de la autoinmunidad siguiendo este programa.

Visita theDr.com/autoinmune para obtener más información sobre cómo vivir sin gluten y recuperarse de las enfermedades autoinmunes.

FICHA DE REFERENCIA DEL PROTOCOLO DE TRANSICIÓN: FASE UNO

	PERMITIDOS	NO PERMITIDOS
Cereales	Cereales y harinas de arroz integral y blanco que están empaquetados y etiquetados como sin gluten.	Maíz no orgánico. Soja no orgánica.
Frutas/Verduras	Todas las frutas y verduras frescas. Verduras fermentadas.	Frutas o verduras desecadas o en conserva.
Proteínas	Carnes rojas, aves, huevos, pescado y mariscos frescos. Alubias secas. Frutos secos sin sazonar (en su cáscara) y semillas empaquetados y etiquetados como sin gluten. Atún enlatado Vital Choice.	Fiambres. Jamón, beicon o salchichas para el desayuno. Productos cárnicos autoprocesados o curados. Atún o pollo enlatado. Frutos secos y semillas que no están envasados y etiquetados con la etiqueta «sin gluten».
Condimentos	Aceites de coco, oliva y aguacate. Vinagre. Miel. Sal.	Aceite «vegetal» genérico. Vinagres de malta y vinagres condimentados.
Bebidas	Agua. Té, café (sin endulzar, sin leche añadida). Leche de coco, cáñamo, almendras o arroz sin endulzar. Zumo de fruta sin endulzar. Kombucha.	Todos los refrescos, incluidos los *light*. Leche de vaca, cabra o soja. Sustitutos de la leche con azúcar. Zumos de fruta con azúcar. Bebidas energéticas.

8

AYUDARTE A HACER LA TRANSICIÓN

E l objetivo final del protocolo de transición es reducir la inflamación en todo el cuerpo, especialmente en el tracto intestinal, lo que sentará las bases para sanar la permeabilidad intestinal. Recuerda que un intestino permeable es la puerta de entrada de las enfermedades autoinmunes. Según una investigación publicada en *Nature Clinical Practices: Gastroenterology and Hepatology*: «El proceso autoinmune se puede detener restableciendo la función de la barrera intestinal, e impidiendo así la interacción entre los genes y los desencadenantes ambientales».[1] Al sanar un intestino permeable, se reduce al mínimo la penetración de las bacterias tóxicas y las moléculas alimenticias grandes en el cuerpo, que provoca la respuesta inmunitaria protectora causante de la inflamación sistémica.

En este capítulo aprenderás qué más puedes hacer, además de elegir buenos alimentos, para sanar el intestino y proteger tu salud en general. Al concentrarnos en regenerar el entorno intestinal al tiempo que reducimos la carga tóxica que activa el sistema inmunitario (dejar de echar leña al fuego), comenzaremos a revertir la enfermedad. Recuerda que las células de crecimiento más rápido del cuerpo son las que forman el revestimiento interno de los intestinos. Es por eso por lo que solo se necesitan tres semanas para experimentar la mejoría: en cuanto el intestino permeable comienza a sanar, empiezas a recuperar tu buena salud. Lo mejor de todo es que estas estrategias para volverte más sano son muy fáciles de poner en práctica.

Ahora que sabes qué comer, el siguiente paso es apagar el fuego de la inflamación. Aunque hayas dejado de arrojarle leña, sigue habiendo un fuego que hay que extinguir. Los nutrientes de los que te hablaré en este capítulo te ayudarán a disminuir la inflamación y luego a sanar el intestino impulsando el crecimiento de nuevas células.

Tomar los nutrientes adecuados puede ayudarte a reducir la probabilidad de sufrir enfermedades autoinmunes, independientemente del lugar en el que te encuentres dentro del espectro. Mucha gente cree que se siente «bien», cuando en realidad tiene un incendio desatado en su interior. Lo que sucede es que la afección aún no ha destruido suficiente tejido para producir síntomas obvios. Sin embargo, una vez que comience a sanar el intestino, incluso aquellos que en la actualidad no están experimentando síntomas se sentirán realmente mucho mejor.

Estoy seguro de que has leído en otros libros o en Internet que se supone que debemos «estimular» el sistema inmunitario con nutrientes como los antioxidantes. Esto no es del todo correcto. La verdad es que el equilibrio inmunitario es más importante que el refuerzo inmunitario. Si ya tienes una enfermedad autoinmune, no te conviene estimular el sistema inmunitario. Tampoco te conviene suprimirlo. Lo que se precisa aquí es equilibrar la función inmunitaria para que pueda protegerte, pero sin reaccionar de forma exagerada.

Cuando nuestro sistema inmunitario detecta una amenaza y activa la respuesta de la inflamación, produce diferentes municiones químicas conocidas como citoquinas que crean el fuego con el que combate a la amenaza. Un problema de nuestro sistema médico actual es que los medicamentos que suelen recetarse como anti-inflamatorios se dirigen, normalmente, a una de estas citoquinas específicas, como el factor nuclear-kappaB, o el factor de necrosis tumoral, e interrumpen por completo la producción de esa citoquina. Cuando esto sucede, perdemos la protección necesaria de esta para cualquier otra amenaza que se presente. La reacción de los refuerzos del sistema inmunitario es crear más inflamación usando una citoquina o munición diferente. Eso significa que pese a que la medicación reducirá la inflamación a lo largo de la vía conectada a esa citoquina específica, puede seguir produciéndose una inflamación sistémica excesiva, y a menudo esto es lo que sucede.

Si sufres un dolor paralizante grave o una cascada autoinmune potencialmente mortal, el enfoque farmacéutico estándar para tratar las enfermedades autoinmunes es utilizar medicamentos que suprimen por completo el sistema inmunitario. Aunque hay situaciones y momentos en los que es aceptable recetar estos fármacos, con mucha frecuencia su uso a largo plazo bloquea de tal manera el sistema inmunitario que este termina funcionando a bajo rendimiento y no puede protegerte de otros desencadenantes o irritantes que te estén perjudicando. Peor aún, pueden tener efectos secundarios significativos que afecten a otros tejidos corporales. Esta es una de las razones por las que estos poderosos medicamentos, que pueden ser útiles a corto plazo, a largo plazo podrían tener efectos secundarios adversos, como cáncer o infecciones bacterianas y micóticas graves. Mi consejo a los pacientes ha sido siempre: «Continuemos con los medicamentos que te recetó tu médico anterior, porque te están ayudando. Y veamos si es posible reducir la necesidad de seguir tomándolos».

LOS MEDICAMENTOS PUEDEN AGRAVAR EL DESARROLLO DE TU ENFERMEDAD AUTOINMUNE

Algunos medicamentos pueden acelerar el desarrollo de las enfermedades autoinmunes y la intolerancia al gluten. Los peores son los pertenecientes a la categoría de fármacos que suprimen los ácidos. Aquí tenemos desde antiácidos simples, de venta sin receta, como Maalox o antagonistas de los receptores H2, entre ellos Zantac, Tagamet y Pepcid, hasta inhibidores de la bomba de protones, como Prilosec, Prevacid, Nexium o AcipHex, supresores de ácido gástrico de larga duración. Todos estos medicamentos aumentan nuestro pH y reducen el ácido clorhídrico. Este resultado multiplica por cien la probabilidad de que se desarrollen intolerancias o sensibilidades alimentarias.

El ácido clorhídrico es una enzima digestiva que tiene una importancia fundamental. Se supone que la producción de ácido en nuestro estómago descompone los alimentos y activa muchas señales en las zonas inferiores del tracto intestinal. El estómago está diseñado para soportar el ácido clorhídrico. Si tomaras el producido en tu estómago y lo vertieras sobre una mesa de madera, produciría corrosión. Pero ese mismo ácido puede permanecer todo el día en tu estómago sin causarte ningún problema. Cuando interferimos en las células productoras de mucosidad del estómago (por la exposición a los alimentos, el consumo de café en el caso de aquellos que son sensibles a él, el ácido fosfórico de los refrescos, etc.), causamos daño estomacal (como úlceras o acidez gástrica). En lugar de tratar el estómago con supresores de ácido, podemos volver a equilibrar su tejido eliminando los factores desencadenantes que ocasionan la inflamación gástrica y la pérdida de producción y función de las células mucosas.

Si interferimos en la producción de enzimas digestivas del cuerpo, y a esto le añadimos la malabsorción por la permeabilidad intestinal, no podremos extraer de los alimentos un porcentaje lo suficientemente elevado de vitaminas y minerales. Cuando el médico te recomiende antiácidos, inhibidores de la bomba de protones o antagonistas de los receptores H2, asegúrate de preguntarle qué debes hacer para garantizar una buena digestión.

Nos proponemos equilibrar el sistema inmunitario con el fin de que funcione como se supone que debe para mantenerte sano. Recuerda que no basta sencillamente con tomar una pastilla para equilibrar un sistema inmunitario hiperactivo o con bajo rendimiento. Hay que abordar los hábitos de estilo de vida que causaron ese desequilibrio (una intolerancia alimentaria, toxinas ambientales, etc.). Quizá tardemos meses en lograrlo. Pero una vez que lo equilibremos a base de implementar constantemente pequeñas acciones, los síntomas comenzarán a disminuir, recuperaremos la vitalidad, dormiremos mejor y nos encontraremos en mejores condiciones para enfrentarnos a los desafíos y el estrés de la vida diaria.

NUTRIENTES QUE ALIVIAN LA INFLAMACIÓN Y SANAN Y SELLAN LOS INTESTINOS

Para que se desarrolle la inflamación hay que poner en marcha un programa de expresión génica, altamente coordinado, en el que participan más de mil cien genes. Recuerda que la inflamación en sí no es mala; el problema es el exceso de inflamación. Para tratar una respuesta inflamatoria excesiva, tienes que modular tu expresión genética inflamatoria desactivando tantos genes desencadenantes de la inflamación como puedas y activando tantos genes antiinflamatorios como te sea posible. Este es el extraordinario mundo de la epigenética: lo que hacemos en nuestro entorno influye en nuestros genes.

La manera más segura de modular tu expresión genética con la menor cantidad de efectos secundarios o problemas a largo plazo consiste en hacer dos cosas. La primera y más importante, consumir alimentos de la más alta calidad, preferiblemente orgánicos. La segunda, complementar tu dieta con los nutrientes adecuados. Las vitaminas y minerales naturales antiinflamatorios no son ni mucho menos tan potentes o peligrosos como los antiinflamatorios farmacéuticos. Ni siquiera están en la misma escala. Es como comparar a David con Goliat, una bicicleta con un Ferrari, una barca de remos con una lancha rápida... ¿Te haces una idea?

Las sustancias antiinflamatorias naturales en forma de vitaminas, antioxidantes, polifenoles y suplementos nutricionales, como el galato de epigalocatequina (EGCG), un polifenol antioxidante que se encuentra principalmente en el té verde, el licopeno de los tomates, la curcumina de la cúrcuma o la vitamina C, activan algunos de los mil cien genes asociados con la cascada inflamatoria, ya sea atenuando los genes inflamatorios o activando los genes antiinflamatorios. No detienen la actividad de los genes tan completamente como los productos farmacéuticos. Aunque son mucho menos potentes, son partes fundamentales de una estrategia más eficaz: a la larga las pequeñas acciones repetidas consiguen grandes resultados. Son sustancias ligeras pero tampoco es que sean unas «enclenques», pueden defenderse por sí mismas. Es solo que no son unos matones, como los fármacos, que entran en el cuerpo intimidando y se apoderan de una vía.

¿Recuerdas el viejo refrán «todos los caminos conducen a Roma»? El mejor curso de acción para librar al cuerpo de la inflamación crónica es el enfoque pleiotrópico: *pleio*, del griego, que significa 'muchos', y *trepein*, que significa 'volver, convertir', es decir, muchos que convierten. Este enfoque, que utiliza numerosas sustancias inocuas y naturales para activar infinidad de genes y proporcionar múltiples beneficios ligeros, no solo reduce el exceso de inflamación, sino que también activa los genes para iniciar el proceso de curación. Aquí utilizamos una gran cantidad de antiinflamatorios naturales. No se puede usar un producto natural y esperar que logre resultados similares a los de un producto farmacéutico para apagar el fuego.

Esto puede verse en un ejemplo, que es solo uno entre cientos pero se me ha quedado grabado. Está demostrado que el té verde modula los genes para curar la permeabilidad intestinal,[2] para proteger contra el daño de un poderoso fármaco que detiene la producción de TNF (un poderoso antiinflamatorio)[3] y para conservar la elasticidad de los vasos sanguíneos (una característica muy importante).[4] El té verde puede proteger la capacidad cognitiva[5] y estabilizar los niveles de azúcar en la sangre protegiendo el hígado.[6] Los beneficios no terminan ahí. El té verde, y su polifenol activo EGCG, es un alimento/nutriente beneficioso porque modula numerosos genes para producir un efecto antiinflamatorio.

A decir verdad, tras leer todos estos estudios, empecé a tomar té verde con cierta frecuencia. Pero fue un estudio en particular el que me hizo verlo todo con otros ojos. En dicho artículo, publicado en 2006 en el *Journal of the American Medical Association*, los investigadores señalan el efecto del consumo de té verde sobre el riesgo de muerte por enfermedades cardiovasculares y sobre el riesgo de muerte por cualquier otra enfermedad (conocido como mortalidad por todas las causas). Durante once años, realizaron un seguimiento de 40.530 adultos de cuarenta a setenta y nueve años de edad sin antecedentes de apoplejía, problemas cardíacos coronarios o cáncer al inicio del estudio. En términos de mortalidad por todas las causas (muerte por cáncer, enfermedad cardíaca, enfermedad cerebral, etc.), si los hombres bebían de una a dos tazas de té verde al día, su riesgo de morir disminuía en un 7 %. De tres a cuatro tazas al día daban una reducción del 5 %, y cinco o más tazas diarias, una reducción del 12 %. En el caso de las mujeres, las que bebían de una a dos tazas de té verde al día tenían un riesgo un 2 % menor de mortalidad; de tres a cuatro tazas al día, un riesgo un 18 % menor, y con cinco o más tazas un riesgo un 23 % menor. Cuando los investigadores observaron específicamente la muerte por enfermedad cardiovascular, vieron que si los hombres bebían de una a dos tazas al día, tenían un riesgo un 8 % menor; de tres a cuatro tazas, había una reducción del 21 %, y con cinco o más tazas el riesgo disminuía en un 27 %. En el caso de las mujeres, las que bebían de una a dos tazas de té verde al día tenían un riesgo un 26 % menor de mortalidad; de tres a cuatro tazas un riesgo un 39 % menor, y con cinco o más tazas el riesgo de morir por una enfermedad cardiovascular disminuía en un 38 %.[7] Se trata de cifras espectaculares, pero ¿qué significan realmente? ¿Es el té verde la solución a todos nuestros problemas de salud? Aunque no lo sepamos con seguridad, sí sabemos que activa muchos genes con un efecto antiinflamatorio neto. Desde que leí este estudio en 2006, intento tomar un poco de té verde todos los días. Se trata de una de esas pequeñas acciones.

Un enfoque pleiotrópico (usando un número de productos naturales ligeros) para tratar la permeabilidad intestinal te proporcionará los mejores resultados. ¿Recuerdas la policomida? El pleiotropismo es la base del enfoque de la policomida. Ningún componente de la dieta por sí solo producirá esa reducción del 75 % en el riesgo de enfermedad cardíaca, pero la sinergia de todos los ingredientes (aproximadamente medio kilo de verduras, chocolate negro, almendras, ajo, pescado y vino tinto) acumulativamente crea ese resultado.

Los estadounidenses toman más de sesenta mil millones de dosis de suplementos nutricionales al año, y con cero muertes relacionadas, este es un récord de seguridad excepcional. Los datos más recientes provienen del informe anual del US National Poison Data System ('sistema nacional de datos de envenenamiento de los Estados Unidos'), que investigó los datos de cincuenta y siete centros de vacunación estadounidenses y mostró que los suplementos vitamínicos y minerales no causaron ninguna muerte.[8]

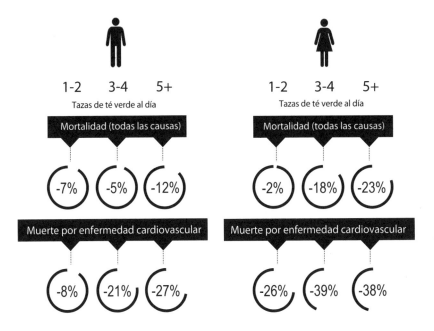

Algunos detractores inciden en el hecho de que la nutrición es un campo que carece de regulación y que el contenido o las cantidades declaradas en las etiquetas de algunos productos no se corresponden con la realidad. Son quejas razonables. En todos los ámbitos hay gente sin escrúpulos que saca provecho como sea. Por eso, al adquirir suplementos debes recurrir a fuentes fiables. Quizá tu médico sepa qué marcas son las de mejor calidad y las más seguras. Pero antes de consultarle, deberías asegurarte de si es la persona adecuada a la que preguntar.

Primero, tendrías que preguntarle cuántos cursos de nutrición ha estudiado o cuál fue el último seminario de posgrado en nutrición al que ha asistido. Es una pregunta que puede incomodar a alguien que no haya asistido a ningún curso y que, en realidad, no esté cualificado para aconsejar sobre este tema. Creemos que los médicos tienen que saberlo todo sobre la salud. No es justo albergar esas expectativas. Casi todos ellos tienen una experiencia, un área de estudio que les apasiona y en la que están muy bien informados. Pero, desafortunadamente, si la nutrición no es una de esas áreas, su formación en el ámbito médico deja bastante que desear.

Por ejemplo, según un artículo de la revista *Academic Medicine* de 2010, solo veintiocho (27 %) de las ciento cinco facultades de medicina de los Estados Unidos cumplieron con las veinticinco horas mínimas de educación nutricional establecidas por la Academia Nacional de Ciencias. Seis años antes, en 2004, fueron cuarenta (el 38 %) de ciento cuatro facultades.[9] ¿Qué conclusión sacamos de esto? En primer lugar, que solo una cuarta parte de los médicos recibe el *mínimo* requerido de horas de educación nutricional establecido por la Academia Nacional de Ciencias (y podría garantizar que tu médico no sabe si su educación cumplió con ese mínimo). En segundo lugar, que la tendencia va en la dirección equivocada.

Tras leer cientos de estudios que demuestran los beneficios de los nutrientes que influyen en los genes de la inflamación y la curación, he identificado veintidós nutrientes antiinflamatorios diferentes que trabajan juntos sinérgicamente para reducir la inflamación y restaurar el revestimiento intestinal. Les he enseñado este modelo de nutrientes a muchos médicos, que lo han utilizado con más de diez mil pacientes. Que yo sepa, este enfoque carece de efectos secundarios.

Los paquetes de soporte para la sensibilidad al gluten* son una poderosa combinación de seis píldoras que contienen estos veintidós nutrientes. Mi fórmula promueve la creación de tejido sano en los intestinos, la piel, el cerebro, las articulaciones, todo el sistema digestivo y casi todos los demás órganos del cuerpo, y no contiene trigo ni gluten. Puedes adquirir estos paquetes únicos a través de mi página web (theDr.com).

Quienes estén tomando actualmente medicamentos recetados pueden seguir este protocolo sin contraindicaciones. Recomiendo tomar el paquete de soporte para la sensibilidad al gluten, o tu propia versión de él, durante un mínimo de seis meses, y a

---

* N. del T.: *Gluten Sensitivity Support Packs.*

continuación realizar otra vez la prueba, por medio de los análisis de sangre descritos en el capítulo cinco, para confirmar si los biomarcadores anormales han vuelto a la normalidad. También puedes volver a realizar el cuestionario de síntomas médicos del capítulo cuatro para tratar de evaluar el cambio.

Aunque es muy probable que con el protocolo de transición comiences a sentirte mejor casi de inmediato, se necesita un tiempo para detener la producción de anticuerpos, calmar la cascada inflamatoria, activar los genes antiinflamatorios y estimular los genes para la curación. Sin hacerte una nueva prueba, es muy fácil dar por hecho que estás «bien» cuando tus síntomas se reducen radicalmente. Recuerda que en el espectro del desarrollo autoinmune, el tejido lleva años destruyéndose sin producir síntomas. Para la regeneración del tejido autoinmune, existe también un espectro de curación que requiere tiempo. De ahí que el periodo mínimo para que puedas observar mejorías notables en las pruebas de laboratorio sea de seis meses a un año.[10]

CENTRÁNDONOS EN LOS NUTRIENTES CLAVE

Hay seis nutrientes clave que son fundamentales para revertir la permeabilidad intestinal. Los primeros tres (vitamina D, glutamina y aceite de pescado) se pueden encontrar en los paquetes de soporte. El resto son suplementos adicionales que deberías plantearte adquirir.

1. **Vitamina D**: Una de las razones principales por las que la vitamina D es fundamental para sanar la permeabilidad intestinal es que supervisa el funcionamiento de las uniones estrechas, los espacios entre las células intestinales que permiten que las moléculas grandes y no digeridas pasen al torrente sanguíneo si tienes permeabilidad intestinal. La familia de proteínas llamada zonulina, que mantiene firmemente unidas las células del intestino, funciona

como los cordones de los zapatos, que han de estar bien atados la mayor parte del tiempo. El mecanismo habitual es que esos cordones se aflojen un poco para permitir que pequeñas moléculas se deslicen entre las células; así, las fuerzas de seguridad (nuestro sistema inmunitario) las controlan y limpian antes de ser admitidas en el torrente sanguíneo. Así es como se supone que debemos absorber las vitaminas y los minerales de los alimentos. Sin embargo, cuando se desatan los cordones, las partículas alimenticias más grandes, llamadas macromoléculas, pasan a través de las uniones estrechas hasta nuestra corriente sanguínea, lo que se conoce como *permeabilidad intestinal patógena*. Las macromoléculas no deben entrar en la corriente sanguínea. Esto activa el sistema inmunitario y, a su vez, se producen anticuerpos contra esas macromoléculas. Si es una macromolécula de pollo, puedes volverte alérgico al pollo. Si es una macromolécula de tomate, puedes volverte alérgico al tomate. Es por eso por lo que algunas personas tras hacer un panel de evaluación completo de IgG tienen resultados de intolerancia a más de veinte alimentos y exclaman: «¡No puede ser, soy sensible a todo lo que como!». Por supuesto, tu sistema inmunitario está haciendo justo lo que se supone que debe hacer para protegerte. Una vez que sanes la permeabilidad intestinal y vuelvas a hacerte la prueba, comprobarás que tienes intolerancia a muchos menos alimentos.

La vitamina D juega un papel fundamental en el atado y desatado de los cordones de los zapatos intestinales. Sin suficiente vitamina D, los cordones no se atan bien, lo que causa permeabilidad intestinal. Esa es una de las razones por las que tantas enfermedades autoinmunes son más frecuentes en países alejados del ecuador: quienes viven en esas zonas están menos expuestos al sol, por lo que sus cuerpos producen menos vitamina D. También sabemos que la vitamina D puede detener y, en muchas situaciones, revertir la producción de anticuerpos nocivos que podrían influir en algunos trastornos inmunomediados, como la dermatitis y el asma.[11]

2. Glutamina: El tracto gastrointestinal es, con diferencia, la parte del cuerpo que más aminoácido glutamina consume: las células epiteliales (las de más rápido crecimiento en el organismo) la utilizan como su principal combustible metabólico. Se sabe que la glutamina ayuda a proteger los intestinos dañados. Se ha utilizado con éxito en pacientes con VIH y cáncer para ayudarlos a absorber mejor los nutrientes y lograr así el aumento de peso necesario. La glutamina activa una serie de genes que permiten que el intestino sane.

Sin embargo, si tienes un historial de infecciones por hongos, necesitas controlar cuidadosamente la cantidad de glutamina que tomas porque este aminoácido puede ocasionar un aumento de los hongos. La glutamina también es una materia prima para las células inmunitarias que producen una cantidad saludable de inflamación en nuestros intestinos. Pero si ya sufres inflamación, la glutamina puede aumentarla (rara vez, pero puede suceder). Por eso siempre les digo a mis pacientes: «Aunque es muy poco frecuente, a veces sucede que alguien presenta sensibilidad a los paquetes de soporte para la sensibilidad al gluten. Si no te sientes bien al tomarlos, deja la glutamina durante un par de semanas, sigue tomando todo lo demás para activar los genes y producir el efecto antiinflamatorio, y después de unas semanas reintroduce la glutamina». Puedes hacer lo mismo si estás elaborando tus propios paquetes de suplementos.

3. Aceites de pescado: Los aceites de pescado son muy útiles porque contienen ácidos grasos omega-3 que activan o desactivan muchos genes para producir un efecto antiinflamatorio. También sabemos que los aceites de pescado reducen el riesgo de enfermedades cardiovasculares (principalmente derrames cerebrales e infarto agudo de miocardio), disminuyen la presión arterial alta y mejoran la función cerebral ya que modulan los genes de la inflamación en muchas áreas diferentes del cuerpo.

Los principales ingredientes de los aceites de pescado son el EPA y el DHA.* El EPA tiene propiedades antiinflamatorias. Puede activar los genes para la antiinflamación en el intestino y desactivar otros genes inflamatorios. El DHA juega un papel importante en el desarrollo del cerebro fetal y la retina del ojo durante los primeros dos años de vida. Aproximadamente el 35 % de las paredes de las células cerebrales están formadas por ácidos grasos omega-3. Si no se dispone de suficiente cantidad de estas grasas beneficiosas para producir células cerebrales sanas y fuertes, tu organismo usará cualquier materia prima que encuentre. Si comes patatas fritas, o cualquier otro alimento frito, usará ese aceite como materia prima para las células cerebrales. Y esa grasa es mucho más gruesa y viscosa y dificulta el paso a través de la membrana.

En mis tiempos (y esto te da una idea de la edad que tengo) cuando tenías que entregar una muestra de orina en el consultorio de un médico, ibas al baño, llenabas el recipiente que te habían entregado y lo depositabas en un torno que había en la pared. La enfermera que se encontraba al otro lado de la pared hacía girar el torno, y tu muestra pasaba a esa habitación. Así es como las células del cerebro se comunican entre sí: los mensajeros químicos producidos en una célula cerebral pasan a través de las paredes de esta hasta la célula cerebral vecina. Pero si tu dieta está llena de grasa inadecuada, el torno se oxidará y no girará bien, e interferirá en la transmisión de los mensajes de una célula cerebral a otra. Por eso, cuando a un niño se le dan suplementos de aceites de pescado ricos en omega-3, su coeficiente intelectual puede incrementarse en más de tres puntos (un aumento considerable). Tu cerebro expulsará las grasas perjudiciales de las paredes celulares y las reemplazará por grasas beneficiosas, y el torno funcionará mejor.

Los omega-3 solo pueden adquirirse con la dieta, ya que el cuerpo no es capaz de producirlos. El pescado tiene valores elevados de omega-3, pero como muchos no son seguros para el consumo,

---

* N. del T.: EPA, ácido eicosapentaenoico, y DHA, ácido docosahexaenoico; ambos son ácidos grasos poliinsaturados esenciales.

los suplementos de aceite de pescado de alta calidad (analizados por su contenido en metales pesados y contaminantes químicos) son una manera perfecta de obtener estos nutrientes esenciales. Está demostrado que las dosis terapéuticas de hasta tres gramos para adultos son notablemente efectivas y seguras.[12] Normalmente, prescribo las siguientes dosis para mis pacientes:

* 15,5-34 kilos = al menos 1 g por día (total omega-3).
* 34,5-56,5 kilos = al menos 2 g por día (total omega-3).
* 56,5 kilos = 3 + g por día (total omega-3).

4. Probióticos: Los suplementos probióticos favorecen la microbiota de la misma manera que los alimentos fermentados: aportando bacterias benignas. La microbiota tiene un impacto directo en prácticamente todas nuestras funciones corporales, desde convertir la hormona tiroidea inactiva T4 en la hormona activa T3, hasta dirigir la producción de hormonas cerebrales (llamadas neurotransmisores) y reducir nuestros factores de riesgo cardiovasculares (como el índice de masa corporal, la circunferencia de la cintura, la presión arterial y los niveles de triglicéridos).[13] Estoy convencido de que a medida que se amplíe la investigación científica de los beneficios de trabajar con el microbioma, observaremos protocolos más sofisticados para la toma de probióticos.

Hace treinta años sabíamos que era importante suministrar probióticos a nuestros pacientes, pero contábamos con datos científicos limitados. La mejor recomendación que podíamos dar era «tomar algunos probióticos, cuanto más, mejor». Hoy en día sabemos que hay miles de cepas diferentes de bacterias benignas en la microbiota que pueden reaccionar positivamente a los probióticos; sin embargo, sigue habiendo muchas preguntas sin respuesta sobre lo que sucede si se da una gran cantidad de uno o dos tipos. Hasta que sepamos más, parece más razonable tomar una dosis moderada de diversos probióticos diferentes que una dosis más elevada de solo uno o dos.

Esta es una de las razones por las que te recomiendo encarecidamente que obtengas los probióticos de alimentos fermentados enteros en lugar de suplementos. Trata de variar de verduras fermentadas, ya que cada una de ellas puede contener diferentes cultivos y familias de bacterias benignas. También recomiendo tomar una cápsula de probióticos mixtos con las verduras fermentadas. Las familias de bacterias que busco en un suplemento probiótico son *Lactobacillus*, *Bifidobacterium* (son las más comunes), *Bacillus subtilis* (que aumenta el recuento de *Bifidobacterium* en más del 500 %) y *Saccharomyces boulardii*.

5. Carnosina de zinc: Existen dieciocho tipos diferentes de zinc, y cada uno tiene una función específica. La carnosina de zinc se conoce, desde hace mucho tiempo, como la que tiene propiedades que curan el tracto gastrointestinal. Se ha utilizado en el tratamiento de úlceras porque se sabe que promueve un aumento del 75 % en la proliferación y migración de nuevas células para curar el daño en el estómago. Investigaciones recientes han demostrado que también promueve un aumento del 50 % en la proliferación y migración de nuevas células para curar el daño en el intestino delgado.[14] Este mecanismo es imprescindible para curar un intestino permeable ya que gran parte del daño de la permeabilidad se produce en el intestino delgado.

La carnosina de zinc también puede ayudar a revertir el daño causado por tomar medicamentos antiinflamatorios no esteroideos (AINE), como la aspirina y el ibuprofeno. En 1998, un estudio histórico sacudió el mundo de la salud al revelar que más de cien mil personas eran hospitalizadas al año solo por tomar AINE y que más de dieciséis mil fallecían por la misma causa.[15] Ahora es bien sabido que los AINE aumentan la permeabilidad intestinal, lo que conduce a la inflamación, erosión, úlceras, sangrado, perforación y obstrucción.[16] Irónicamente, estos medicamentos, que están diseñados para ser antiinflamatorios, pueden causar daño inflamatorio en el intestino. Un tercio de las muertes causadas por los AINE está relacionada con una dosis baja de aspirina diaria.[17] Incluso una dosis tan pequeña como 10 mg de aspirina al día causa úlceras gástricas[18] (normalmente la aspirina para bebés contiene 81 mg).

Ten en cuenta estas estadísticas cada vez que tomes uno de estos medicamentos. En nuestra sociedad dependemos excesivamente de ellos. De hecho, los estudios muestran que el 44 % de los pacientes consumen más de la dosis recomendada de estos fármacos.[19] Si decides tomar aspirina, sería razonable que usaras un poco de protección nutricional para curar el intestino. Recomiendo a mis pacientes que si van a tomar AINE, lo suplementen con un paquete de soporte para la sensibilidad al gluten al día como medida protectora, junto con una tableta diaria de zinc carnosina (75 mg por tableta) si pesan cincuenta y seis kilos o menos, o una tableta dos veces al día si pesan más.

6. Calostro: Al dar a luz, los primeros de tres a cinco días de leche materna no son leche en absoluto, sino calostro. El calostro es producido por las glándulas mamarias de todos los mamíferos durante el final del embarazo. Contiene anticuerpos que los recién nacidos necesitan para protegerse contra enfermedades. Esta sustancia modula los genes como ninguna otra en el planeta, y ahora sabemos que es el mejor remedio para la salud intestinal. Contiene factores de crecimiento y hormonas diseñadas para cerrar las uniones apretadas de los recién nacidos (todas ellas permeables en el útero). En los adultos, activa los mismos genes para ayudar a reparar el daño al revestimiento intestinal, restaurar la integridad intestinal, cerrar las uniones estrechas y servir como modulador primario de los genes inflamatorios en el intestino. También promueve la recolonización de este órgano con bacterias beneficiosas.

Aproximadamente un cuarto de los sólidos totales del calostro son anticuerpos (IgG, IgE, IgA, IgD), que los recién nacidos necesitan para colonizar su microbiota. Los IgG del calostro les proporcionan una protección inmediata contra insectos, bacterias, virus, moho, hongos y parásitos. En los adultos, el calostro también proporciona protección contra estos mismos invasores. Además, activa los genes que reparan las microvellosidades, para que se pueda regenerar la vellosidad que se ha desgastado si se tiene la enfermedad celíaca. Como dijo el doctor Andrew Keech, una autoridad sobre el calostro a nivel internacional, en mi programa *Gluten Summit*: «En las estanterías de las tiendas de alimentación saludable hay muchos alimentos que pueden ayudar a sanar un aspecto de los intestinos dañados; pero solo el calostro se encarga de la totalidad».

Podemos tomar suplementos de calostro de vaca para ayudar a sanar nuestro intestino. La estructura del calostro de las vacas y los humanos es idéntica. De hecho, la parte inmunitaria del calostro –estos péptidos– es exactamente la misma en todos los mamíferos. Sin embargo, hay una diferencia en la calidad de los calostros que puedes adquirir en el mercado. El producto que promociono en nuestro sitio web es exactamente el mismo producto autorizado por seis gobiernos de África como primera opción de tratamiento para el VIH. Así de beneficioso puede ser el calostro. Busca que proceda de vacas alimentadas con pasto que no hayan recibido antibióticos u hormona de crecimiento bovina. Para la mayoría de los adultos la dosis recomendada es una cucharada al día de calostro en polvo.

Aunque el calostro puede ser considerado un producto lácteo, normalmente es bajo en proteínas alergénicas y extremadamente bajo en caseína. Sin embargo, si tienes intolerancia a la lactosa, habla con tu médico antes de tomar este suplemento. Juntos, podréis determinar si es o no una buena idea probar el calostro y ver si notas algún síntoma.

Cada vez que descubro un paciente con verdadera intolerancia a la lactosa, le sugiero que pruebe el calostro durante al menos dos meses, porque activará más genes para reducir la inflamación y sanar los intestinos que cualquier otra cosa que pudiera recomendarle. Al mismo tiempo, elimina todos los demás productos lácteos de la dieta. Si tienes cualquier síntoma de gases, hinchazón, dolor abdominal, etc., deja de tomar el calostro. Según mi experiencia clínica, siete u ocho de cada diez pacientes con intolerancia a la lactosa mejoran con este protocolo.

LEE TODAS LAS ETIQUETAS DE LOS SUPLEMENTOS Y MEDICAMENTOS: EVITA ESTOS INGREDIENTES

Dentro de los suplementos, e incluso de los medicamentos, puede haber trazas ocultas de gluten, lácteos o azúcar. Lo mismo que con todo lo que te llevas a la boca, lee las etiquetas cuidadosamente y busca pistas que indiquen contaminación de gluten. Las regulaciones actuales de etiquetado de contaminación de gluten no requieren que esta sustancia se etiquete en las vitaminas o en los medicamentos. Aunque, por lo general, los suplementos y los fármacos no contienen gluten, este se puede agregar como agente aglutinante o como otro ingrediente inactivo. A menudo son los almidones utilizados para absorber el agua de las píldoras, para que tengan una vida útil más larga. Cuando un producto contiene la palabra *almidón*, es necesario identificar la fuente. La más perjudicial es la maltodextrina, un almidón normalmente derivado del maíz, pero que también puede extraerse del trigo, las patatas o el arroz.

Las tabletas y cápsulas son la fuente potencial con mayores probabilidades de contaminación de gluten, ya que suelen contener excipientes, absorbentes, protectores, aglutinantes, agentes colorantes, lubricantes y agentes de carga que pueden contener esa sustancia. Cada uno de estos aditivos está hecho de materiales sintéticos o de fuentes naturales que se extraen de plantas o animales. Aunque la FDA los considera inactivos y seguros para el consumo humano, pueden ser una fuente potencial de contaminación. Los farmacólogos afirman que algunos de estos agentes pueden tomarse con seguridad durante la fase uno, mientras que otros no. El manitol o el xilitol se considerarían seguros. Estos son alcoholes del azúcar que se refinan hasta el punto de que no constituyen un problema para la mayoría de la gente, aunque algunos pueden ser derivados del trigo.

Otros aditivos seguros que puedes encontrar en los medicamentos son el dióxido de titanio, la lactosa (a menos que tengas sensibilidad a esta sustancia), la gelatina, la dextrina y el estearato de magnesio. Una buena regla empírica es pedirle siempre a tu farmacéutico que se asegure de que cualquier receta que te despache esté libre de gluten. Estos profesionales pueden revisar el prospecto del paciente y hacerle saber lo que contiene el medicamento, o darle la documentación para que este pueda leer los componentes. También pueden buscar en Internet y revisarlo por él o enseñarle a ponerse en contacto con el fabricante del fármaco.

Desafortunadamente, no es tan fácil encontrar las fuentes ocultas de gluten en los suplementos. Aunque algunos empleados de tiendas de alimentos saludables tienen muchos conocimientos, la mayoría carece de capacitación formal sobre la composición y los aditivos de los productos nutricionales. Si tienes la suerte de contar con profesionales de la salud que te recomienden suplementos nutricionales, podrán responder a tus preguntas como lo haría un farmacéutico. Y si no conocen la respuesta a la pregunta sobre los componentes, disponen de las vías para averiguarla. Puedes estar seguro de que todos los productos que recomiendo han sido examinados más de una vez para garantizar que son seguros.

Cada vez que compres una nueva dosis de suplemento nutricional o medicamento, examínalo como si fuera un producto completamente distinto. Los fabricantes suelen cambiar sus fórmulas, y los genéricos no tienen por qué ser duplicados exactos de los medicamentos de marca en lo referente a sus componentes inactivos. Lo mismo ocurre con los medicamentos de venta libre. Lee todas las etiquetas cuidadosamente y evita los siguientes ingredientes:

- Aceite de germen de trigo.
- Acetato de tocoferol.
- Ácido cítrico.
- Alcohol.
- Alfa-tocoferol.
- Alfa-tocotrienoles.
- Almidón.
- Almidón de enlace cruzado.

- Almidón de trigo.
- Almidón modificado.
- Almidón modificado pregelatinizado.
- Almidón pregelatinizado.
- Avena.
- Avena sativa.
- Avena silvestre.
- Beta-glucanos.
- Beta-glucanos de avena.
- Beta-glucanos de cebada.
- Beta-tocoferol.
- Beta-tocotrienol.
- Cebada.
- Cebada en polvo.
- Cebada forrajera.
- Cernilton (hierba de centeno).
- Color caramelo.
- D-alfa-tocoferol.
- D-beta-tocoferol.
- D-gamma-tocoferol.
- Delta-tocotrienol.
- Dextratos.
- Dextrimaltosa.
- Dextrina (si no se especifica la fuente, suele ser maíz o patata, lo que es aceptable, pero a veces se utiliza trigo).
- Extracto de avena.
- Extracto de germen de trigo.
- Extracto de polen de hierba de centeno.
- Fibra de avena.
- Fibra de cereales.
- Fibra dietética.
- Gamma-tocoferol.
- Gamma-tocotrienol.
- Glicolato sódico de almidón.
- Goma xantana.
- Hierba de avena.
- Hierba de centeno.
- Hierba de trigo.
- Hoja de cebada.
- *Hordeum distichon.*
- *Hordeum vulgare.*
- Levadura.
- Levadura de cerveza.
- Maltodextrina.
- Maltosa.
- Proteína de trigo.
- Salvado de avena.
- Salvado de cebada.
- Salvado de trigo.
- *Secale cereale.*
- Tocoferol.
- Tocoferol succinato.
- Tocoferoles mezclados.
- Tocotrienoles mezclados.
- *Triticum aestivum.*
- Vitamina E.

PROTÉGETE DE EXPOSICIONES INVOLUNTARIAS A ALIMENTOS

Las exposiciones involuntarias –como comer gluten, lácteos, azúcar o cualquier otro alimento al que seas sensible– son un problema muy real y pueden saboteare en el protocolo de transición. Lamentablemente, la exposición involuntaria es la principal razón por la que muchos no se sienten mejor ni siquiera cuando siguen «estrictamente» una dieta libre de gluten. No es que hagan trampas y coman alimentos con gluten de vez en cuando. La mayoría de mis pacientes con intolerancias o sensibilidades alimentarias se esfuerzan por seguir una alimentación sana, pero siguen sufriendo síntomas porque ingieren gluten, a menudo sin saberlo. Es por eso por lo que, en el capítulo anterior, enumeré todos los posibles ingredientes que contienen gluten. Sin embargo, no siempre podemos leer las listas de ingredientes, especialmente cuando comemos fuera de casa.

La exposición tóxica al gluten (de trigo, centeno y cebada) desencadena la permeabilidad intestinal, que es la puerta de entrada al desarrollo de enfermedades autoinmunes en la totalidad de las personas. Los estadounidenses consumen un promedio de unos sesenta kilos de trigo al año. Ahora bien, yo no como nada. Eso significa que otra persona está comiendo ciento veinte kilos de trigo al año. Y cada bocado de este alimento desgarra el revestimiento de nuestros intestinos. En algunos casos, esos desgarros se curan fácilmente. Pero una vez que has pasado los límites y creado la suficiente permeabilidad intestinal que no puede sanar, si el eslabón débil de tu cadena son los intestinos, acabarás padeciendo la enfermedad celíaca. Por eso, un familiar de alguien con enfermedad celíaca confirmada puede hacerse la prueba y dar negativo; pero si se la vuelve a hacer siete años después, es posible que para entonces ya la sufra. Su cuerpo ya no podía curar los desgarros de la estopilla provocados por la exposición al gluten. La verdad es que solo un pequeño número de pacientes celíacos sana por completo. Según un artículo de 2012 publicado en el *American Journal of Gastroenterology*, incluso después de doce años de seguir una dieta sin gluten, el 31 % de los pacientes del estudio aún presentaban los mismos síntomas a los que se enfrentaban originalmente: inflamación intestinal elevada.[20] Resulta que solo el 8 % de los celíacos se cura completamente con una dieta sin gluten, lo que lleva a estos investigadores a la siguiente conclusión: «En algunos pacientes, una dieta libre de gluten por sí sola puede ser insuficiente para controlar por completo la enfermedad».

Peor aún, como vimos en el capítulo uno, tener una afección autoinmune aumenta el riesgo de padecer otras. Un segundo estudio del *American Journal of Gastroenterology* analizó a siete mil seiscientos pacientes celíacos que seguían una dieta sin gluten, de los cuales el 43 % continuaba con la atrofia vellositaria persistente, es decir, desgaste de la vellosidad en sus intestinos. Para esas personas, el riesgo general de cáncer intestinal era casi tres veces mayor que el de la población general.[21]

En tu caso, esto puede significar que incluso cuando tus dolores de cabeza desaparecen, o tu mala digestión mejora después de la fase uno durante tres semanas, puedes seguir experimentando una inflamación subyacente. Es posible que aún tengas algo de permeabilidad intestinal causada por exposiciones involuntarias. Por eso, al realizar este programa no deberías conformarte simplemente con eliminar los síntomas y regresar a tu antiguo estilo de vida. Tienes que poner más de tu parte. Prescindir del gluten es fundamental, pero esto solo es una parte de la solución. A menos que abordes las demás causas de la permeabilidad intestinal, seguirás teniendo inflamación. Por eso es conveniente medir los biomarcadores de la inflamación con análisis de sangre u orina después de que tus síntomas hayan desaparecido. Esta es la única manera de asegurarse de que la inflamación ya no esté causando permeabilidad intestinal.

Para poder sanar por completo, debes protegerte de fuentes ocultas de gluten. Es necesario proporcionarle al cuerpo munición extra, y la manera más efectiva de hacerlo, que yo sepa, es complementar tu alimentación añadiéndole enzimas digestivas. Las enzimas digestivas se producen naturalmente en el páncreas y el intestino delgado. Su función es descomponer los alimentos en nutrientes para que el cuerpo pueda absorberlos. También puedes tomar enzimas específicas adicionales que digieren de forma más eficaz el gluten consumido involuntariamente. Estas enzimas te protegen de los efectos de una exposición inadvertida a cualquiera de los ocho alérgenos principales (trigo, lácteos, soja, huevo, frutos secos, pescado, cáñamo y guisantes).

Toma enzimas digestivas antes de cada comida para asegurarte de que no queden rastros de gluten mal digerido que salgan del estómago. Eso significa cada vez que haces una comida que contenga algo más que carnes y verduras preparadas de manera sencilla (porque a menudo se agrega gluten, lácteos o azúcar a las sopas, las salsas, los condimentos, los aderezos, etc.).

Pese a que en el mercado existen muchas enzimas digestivas del gluten, no me convencían sus resultados. Con el paso de los años, he visto que varios de mis pacientes no respondían tan bien como deberían a este paso extra de tomar enzimas. La investigación demuestra que funcionan en el laboratorio, pero no siempre en la práctica clínica. Comencé a investigar por qué este enfoque era ineficaz; conocí a investigadores que llevaban once años desarrollando una enzima para ayudar a digerir el gluten más completa y rápidamente. Pasamos otros dos años colaborando para averiguar qué era lo que fallaba. Hasta que dimos con ello.

Vimos que los centinelas del sistema inmunitario, diseñados para protegerlo, vigilan la primera parte del intestino delgado (el duodeno) justo donde se conecta con el estómago. Esta área contiene células dendríticas y células presentadoras de antígenos (los centinelas). Si alguna molécula de proteína mal digerida sale del estómago, los centinelas envían un mensaje de alarma que activa nuestros mecanismos de defensa. La respuesta del sistema inmunitario produce una gran cantidad de inflamación en los lugares donde absorbemos vitaminas y minerales. Por eso, las personas con reacciones adversas a los alimentos tienen síntomas en tantas áreas diferentes del cuerpo; esto depende de dos cosas: de cómo responde su sistema inmunitario y de qué deficiencias de nutrientes se desarrollan a partir de la mala absorción.

Recuerda que una vez que el sistema inmunitario se pone en marcha, puede permanecer activo entre tres y seis meses a partir de cualquier exposición. Al ver que la alarma se activa justo cuando los alimentos salen del estómago, comprendimos que necesitábamos asegurarnos de que estos alimentos fueran completamente digeridos *antes* de que llegaran al intestino delgado. Teníamos que crear una enzima digestiva que produjera una digestión completa de los ocho desencadenantes principales de la intolerancia a los alimentos. Esto debía producirse en un plazo de sesenta a noventa minutos, antes de que los alimentos salieran del estómago y entraran en el intestino delgado. Estas enzimas digestivas se llaman E3 Advanced Plus y puedes adquirirlas en mi página web (theDr.com). Tu médico puede pedirlas a la empresa de nutrición NuMedica. Hay otras enzimas digestivas comerciales que ayudan a digerir el gluten que pueden funcionar, pero tardan de tres a cuatro horas en hacer efecto, y en ese tiempo los péptidos parcialmente digeridos pueden salir del estómago, activar a los centinelas e iniciar toda la cascada autoinmune.

Estas tres enzimas ayudan a mantener una microbiota saludable porque contienen prebióticos que apoyan a nuestras bacterias benéficas. Esto crea un ambiente equilibrado, específicamente en el intestino delgado, lo cual es muy difícil de conseguir con cualquier suplemento. Asimismo, contienen probióticos especialmente seleccionados que tienen un efecto doble: por un lado, la reinoculación y por otro, ayudar a digerir el gluten.

Puedes lograr un resultado similar incluyendo en tu dieta diaria verduras fermentadas variadas y prebióticos.

DETENER LA PERMEABILIDAD INTESTINAL JUSTO EN LA BOCA

Las bacterias *Porphyromonas gingivalis*, principales causantes de la enfermedad de las encías, liberan una toxina extremadamente potente que altera la flora del intestino y se ha demostrado que causa permeabilidad intestinal. Estas bacterias pueden causar una ligera permeabilidad en la boca que les permite pasar al torrente sanguíneo. Hoy en día, los investigadores están relacionando estas bacterias con varias afecciones crónicas, como las enfermedades cardíacas, la demencia, la diabetes y la infertilidad. Actualmente, los dentistas prescriben antibióticos a los pacientes con problemas cardíacos antes de trabajar en su boca, para evitar que creen permeabilidad en las encías durante una limpieza. Pero ya sabemos que los antibióticos por sí solos pueden alterar las bacterias del intestino y causar permeabilidad intestinal.[22]

Además de cepillarte los dientes y usar hilo dental, una medida sencilla que puedes tomar para asegurarte de tener una flora saludable en la boca es enjuagártela con un poco de aceite de coco todos los días, aunque solo sea durante treinta segundos. Es lo que se conoce como *oil pulling*.* En un estudio de treinta días en el que se realizó un enjuague bucal con aceite de coco, se observó una reducción estadísticamente significativa de la placa después de siete días. Los investigadores también señalaron que la salud de las encías había mejorado mucho. Estos dos marcadores siguieron mejorando a medida que avanzaba el estudio.[23]

He aprendido a convertir el aceite de coco en mi aliado. El aceite de coco es un buen aceite de cocina que es sólido a temperatura ambiente. Se trata de un alimento básico en las dietas de muchos países tropicales, incluida la India, y también se utiliza por sus propiedades cosméticas. Contiene triglicéridos de cadena media que han demostrado tener efectos antiinflamatorios y

---

* Editorial Sirio ha publicado un libro sobre esta técnica: *Oil pulling. Enjuagues con aceite para desintoxicar y sanar el cuerpo.*

LA HISTORIA DE SAMANTHA, quinta parte

¿Recuerdas a mi paciente Samantha? Después de tomar Glutenza durante unos meses, escribió esta carta, que tengo que compartir contigo:

Doctor Tom, ¡gracias por devolverme la vida! Desde que empezó a tratarme, he sobrevivido al peor caso de vasculitis en lupus del sistema nervioso central que el Centro Médico de UCLA ha visto en veinte años. También tuve el síndrome antifosfolípido, además de varias afecciones derivadas de las altas dosis de prednisona, dos tipos de quimioterapia durante un año y medio, y los diversos medicamentos utilizados para tratar las enfermedades. Mi proceso para curar y revertir todo el daño que las enfermedades y los medicamentos le han hecho a mi cuerpo se ha interrumpido una y otra vez por las exposiciones ocultas a los alimentos a los que soy sensible. Pero ahora, ya NO TENGO esos contratiempos si estoy expuesta a fuentes ocultas de gluten, soja, lácteos o maíz. ¡Ya no sufro durante dos semanas los síntomas de exposición ni necesito de cuatro a seis meses de reajuste para desintoxicarme y equilibrar mi sistema inmunitario después de una agresión! De hecho, ¡estoy viendo un progreso mucho más rápido en la recuperación de mi sistema inmunitario, y sé que el secreto que hace que funcionen realmente todos los protocolos que me recomienda es que ahora estoy protegida de exposiciones desconocidas al gluten! Por fin puedo viajar, tener una vida social y seguir adelante con el proceso de restaurar mi sistema inmunitario y mi tracto gastrointestinal. ¡Gracias por crear Glutenza!

319

antimicrobianos. Además, es un antibiótico natural lleno de bacterias prebióticas beneficiosas.

Guardo una pequeña cantidad de aceite de coco en un recipiente en la ducha y tomo una cucharadita para enjuagarme la boca durante unos minutos y escupirla. Al principio, cuesta un poco acostumbrarse a su sabor y su consistencia. En cambio, ahora estoy deseando usarlo, porque me deja una agradable sensación de frescura en la boca.

LA EXPOSICIÓN A ALIMENTOS TÓXICOS SE PRODUCE EN LOS LUGARES MÁS INESPERADOS

Aunque hacemos todo lo posible para mantener el cuerpo limpio por dentro, también tenemos que examinar nuestro medioambiente y cómo cuidamos de nuestra parte externa. Desafortunadamente, existen otras fuentes ocultas de gluten a las que estamos expuestos con solo utilizar productos comerciales cotidianos. Pueden estar en el champú, en el detergente de la ropa o en cualquier sustancia que estés inhalando.

Hay una explicación científica comprobada y bien documentada sobre el efecto del gluten en los productos comerciales.[24] Dicho esto, según algunos investigadores las moléculas de gluten no pueden penetrar en la piel. Afirman que los productos domésticos que contienen gluten, como los detergentes, champús, lápices labiales e incluso maquillaje para ojos, no pueden atravesar la piel o el cuero cabelludo y no deberían suponer un problema. Sin embargo, a algunas personas les afecta. Puede que estas moléculas entren en el cuerpo a través del sistema respiratorio cuando las olemos. La vía respiratoria de administración de una toxina alimentaria está bien referenciada en la bibliografía científica. Al usar cualquiera de estos productos que contienen gluten, inhalas las partículas más minúsculas, y estas pueden desencadenar una respuesta inmunitaria.[25] Incluso si no experimentas síntomas, podrían estar dañando tus tejidos internos.

Cosméticos y productos para el cuidado corporal

Las proteínas de gluten que se encuentran en los cosméticos pueden ser un problema para algunas personas altamente sensibles. En 2013, en la reunión anual del American College of Gastroenterology ('universidad estadounidense de gastroenterología'), los investigadores presentaron el caso de estudio de una mujer de veintiocho años que controló con éxito su enfermedad celíaca a través de la dieta. Sin embargo, después de probar una nueva loción corporal, sufrió un sarpullido con picazón y ampollas en los brazos, junto con hinchazón estomacal y diarrea. Una vez que dejó de usar la loción, sus síntomas desaparecieron. En un artículo científico de 2014 titulado «Food Allergen in Cosmetics» [Alérgenos alimentarios en cosméticos], los autores mostraron un metaanálisis de ocho estudios diferentes con más de mil novecientos pacientes que sufrían de síntomas de alergias graves al trigo, a pesar de que estos pacientes no estaban comiendo trigo. Los autores descubrieron que lo que causó esta reacción fue un jabón facial que contenía proteína de trigo. En cuanto los pacientes dejaron de usarlo, sus síntomas desaparecieron.[26]

La urticaria es el síntoma más habitual de una reacción sensible al trigo en los productos para el cuidado corporal. Otros síntomas son el asma y la dermatitis atópica, una afección inflamatoria crónica de la piel que incluye picazón importante, piel seca y lesiones visibles. La prevalencia estimada de la dermatitis atópica ha aumentado drásticamente en los últimos treinta años, sobre todo en las zonas urbanas. Esto pone de relieve la prevalencia de las exposiciones ambientales como las de los cosméticos en el desencadenamiento de la enfermedad.[27]

El trigo no es la única sustancia de los cosméticos que puede causar un problema, tan solo es frecuente. Por ejemplo, el protector solar, que es esencial para prevenir las quemaduras solares, el envejecimiento precoz de la piel y el cáncer de piel, contiene más de veinte sustancias químicas que no están aprobadas para su uso por la FDA. Las benzofenonas y los dibenzoilmetanos son los productos químicos que con más frecuencia suelen contener los filtros solares que causan dermatitis de contacto alérgica y fotoalérgica.[28] Afortunadamente, los fabricantes especializados han creado líneas enteras de productos de belleza orgánicos, sin gluten, sin lácteos y sin azúcar. Annmarie Skin Care (annmariegianni.com) es una de esas marcas que les encantan a mis pacientes.

Presta atención a los siguientes ingredientes en cosméticos y productos para el cuidado corporal, ya que pueden contener gluten:

- Aceite de germen de trigo.
- Aceite de germen de trigo/ésteres PEG-8.
- Aceite de germen de trigo hidrogenado.
- Aceite de germen de trigo PEG-40/ésteres de butiloctanol.
- Aceite de germen de trigo/ésteres de aminopropanodiol de aceite de palma.
- Aceite de germen de *Triticum aestivum* (trigo).
- Aceite de germen de *Triticum vulgare* (trigo).
- Aceite de germen de *Triticum vulgare* (trigo) insaponificable.
- Aceite de semilla de avena.
- Aceite del fruto de *Avena sativa* (avena).
- Acetato de tocoferol.
- Ácido cítrico.
- Ácido láctico.
- Alcohol.
- Alcohol de grano.
- Alcohol Denat.
- Almidón de avena.
- Almidón de *Avena sativa* (avena).
- Almidón de trigo.
- Almidón de trigo (*Triticum vulgare*).
- Almidón de trigo hidrolizado.
- Almidón de trigo hidrolizado con hidroxipropilato de laurdimonio.
- Almidón de trigo hidrolizado con hidroxipropiltrimonio.
- Aminoácidos de avena.

- Aminoácidos de avena de cocoil sódico.
- Aminoácidos de avena de lauroil sódico.
- Aminoácidos de lauroil trigo sódico.
- Aminoácidos de trigo amp-isostearoil.
- Aminoácidos de trigo olivoil de potasio.
- Aminoácidos de trigo undecilenoil.
- Aminoácidos de trigo.
- Aminoácidos de trigo lauroil de potasio.
- Aminoácidos hidroxipropiltrimonio de maíz/trigo/soja.
- *Aspergillus/Saccharomyces/* filtrado del fermento de semillas de cebada.
- *Avena sativa.*
- Avenantromidas.
- Beta-glucano de avena
- Cebada (*Hordeum vulgare*) en polvo.
- Cera de grano gastado.
- Ceramidas de trigo.
- Cetearil glicósidos de salvado de trigo.
- Ciclodextrina.
- Cloruro de *germamidopropalkonium* de trigo.
- Cloruro de *germamidopropil epoxipropil epoxipropildimonio* de trigo.
- Complejo amino peptídico.
- Dextrina.
- Esfingolípidos de trigo.
- *Estearyldimoniumhydroxypropyl.*
- Etanol.
- Extracto de avena.
- Extracto de brotes de *Triticum vulgare* (trigo).
- Extracto de cebada (*Hordeum distichim*).
- Extracto de centeno.
- Extracto de germen de trigo.
- Extracto de germen de *Triticum aestivum* (trigo).
- Extracto de germen de *Triticum vulgare* (trigo).
- Extracto de gluten de trigo.
- Extracto de gluten de *Triticum vulgare* (trigo).
- Extracto de grano de avena.
- Extracto de grano fermentado.
- Extracto de harina de *Avena sativa* (avena).
- Extracto de hoja de *Triticum aestivum* (trigo).

- Extracto de *Hordeum distichim* (cebada).
- Extracto de levadura.
- Extracto de malta.
- Extracto de malta hidrolizado.
- Extracto de paja de avena.
- Extracto de proteína de avena.
- Extracto de salvado de avena.
- Extracto de salvado de *Avena sativa* (avena).
- Extracto de salvado de trigo.
- Extracto de salvado de trigo (*Triticum aestivum*).
- Extracto de salvado de trigo (*Triticum vulgare*).
- Extracto de *Secale cereale* (centeno).
- Extracto de semillas de centeno.
- Extracto de semillas de *Secale cereale* (centeno).
- Extracto de semillas de *Triticum aestivum* (trigo).
- Extracto de semillas de *Triticum turgidum* (trigo).
- Extracto de semillas de *Triticum vulgare* (trigo).
- Extracto de semillas *secale*.

- Extracto hidrolizado de fitoplacenta de centeno.
- Extracto proteico de *Avena sativa* (avena).
- Fibra de avena.
- Filtrado de fermento de harina de centeno/lactobacilo.
- Germamida de trigo DEA.
- Germamidopropil betaína de trigo.
- Germamidopropil dimetilamina de trigo.
- Germamidopropil etildimonio etildimonio etosulfato de trigo.
- Germamidopropil dimonio hidroxipropilado de trigo.
- Germen de trigo disódicogermamido MEA-sulfosuccinato.
- Germen de trigo etílico.
- Germen de trigo germinado disódico.
- Germen foacetato de trigo sódico.
- Glicéridos de germen de trigo.
- Gluten de trigo.
- Gluten de trigo hidrolizado.
- Goma xantana.

- Harina de avena.
- Harina de avena coloidal.
- Harina de avena hidrolizada.
- Harina de grano de avena.
- Harina de grano de trigo (*Triticum vulgare*).
- Harina de semillas de *Secale cereale* (centeno).
- Harina del fruto de *Avena sativa* (avena).
- Hidrolizado de proteína de trigo/polímero cruzado PVP.
- Hidrolizado de proteínas.
- Hidrolizado de trigo.
- Hidrolizados de proteína de trigo.
- Hidróxido de cocodimonio/proteína de trigo hidrolizada con propileno.
- *Hordeum vulgare* fitoesfina/extracto de gosina.
- Lactato de germamidopropil dimetilamina de trigo.
- Lípidos de la cebada.
- Lípidos de la harina de trigo.

- Lípidos de la harina de trigo (*Triticum vulgare*).
- Lípidos del salvado de trigo.
- Lípidos del salvado de trigo (*Triticum aestivum*).
- Lípidos del salvado de trigo (*Triticum vulgare*).
- Óxido de germamidopropilamina de trigo.
- Palmitato de dextrina.
- Péptido de avena.
- Péptido de *Avena sativa* (avena).
- Péptidos del trigo.
- Polipéptidos de tocoferol/trigo.
- Polvo de germen de trigo.
- Polvo de germen de trigo (*Triticum vulgare*).
- Polvo de *Hordeum vulgare* (cebada).
- Prolamina.
- Proteína de avena hidrolizada.
- Proteína de avena hidrolizada cocoil de potasio.
- Proteína de avena hidrolizada de potasio y palmitoil.
- Proteína de cebada hidrolizada.

- Proteína de germen de trigo.
- Proteína de olivoil de potasio hidrolizada de trigo.
- Proteína de trigo.
- Proteína de trigo hidrolizada/copolímero de acetato PEG-20.
- Proteína de trigo hidrolizada con estearyldimonium hydroxypropyl.
- Proteína de trigo hidrolizada con hidroxipropil-hidrato de soja.
- Proteína de trigo hidrolizada con PG.
- Proteína de trigo hidrolizada con propiltrimonio.
- Proteína de trigo hidrolizada con esteardimonium hydroxypropyl.
- Proteína de trigo hidrolizada con trimetilsililo PG-propil metilsilano-diol crosspolímero.
- Proteína de trigo hidrolizada de amp-isostearoil.
- Proteína de trigo hidrolizada de hidroxipropil-hidrato de soja.
- Proteína de trigo hidrolizada de palmitoil sódico.
- Proteína de trigo hidrolizada de sodio/TEA-undecilenoil.
- Proteína de trigo hidrolizada de undecilenoil de potasio.
- Proteína de trigo hidrolizada de hidroxipropilo-laurdimonio.
- Proteína de trigo hidrolizada en cocoil.
- Proteína de trigo hidrolizada en cocoil de potasio.
- Proteína de trigo hidrolizada en cocoil sódico.
- Proteína de trigo hidrolizada en palmitoil de potasio.
- Proteína de trigo hidrolizada hidroxipropil polisiloxano.
- Proteína de trigo hidrolizada hidroxipropil trimonio.
- Proteína de trigo hidrolizada hidroxipropil trimonio/siloxisilicato.
- Proteína de trigo hidrolizada olivoil.

- Proteína de trigo hidrolizada PG-propil metilsilanodiol.
- Proteína de trigo hidrolizada PG-propil silanetriol.
- Proteína de trigo hidrolizada/dimeticona acetato de PEG-7.
- Proteína de trigo hidrolizada/dimeticona copolímero de fosfato PEG-7.
- Proteína de *Triticum vulgare* (trigo).
- Proteína del grano de avena.
- Proteína del grano de *Avena sativa* (avena).
- Proteína germinal de *Triticum vulgare* (trigo).
- Proteína hidrolizada de trigo palmitoil.
- Quaternium-79 proteína hidrolizada de trigo.
- Salvado de avena.
- Salvado de *Avena sativa* (avena).
- Salvado de trigo.
- Salvado de trigo (*Triticum vulgare*).
- *Secale cereale.*
- Sodio C8-16 isoalquilosuccinil sulfonato de proteína de trigo.
- Tocoferol.
- Trigo germamido disódico PEG-2 sulfosuccinato.
- *Triticum aestivum.*
- *Triticum aestivum* (harina de trigo) lípidos.
- *Triticum aestivum* (péptido del trigo).
- *Triticum aestivum* (salvado de trigo).
- *Triticum vulgare.*
- *Triticum vulgare* (gluten de trigo).
- Vitamina E.

Productos para el hogar

Los productos domésticos pueden desencadenar la permeabilidad intestinal y causar inflamación debido a una respuesta inflamatoria directa o indirecta a uno de los ingredientes ocultos (como el gluten).

Los síntomas pueden ser o no ser obvios. En algunas personas son evidentes. Si están expuestos a un producto o químico en particular, tienen una reacción. Sin embargo, en la mayoría no es tan claro. El síntoma puede ser niveles bajos de energía o dolores articulares que aparecen y desaparecen.

Una dificultad para aislar un producto que puede causar síntomas es que en el caso de la mayoría de los productos, no hay supervisión del gobierno. Por ejemplo, la EPA regula el etiquetado de los detergentes para ropa y no suscribe los requisitos de etiquetado establecidos por la FDA. La preocupación de la EPA es si un detergente para ropa es «ecológico», no si contiene gluten como relleno, y por lo tanto no requiere que las etiquetas de los productos para el hogar indiquen todos los componentes.

Quienes necesitamos evitar el gluten o padecemos otras intolerancias químicas debemos tener cuidado. Busca los mismos componentes de la lista que acabamos de ver en las etiquetas de los productos. Si no están incluidos, o si no hay etiqueta, y crees que estás reaccionando a un producto doméstico, deja de usarlo inmediatamente hasta ver si cesan los síntomas.

Algunos fabricantes producen limpiadores no tóxicos utilizando componentes naturales que no emiten gases nocivos ni contienen gluten. Sus fórmulas se basan en los mismos componentes de probada eficacia que se han utilizado durante generaciones, y he descubierto que es bastante fácil elaborarlos por ti mismo. Es sencillo mezclar los componentes de la fórmula y estos son baratos. La única desventaja es que suelen requerir un poco más de grasa.

Las siguientes fórmulas son algunas de mis favoritas:

Limpiador multiusos, mezclar en un frasco con rociador:
1 taza de agua
¼ de cucharadita de detergente lavavajillas líquido orgánico sin gluten
1 cucharada de bicarbonato de sodio
½ cucharadita de bórax

Detergente en polvo para fregar, mezclar en una lata con la tapa perforada:
1 taza de bicarbonato de sodio
10 gotas de aceite esencial de romero

Desinfectante multiusos, mezclar en un frasco con rociador:
1 taza de agua
2 cucharadas de jabón de Castilla
1 cucharadita de aceite de árbol del té
8 gotas de aceite esencial de eucalipto

Limpiacristales, mezclar en un frasco con rociador:
1 taza de agua
1 taza de vinagre
10 gotas de aceite esencial de limón

Abrillantador de porcelana, mezclar en un tazón pequeño:
2 cucharadas de crema tártara
½ taza de peróxido de hidrógeno

Limpiador de suelos de madera, mezclar en un cubo grande:
3 cucharadas de jabón de Castilla
½ taza de vinagre
½ taza de té negro
7,5 litros de agua

Limpiador para muebles de madera, mezclar en una botella con atomizador:
2 tazas de agua
2 cucharadas de vinagre
1 cucharada de aceite de limón

EL SIGUIENTE PASO

En la fase dos, exploraremos algunos de los alimentos desencadenantes más habituales, aparte del gluten, los lácteos y el azúcar, que pueden eliminarse fácilmente. Cuando has estado reaccionando al gluten durante años o incluso décadas, puedes dañar el intestino considerablemente y provocar reacciones a otros alimentos. Aunque te sientas estupendamente después de la fase uno, te recomiendo que de todos modos pruebes la fase dos. Cuanto más sepas acerca de tu cuerpo y de lo que está tratando de decirte, mejor te encontrarás.

ARTÍCULOS PARA EL HOGAR QUE PUEDEN CONTENER GLUTEN

PRODUCTO	RAZÓN PARA EVITARLO	SOLUCIÓN
Briquetas de carbón vegetal.	Pueden contener trigo en forma de aglutinante.	Sustituir por carbón de leña.
Desinfectante.	Puede incluir alcohol procedente de un cereal que contenga gluten.	Consulta la receta descrita anteriormente.
Detergente/jabón líquido lavavajillas.	Puede contener proteínas de gluten de cereales.	Busca productos orgánicos, sin gluten.
Placa de yeso laminado.	El almidón de cereales con gluten puede utilizarse en la fabricación de placas de yeso.	Si te sientes mejor cuando estás fuera de casa durante unos días, podría ser que tu casa sea la toxina.
Sobres.	El pegamento para sobres se extrae principalmente del almidón de maíz o la goma arábica. Sin embargo, puede producirse también a partir de otros almidones, entre ellos la dextrina.	Usa una esponja húmeda para sellar sobres en lugar de lamerlos.
Pegamento.	Algunas colas caseras pueden contener almidón de trigo.	Usa guantes de algodón al aplicar el pegamento.

PRODUCTO	RAZÓN PARA EVITARLO	SOLUCIÓN
Jabón de manos.	Puede contener ingredientes derivados de cereales con gluten.	Busca productos orgánicos, sin gluten.
Productos de limpieza del hogar.	Pueden contener proteínas o almidones de cereales con gluten.	Consulta las recetas descritas anteriormente.
Detergente para la ropa/detergente en polvo, líquido de limpieza, suavizantes de ropa, quitamanchas.	Pueden contener proteínas de cereales con gluten.	Busca productos orgánicos, sin gluten.
Engrudo para trabajos artesanos.	La pasta de trigo puede usarse para el papel maché, *decoupage*, encuadernación de libros y *collages*. La pasta de trigo también puede utilizarse para pegar carteles o folletos.	Usa guantes de algodón al aplicar el engrudo.
Comida para mascotas.	Puede contener cereales con gluten.	Busca una marca orgánica, sin gluten.
Arena para mascotas.	Puede contener trigo.	Busca una marca orgánica, sin gluten.
Plastilina.	Contiene trigo.	Elige arcillas orgánicas, o sigue esta receta de la Celiac Disease Foundation ('fundación para la enfermedad celíaca') para elaborar una opción segura para tus hijos que les encantará: ½ *taza de harina de arroz* ½ *taza de maicena* ½ *taza de sal* 2 *cucharaditas de cremor tártaro* 1 *taza de agua* 1 *cucharadita de aceite de cocina* *Colorante alimentario sin gluten, si lo deseas* En una sartén mediana, combina los ingredientes. Cocina y remueve a fuego lento durante tres minutos, o hasta que se forme una bola. Déjalo enfriar completamente antes de guardarlo en una bolsa de plástico resellable.

PRODUCTO	RAZÓN PARA EVITARLO	SOLUCIÓN
Pegamento para contrachapado.	Puede estar hecho de harina de trigo.	Usa guantes de algodón al aplicar el pegamento.
Engrudo para papel pintado.	Puede contener almidón de trigo. En Polonia, se utiliza harina de trigo y agua como pasta para pegar el papel pintado.	Quitar el papel pintado de tu casa.

9

FASE DOS DE TRANSICIÓN
Semanas 4-6

Si has estado observando mejorías en tu salud durante la primera fase de transición, es posible que no desees realizar más cambios en tu dieta. Es muy probable que solo con eliminar el azúcar, los lácteos y el gluten, estés disminuyendo en gran medida la inflamación y reduciendo tanto la necesidad de que tu sistema inmunitario te proteja de estos alimentos invasivos que ya te sientas mejor de lo que te has sentido en mucho tiempo. En ese caso, vas por el buen camino. Sigue así todo lo que puedas. No hay necesidad de complicar más la transición.

Sin embargo, si tras seguir la fase uno durante tres semanas no ves diferencias notables en tu salud, es probable que haya otros culpables. Por eso establecí un límite de tres semanas para el régimen alimentario de la fase uno: si para entonces no tienes constancia de estar bien encaminado, puede que haya otros tipos de desencadenantes ambientales que estén provocando una respuesta inmunitaria en ti.

En la fase dos, te pido que sigas evitando el gluten, los lácteos y el azúcar. Incluso aunque no sean los únicos desencadenantes de tus síntomas, siguen siendo alimentos altamente inflamatorios. Te aconsejo que los evites hasta que podamos identificar correctamente tus desencadenantes. Mientras permaneces libre de gluten, leche y azúcar, podemos determinar si hay otras sustancias que afectan a tu salud. Esto lo hacemos realizando una prueba completa de sensibilidad a los alimentos o eliminando los siguientes irritantes más comunes de tu dieta.

En este capítulo, aprenderás cómo, aparte de los tres alimentos inflamatorios principales, hay otros particularmente preocupantes para quienes están en el espectro autoinmune. Anteriormente, en el capítulo dos, vimos que la permeabilidad intestinal es uno de los tres factores que deben estar presentes para que se presente la autoinmunidad. Cuando los fragmentos mal digeridos de ciertos alimentos se filtran del intestino al torrente sanguíneo, el sistema inmunitario, en un esfuerzo por protegerte, ataca esos fragmentos y comienza la reacción en cascada. A consecuencia de esto puedes llegar a sufrir una alergia o sensibilidad a varios alimentos que la mayoría de las personas toleran fácilmente o que tú mismo eras capaz de tolerar antes.

Según la doctora Natasha Campbell-McBride, estas sensibilidades a los alimentos pueden manifestarse por medio de cualquier síntoma, desde una erupción cutánea hasta una cistitis crónica, pasando por un dolor de cabeza, un lapsus de la memoria, un bajón del azúcar en la sangre, un descenso de energía o un ataque asmático. La reacción puede ser inmediata o retardada: puede suceder inmediatamente, dos horas después o incluso dos días más tarde. En mi práctica clínica he descubierto que los «síntomas inexplicables» que experimentamos en ocasiones suelen ir asociados a una exposición previa a un irritante. Es por eso por lo que a veces es casi imposible establecer una relación entre cómo te sientes y lo que has comido. En un día cualquiera, puede que no tengas ni idea de a qué estás reaccionando exactamente. Tal vez estés reaccionando a varios irritantes que se superponen: podría ser el gluten, los tomates e incluso el estrés emocional lo que provoca la cascada inflamatoria. Al eliminar el gluten y los tomates, dispondrás de más energía para tratar mejor el estrés emocional.

En la fase dos, prescindiremos de todos los alimentos que tienen más probabilidades de desencadenar la inflamación hasta que notemos una respuesta positiva, lo que significa que te sientes mejor. Al mismo tiempo, restaurarás el revestimiento intestinal con una nutrición que «sane y selle» el intestino para que estos mismos alimentos tengan la oportunidad de ser digeridos adecuadamente. Luego, una vez que el intestino esté completamente regenerado, es posible que puedas volver a introducir algunos de estos alimentos sin problemas.

FASE DOS DE TRANSICIÓN: ALIMENTOS QUE DEBEN EVITARSE

Si necesitas investigar otros alimentos desencadenantes, las próximas tres semanas quizá te parezcan más duras. Pero en este tiempo podrás determinar por fin si lo que comes te está enfermando, engordando o cansando. Es lógico comenzar por evitar los alérgenos alimentarios más comunes. Hasta ocho millones de estadounidenses, o el 2,5 % de la población, tienen alergias a los alimentos, una reacción de IgE que puede producir anafilaxis potencialmente mortal, pero que también podría causar cualquier síntoma relacionado con el sistema inmunitario.

Los alimentos que más frecuentemente causan alergias son los que aparecen en la siguiente lista. Ya estás evitando la leche de vaca y el trigo desde la fase uno. En las próximas tres semanas, evita:

- Cacahuetes.
- Frutos secos de árbol (como nueces, pacanas y anacardos).

- Huevos.
- Leche de vaca.
- Soja.
- Trigo

Muchos millones más de personas tienen sensibilidad alimentaria (reacciones de anticuerpos de tipo IgG, IgA e IgM) a estos mismos alimentos y a otros muchos. Clínicamente, he descubierto que hay niveles de sensibilidad a los alimentos (alimentos que tienen más probabilidades de causar problemas):

- Nivel 1: gluten, lácteos, azúcar.
- Nivel 2: soja, otros cereales y verduras solanáceas (como berenjenas, pimientos, patatas y tomates).

Soja

Hay dos razones principales por las que la soja es un irritante común. La primera es el hecho de que casi siempre se ha modificado genéticamente (a menos que sea etiquetada como orgánica). Según el USDA, el 93 % de la soja cultivada en los Estados Unidos está modificada genéticamente.[1] La segunda razón es que la soja es uno de los ocho alérgenos principales que también causan sensibilidad a los alimentos en muchas personas. En la fase uno de transición, era aceptable comer soja orgánica, pero en la fase dos se evitarán todos los productos procedentes de ella. La soja se utiliza, con otras denominaciones, como ingrediente básico en los alimentos procesados, entre ellos aceites hidrogenados, lecitina y emulsionantes. Aparece a menudo como ingrediente en cereales, aderezos para ensaladas, sustitutos de la carne y productos horneados, incluso sin gluten. Presta atención a lo siguiente cuando leas las etiquetas:

- Aceite de soja.
- Edamame.
- Leche de soja.
- Lecitina de soja.
- Miso.
- Monodiglicéridos.
- Proteína aislada de soja.
- Proteína de soja en polvo.
- Salsa de soja.
- *Tamari.*
- *Tempeh.*
- Tofu.

- TSF (harina de soja texturizada).
- TSP (proteína texturizada de soja).
- TVP (proteína vegetal texturizada).
- Vitamina E (la soja es un compuesto de bajo coste del cual se puede extraer tocoferol, el nombre científico de la vitamina E).

Cereales

En la fase uno, los únicos cereales que eliminamos fueron los que contienen gluten tóxico: trigo, centeno y cebada. En la fase dos, vas a eliminar todos los cereales. Una gran parte de las personas con enfermedades autoinmunes tiene sensibilidad a los diferentes componentes de los cereales. Algunos de ellos como los FODMAP (que veremos más adelante en este capítulo), las proteínas sin gluten y las lectinas de los cereales y las legumbres, son desencadenantes comunes de las reacciones inmunitarias.

Además, los alimentos procesados de un solo ingrediente, como los cereales, suelen contener gluten tóxico por contaminación. Pueden ser cultivados con gluten, procesados en una planta que también procese trigo o preparados en una fábrica o restaurante con gluten añadido. En un estudio de 2015 publicado en la revista *Food Chemistry*, casi el 24,7 % de los alimentos naturalmente libres de gluten, como la soja y la avena, estaban contaminados con gluten.[2] Algunos médicos creen que todas las proteínas del gluten son tóxicas. Hay varios estudios de investigación, entre ellos uno de 2005 en la revista científica *Gut*, que muestran que los pacientes con sensibilidad al gluten pueden reaccionar al gluten del maíz y el arroz.[3] Más recientemente, un estudio realizado en 2012 indicó que algunas de las estructuras proteicas del gluten de maíz pueden estimular exactamente el mismo receptor genético que vemos en los pacientes celíacos.[4] Necesitamos evitar estos cereales en la fase dos porque pueden contener diferentes familias de gluten o estar contaminados con gluten tóxico:

- Alforfón.
- Amaranto.
- Arroz.
- Arroz salvaje.
- Avena.
- Maíz.

- Mijo.
- Quinoa.
- Sorgo.
- *Teff*
- Todos los cereales de gluten.

Cada tipo de cereal plantea su propia serie de problemas, algunos de los cuales expongo a continuación. Por eso en la fase dos de transición evitarás todos los cereales durante tres semanas y luego los reintroducirás de uno en uno, siempre y cuando estén claramente etiquetados como libres de gluten.

Maíz

Según el USDA, el 88 % del maíz cultivado en los Estados Unidos está genéticamente modificado. Y el 50 % de las personas con enfermedad celíaca tienen una reacción cruzada al maíz debido al mimetismo molecular: las proteínas del gluten del maíz son bastante similares a las proteínas del gluten del trigo, y el sistema inmunitario puede reaccionar a ellas.

Otro problema con el maíz es el moho común que crece en él, llamado fumonisina, del cual te protege el sistema inmunitario. Por lo general, las personas en riesgo de toxicidad por fumonisina viven en países del tercer mundo, porque su dieta está compuesta principalmente de maíz. Pero si sigues una dieta libre de gluten, podrías tratar de compensarla comiendo una proporción más alta de maíz que el consumidor promedio y exponiéndote así inadvertidamente a la toxicidad del moho. Y lo que es peor, un estudio reveló que se habían encontrado niveles tóxicos de fumonisina en ciento cinco de ciento dieciocho alimentos etiquetados como sin gluten.[5] El consumo de estos alimentos puede mantener tu sistema inmunitario en un nivel elevado de alerta.

El maíz también se puede encontrar en:

- Almidón alimentario.
- Almidón de maíz.
- Almidón vegetal.
- Caramelo.
- Dextrina.
- Dextrosa.
- Goma de mascar vegetal.
- Goma xantana.
- Harina de maíz.
- Jarabe de maíz alto en fructosa.
- Maíz congelado.
- Maíz decorticado.
- Maíz en mazorca.
- Malta de maíz.
- Maltodextrina.
- Polenta.
- Polvo para hornear.
- Proteína vegetal.
- Sémola de maíz.
- Sorbitol.
- Tortillas de maíz.

CONTENIDO DE GLUTEN DE VARIOS CEREALES

Alimento	Proteína total	Giladinas (% de proteína total)	Gluteninas (% de proteína total)
Trigo	10-15	40-50	30-40
Centeno	9-14	30-50	30-50
Avena	8-14	10-15	~5
Maíz	7-13	50-55	30-45
Arroz	8-10	1-5	85-90
Sorgo	9-13	>60	
Mijo	7-16	57	30
Alforfón			Alto

Publicado con permiso de *Alternative Medicine Review*, vol. 10, n.º 3, 2005:174.

Arroz

Por extraño que parezca, en los restaurantes, los platos de arroz a veces se preparan con harina. Tres de los últimos siete restaurantes japoneses a los que he ido han servido arroz preparado con harina de trigo. Siempre le pido al personal de servicio que le pregunte al chef de *sushi* cómo se prepara el arroz y si le agrega harina para hacerlo más pegajoso. Aunque es raro que el arroz que cocinas en casa esté contaminado con gluten, por sí mismo contiene algo de gluten y algunas lectinas, lo que estamos evitando en la fase dos.

Quinoa

La quinoa en realidad no es un cereal, sino la semilla de una hierba que viene de Perú. Es una de las opciones más saludables porque es naturalmente rica en proteínas. Ahora que se ha vuelto tan popular entre los consumidores más preocupados por la salud, también se cultiva en los Estados Unidos. Los agricultores han podido cultivarla aquí porque crearon una nueva variedad que cruzaron con otras gramíneas, como el trigo. En un estudio de 2012 publicado en el *American Journal of Clinical Nutrition*, cuatro de cada quince cepas de quinoa contenían niveles tóxicos de gluten (el gluten se encontraba en la planta misma, no a través de la contaminación cruzada durante el proceso de fabricación).[6]

Verduras solanáceas

Las solanáceas son una familia de plantas que incluye la berenjena, el pimiento, la patata, el tomate y una gran variedad de otras plantas con flores que usamos como hierbas. El término *solánaceas* puede haber sido acuñado porque algunas de estas plantas prefieren crecer en áreas sombreadas y otras florecen por la noche. Todas contienen sustancias químicas conocidas como saponinas, que pueden aumentar la permeabilidad y la inflamación intestinal.

Durante la fase dos, debes evitar los siguientes alimentos, y luego vuelve a agregarlas de una en una a tu dieta para ver si alguna desencadena la inflamación.

- Aderezo mexicano.
- Ashwagandha (raíz empleada en Ayurveda).
- Bayas de Goji.
- Bayas doradas.
- Berenjena.
- Chile chipotle en polvo.
- Chile en polvo.
- Condimento para tacos.
- Curri en polvo.

- Kétchup.
- Patatas.
- Pimienta de Cayena.
- Pimientos (dulces y picantes).
- Salsa picante.
- Salsa/pasta de tomate.
- Tomates.
- Tomatillos.

FODMAP

Los FODMAP son una familia de carbohidratos (azúcares) que se encuentran en el trigo, así como en muchos otros alimentos. El acrónimo FODMAP significa oligo-di-monosacáridos y polioles fermentables. Los FODMAP son osmóticos (es decir, atraen agua hacia el tracto intestinal), puede que no se digieran o absorban bien y las bacterias pueden fermentarlos en el tracto intestinal cuando los comes en exceso o tienes una microbiota desequilibrada. El exceso de fermentación puede causar hinchazón, gases, dolor abdominal, diarrea y a veces estreñimiento. Si tienes sensibilidad a los FODMAP, es probable que experimentes algunas o muchas de estas molestias abdominales. Si actualmente sufres de problemas abdominales, debes plantearte la posibilidad de eliminarlos durante la fase dos de la transición. Esto quizá sea más difícil, pero puede cambiar por completo la manera en que te sientes. Si no tienes problemas abdominales, puedes consumir los alimentos sin gluten FODMAP de la siguiente lista.

Frutas FODMAP

- Aguacates.
- Albaricoques.
- Bayas de Boysen.
- Caquis.
- Cerezas.
- Ciruelas.
- Granada.
- Higos.
- Mangos.
- Manzanas.
- Melocotones.
- Moras.
- Nectarinas.
- Peras.
- Sandía.
- Toronja.

Frutas secas FODMAP

- Arándanos rojos, secos.
- Ciruelas pasas.
- Dátiles.
- Grosellas.
- Uvas pasas.

Frutos secos FODMAP

- Almendras.
- Anacardos.
- Harina de almendra.
- Pistachos.

Verduras FODMAP

- Ajo.
- Alcachofa.
- Alcachofa de Jerusalén.
- Apio.
- Batata y ñame.
- Calabaza violín (½ taza o más).
- Cebollas y chalotes.
- Coliflor.
- Corazones de alcachofa.
- Espárragos.
- Frijoles.
- Guisantes congelados.
- Guisantes de azúcar.
- Pastel de calabaza con azúcar.
- Puerros.
- Remolachas.
- Repollo de Saboya.
- Setas.

LA IMPORTANCIA DE REDACTAR ACERTADAMENTE EL TÍTULO

En 2013, un grupo de investigadores de Australia trató de determinar si las personas que se identifican a sí mismas como sensibles al gluten tenían en realidad una sensibilidad a los FODMAP que causaba sus síntomas. Sus conclusiones se publicaron en un artículo de la revista *Gastroenterology* titulado «Sin efectos del gluten en pacientes con sensibilidad al gluten no celíaca autoevaluada tras una reducción en la dieta de carbohidratos de cadena corta, fermentables, mal absorbidos».[7] Lo que decía el estudio es que, además del gluten, existen otros componentes del trigo que causan problemas. Para algunos los desencadenantes son los FODMAP del trigo y otros alimentos. Con objeto de enfocar su investigación, y buscar otras posibles causas o problemas, los científicos excluyeron a las personas con sensibilidad al gluten celíaca o no celíaca identificadas por un nivel alto de anticuerpos contra el gluten. Incluso con ese tipo de filtrado, el 8 % de los participantes en el estudio aún experimentaba una reacción a las proteínas de gluten. El título del estudio, «Sin efectos del gluten...», fue solo una elección desafortunada de palabras. El título debería haber sido «Efectos menores del gluten...». A pesar de todo, este documento es importante porque fue uno de los primeros en explicar que hay otras partes del trigo, además de las proteínas del gluten, que causan síntomas relacionados con la comida: los FODMAP pueden ser el problema.

Como el título del artículo era engañoso, un *blogger* de Gran Bretaña se fijó en él y proclamó que la sensibilidad al gluten debía de ser una moda pasajera ya que la ciencia decía que «no había efectos del gluten». Otros blogueros se sumaron a la tendencia y escribieron artículos en blogs y revistas. Por desgracia, pese a no haber leído el estudio, sino solo el título, crearon una reacción violenta contra las dietas sin gluten, distorsionando así la opinión pública sobre la investigación científica real. Sus argumentos, con los que se intentaba demostrar que comer sin gluten es una moda que carece de beneficios para la salud, no tenían sentido. Se trataba de periodismo sensacionalista: escribir textos llamativos sin informarse a fondo previamente. A lo largo de este libro, aparecen docenas de los últimos descubrimientos científicos. Lee cualquiera de ellos, y verás claramente que para algunas personas la intolerancia al gluten sin enfermedad celíaca es un problema real y grave.

ALIMENTOS QUE INFLUYEN EN TU SALUD

Así como los FODMAP tienen relación con las molestias abdominales, también pueden causar intolerancias y sensibilidades alimentarias y síntomas específicos.
Aquí tienes una breve lista:

- Si sufres dolor articular, es probable que tengas anticuerpos contra las verduras solanáceas y necesites eliminarlas de tu dieta.
- Si sufres de migrañas, deberías plantearte que puedes tener sensibilidad a la lectina y eliminar las legumbres.
- Si tienes problemas de piel, suprime el melón.
- Si tienes problemas con el acné, elimina las grasas trans.
- Si experimentas cualquier serie de síntomas de disfunción cerebral (desde dificultad para concentrarte hasta autismo), evita los glutamatos (como el glutamato monosódico), ya que se sabe que son desencadenantes de los trastornos de disfunción neurológica.

OTROS POSIBLES DESENCADENANTES

Si después de seis semanas (tras haber terminado tanto la fase uno como la dos) sigues sin sentirte bien y has hecho todo lo posible con los alimentos, y todo tu esfuerzo por tener cuidado no ha causado ningún cambio, hay un desencadenante oculto que requiere un verdadero enfoque de «doctorado de investigación». Llegados a este extremo, te sugeriría buscar un profesional titulado en medicina funcional. Puede que descubras que la inflamación está relacionada con una microbiota tan desequilibrada que se necesite más que un cambio de alimentos. Quizá tengas una exposición a moho tóxico o un crecimiento de cándida, una infección viral o la enfermedad de Lyme. Mi sitio web (theDr.com) tiene información sobre estos desencadenantes comunes no relacionados con los alimentos. Por ejemplo, podrías estar viviendo en una casa o trabajando en una oficina con un problema de moho tóxico que te esté enfermando. La sensibilidad al moho puede ser una molestia menor o un grave trastorno inmovilizante.

Una buena manera de cerciorarte de que la sospecha de una exposición al moho va bien encaminada es la siguiente: cuando regresas a tu casa o espacio de trabajo tras haber estado fuera durante unos días, ¿sientes la necesidad de abrir las ventanas para airear la habitación?

Si la respuesta es sí, es probable que haya moho y las concentraciones sean lo suficientemente altas como para reconocer el olor, mientras que antes, cuando estabas acostumbrado a él, puede que no lo hayas notado. Al igual que los alimentos, la exposición al moho puede ser constante y generalizada.

La sensibilidad al moho se puede determinar mediante un análisis de sangre o de orina de alta concentración de metabolitos de moho. También he descubierto que las personas con alergias o sensibilidades al moho a menudo tienen un brillo viscoso en la piel.

FICHA DE REFERENCIA DEL PROTOCOLO DE TRANSICIÓN: FASE DOS

	PERMITIDOS	NO PERMITIDOS
Frutas/Verduras	• Todas las frutas y verduras frescas. • Vegetales fermentados que no son FODMAP.	• Frutas y verduras enlatadas o secas. • Verduras solanáceas. • Frutas y verduras FODMAP si sufres de problemas abdominales. • Todos los productos de soja.
Cereales	• Harina de arrurruz. • Harina de coco.	Todos los cereales: • Amaranto. • Cebada. • Alforfón. • Maíz. • Mijo. • Avena. • Quinoa. • Arroz. • Centeno. • Sorgo. • *Teff.* • Trigo. • Arroz salvaje.
Proteínas	• Jamón, beicon o salchicha, ecológicos y sin gluten. • Carnes rojas y aves de corral. • Legumbres, a menos que seas sensible a la lectina. • Pescado y mariscos con bajo contenido en mercurio.	• Todos los frutos secos y semillas, incluso si están etiquetadas como sin gluten. • Huevos, fiambres. • Productos cárnicos curados o cocidos en su jugo.
Condimentos	• Aceites de coco, oliva y aguacate. • Miel. • Sal. • Vinagre.	• Vinagres aromatizados y de malta. • Aceite vegetal genérico.

	PERMITIDOS	NO PERMITIDOS
Bebidas	• Kombucha. • Té, café (sin azúcar, sin leche añadida). • Leche de coco sin azúcar. • Zumos de frutas sin azúcar que no sean FOD-MAP. • Agua.	• Todos los refrescos, entre ellos los refrescos dietéticos. • Leche de vaca, cabra o soja. • Sustitutos de la leche azucarada. • Zumos de fruta azucarados. • Bebidas para deportistas. • Leche de cáñamo, almendra o arroz sin azúcar. • Zumo de frutas sin azúcar que sean FODMAP si sufres de problemas abdominales.

LA HISTORIA DE SAMANTHA, sexta parte

En 2012, la salud de Samantha estaba empezando a cambiar. Había terminado las fases uno y dos del protocolo de transición y prestaba mucha atención a su dieta. Un día, vino a mi consulta y revisamos los alimentos que estaba comiendo. Me dijo que seguía sin consumir azúcar. «Cada vez que lo tomo, tengo una infección de la vejiga o de hongos. No me refiero solo al azúcar, sino también a la fruta. Solo sé que no puedo comerla. Quiero estar sana y ser capaz de funcionar e ir a trabajar y aportar algo al mundo».

Samantha había hecho lo correcto. ¿Qué sentido tenía comer algo que sabía que la haría enfermar? Le pregunté si tenía una reacción similar con el vino. Me contestó que tampoco tomaba vino ya porque cada vez que lo hacía terminaba necesitando antibióticos.

Le recomendé que siguiera con el protocolo, y ella estuvo de acuerdo. En 2013, regresó con una sonrisa de oreja a oreja. «No se lo va a creer —me dijo—, pero después de un año en el programa, puedo volver a comer fruta. Todavía sigo sin azúcar, pero eso no es un problema porque nunca me gustó excesivamente. De vez en cuando, en el trabajo, he tomado magdalenas sin gluten y sin lácteos, pero al final siempre termino pagando por hacerlo; por lo general dos o tres días más tarde, que es lo normal para mi reacción inmunitaria. Pero ahora que me he limpiado el intestino, he vuelto a probar un poco de fruta, y con la mayoría de ella no tengo ningún problema. He vuelto a introducir los frutos del bosque, poco a poco, y voy a seguir así durante un tiempo».

La experiencia de Samantha no es infrecuente: cuando restauró su salud intestinal y bajó su inflamación general, pudo volver a tomar, sin ningún problema, algunos de los alimentos que solía comer antes.

10

LAS RECETAS DEL PROTOCOLO DE TRANSICIÓN

Uno de los objetivos esenciales de las recetas que voy a enseñarte es que sean fáciles de preparar y para toda la familia. Esto significa que son recetas sencillas y útiles, ya seas una madre de cinco hijos o un soltero que quiere cocinar para alguien especial. Por ejemplo, el *estofado contundente de ternera y setas* (página 359) es una comida sabrosa y nutritiva que produce comentarios que van desde «¡guau, esto está riquísimo, mamá!» hasta «¡si un hombre puede cocinar así, vale la pena conocerlo!». La mayoría de las recetas pueden prepararse con anticipación, para que puedas cocinar con tranquilidad y no tengas miedo de carecer de los alimentos adecuados para tu transición. En cada receta se indica para qué fase de transición está indicada. También he incluido algunas marcas de productos en las que confío, pero puedes seguir tu propio criterio en cuestión de marcas a la hora de comprar los productos, siempre y cuando cumplan con los criterios expuestos en este libro.

SMOOTHIES

SMOOTHIE PARA SANAR EL INTESTINO

Para 2 raciones

Fases 1 y 2

Los arándanos no solo tienen propiedades antioxidantes notables para la protección del cerebro (consumir una taza de arándanos al día durante tres años hace que el cerebro funcione tan bien como cuando tenías once años menos), sino que también contienen compuestos que aumentan las bacterias beneficiosas del intestino. Los plátanos tienen un alto contenido en pectina, que ayuda a normalizar los movimientos del intestino grueso.

Busca gelatina en polvo procedente de animales de pastoreo, como los de Great Lakes Gelatin Company o Vital Proteins.

1-1 ½ tazas de agua
½ taza de leche de coco
2 plátanos congelados
1 taza de arándanos congelados
2 cucharadas de linaza molida
1 cucharada de gelatina en polvo sin sabor

1 cucharada de aceite de pescado de alta calidad
1 cucharadita de canela molida
1-2 cucharadas de L-glutamina en polvo (opcional)

En una batidora, mezcla el agua, la leche de coco, los plátanos, los arándanos, la linaza, la gelatina en polvo, el aceite de pescado, la canela y la L-glutamina en polvo (si la utilizas). Mezcla hasta que quede homogéneo. Agrega más agua para obtener un batido menos espeso, si lo deseas. Sírvelo inmediatamente o viértelo en moldes de helado para disfrutar de un manjar dulce más tarde.

BATIDO VERDE SUPERANTIOXIDANTE

Para 2 raciones

Fases
1 y 2

Este batido está repleto de antioxidantes antiinflamatorios. Puedes cambiar las frutas y verduras (prueba arándanos silvestres en lugar de frambuesas, peras frescas picadas en lugar de piña o una naranja pelada entera en lugar de arándanos rojos). Utiliza cualquier tipo de verdura: coles verdes, *bok choy*, col rizada, hojas de diente de león, ortigas frescas de primavera o espinacas. Si tienes problemas abdominales, no utilices frutas ni verduras FODMAP.

Si no tienes una licuadora muy potente, como una Vitamix o una Blentec, asegúrate de emplear verduras *baby* tiernas para que se mezclen bien en el batido.

2 plátanos congelados
1 taza de piña picada (fresca o congelada)
1 taza de frambuesas (frescas o congeladas)

¼ de taza de arándanos rojos congelados
2 tazas de agua
2-3 tazas de verduras de hojas verdes bien comprimidas (col rizada *baby*, espinacas y *bok choy*)

En una batidora, mezcla los plátanos, la piña, las frambuesas, los arándanos y el agua. Mezcla hasta obtener una pasta homogénea. Añade las verduras y vuelve a mezclar hasta que quede muy suave. Sírvelo inmediatamente o guárdalo en un frasco de vidrio en el refrigerador durante un día como máximo.

PAN DE SÁNDWICH SIN GLUTEN

Para 1 pan

Fase 1

Este delicioso pan sin gluten es perfecto para preparar sándwiches o tostadas de desayuno. La masa se puede separar en porciones más pequeñas para hacer panecillos individuales.

2 tazas de agua caliente (40,5-43 °C)

2 ¼ cucharaditas (1 paquete) de levadura seca activa

1 cucharada de jarabe de arce puro

1 cucharada de aceite de oliva virgen extra o de aguacate

⅓ de taza de cáscaras enteras de psilio (ver nota)

2 ¼ tazas de harina de arroz integral

¾ de taza de harina de tapioca

½ taza de harina de almendra blanqueada

¾ de taza de fécula de patata

1 ½ cucharaditas de sal marina

1. En una jarra medidora de cuatro tazas, bate el agua caliente, la levadura y el jarabe de arce. Deja reposar de tres a cinco minutos, o hasta que esté espumoso y burbujeante. Añade el aceite y las cáscaras de psilio y bátelo. Deja reposar de uno a dos minutos como máximo.

2. Mientras la mezcla de la levadura está fermentando, en un tazón grande para mezclar bate las harinas, la fécula de patata y la sal. Vierte la mezcla de levadura en la mezcla de harinas y remueve con una cuchara de madera. Sigue trabajando los ingredientes amasando la masa con las manos en el recipiente o en una superficie enharinada hasta que queden bien mezclados.

3. Engrasa con aceite de oliva o de coco un molde de pan de vidrio de 21 x 11,5 cm. Dale a la masa forma de tronco y colócala en la bandeja de hornear. Cubre con un paño húmedo o con un trozo de papel de pergamino. Colócala en un lugar caliente o pon el molde de pan en un recipiente más grande (como un recipiente de agua caliente de 33 x 23 cm). Deja que el pan suba durante unos sesenta minutos.

4. Precalienta el horno a 205 °C. Hornea el pan de cincuenta a cincuenta y cinco minutos, o hasta que un palillo de madera insertado en el centro salga limpio. Deja enfriar durante unos minutos, luego desprende suavemente el pan de la bandeja y déjalo enfriar sobre una rejilla. Córtalo en rebanadas según sea necesario.

Nota: Puedes comprar cáscaras de psilio en Internet o en una tienda *bio*.

DESAYUNOS

TORTITAS DE COCO-FRAMBUESA

Fases
1 y 2

Para 5 tortitas pequeñas

Esta receta sin cereales utiliza una mezcla de harina de coco y arrurruz para reemplazar la harina tradicional. Las tortitas son fáciles de preparar y muy sabrosas.

¼ de taza de harina de coco
¼ de taza de polvo de arrurruz o harina de tapioca
1 cucharadita de polvo de hornear sin gluten
⅛ de cucharadita de sal marina
3 huevos orgánicos grandes

2-3 cucharadas de leche de coco orgánica
2-3 cucharaditas de jarabe de arce puro
⅓ de taza de frambuesas, ligeramente trituradas (preferiblemente frescas)
Aceite de coco, para cocinar

1. Calienta una sartén de hierro fundido de 25 cm a fuego medio-bajo.

2. En un tazón pequeño, bate la harina de coco, el polvo de arrurruz o la harina de tapioca, el polvo de hornear y la sal. En un tazón separado, bate los huevos, la leche de coco, el jarabe de arce y las frambuesas. Vierte la mezcla de huevo en la mezcla de harina y bátelo todo. La mezcla parecerá fina al principio. Deja reposar un minuto para espesar.

3. Añade unas cuantas cucharaditas de aceite de coco a la sartén precalentada. Cocina las tortitas durante unos noventa segundos por cada lado.

FRITTATA DE VERDURAS DE LA HUERTA

Para 4 raciones

Fase 1

Comer un desayuno abundante y rico en proteínas y verduras te ayudará a frenar los antojos de azúcar a lo largo del día. Puedes recalentar fácilmente un trozo de *frittata* poniéndola en una sartén pequeña con unas cucharadas de agua o puedes comerla fría o a temperatura ambiente. Te sugiero que cubras cada trozo con una cucharada de salsa orgánica. Sírvela con una ensalada verde pequeña o unas cucharadas de *verduras encurtidas* (página 382).

1 cucharada de aceite de oliva virgen extra
½ taza de cebolla finamente picada
½ cucharadita de sal marina
2 tazas de ramilletes de brócoli picado
1 taza de pimiento rojo finamente picado

2 tazas de col rizada finamente picada
¼ de taza de albahaca fresca finamente picada
6 huevos grandes orgánicos, batidos
Pimienta negra recién molida

1. Precalienta el horno a 190 °C.
2. Calienta una sartén de hierro fundido de 25 cm a fuego medio. Añade el aceite, la cebolla y la sal y cocina durante cinco minutos. Agrega el brócoli y el pimiento rojo y cocina de cinco a siete minutos. Agrega la col rizada y la albahaca, luego vierte los huevos y sazona con la pimienta negra.
3. Coloca la sartén en el horno y hornea durante veinte minutos, o hasta que la *frittata* esté ligeramente dorada. Córtala en triángulos y sírvela. Guarda la *frittata* sobrante en un recipiente de vidrio cubierto en el refrigerador hasta una semana.

HAMBURGUESAS ITALIANAS DE POLLO

Para 8 salchichas

Fases
1 y 2

Este delicioso embutido está lleno de nutrientes, como vitamina A, vitamina D, zinc, hierro y vitaminas del grupo B. Sírvelo con col salteada o con el batido verde superantioxidante (página 351) para un desayuno energizante.

700 g de muslos de pollo orgánicos deshuesados y sin piel
¼ - ½ taza de hígado de pollo crudo orgánico
¼ de taza de cebollino o cebolleta fresca picada

2 cucharadas de hojas de salvia fresca picada
1 cucharada de condimento italiano
2 cucharaditas de semillas de hinojo
1 cucharadita de ajo en polvo
1 cucharadita de sal marina
2-3 cucharadas de aceite de oliva

1. En un procesador de alimentos equipado con la cuchilla S estándar, combina los muslos, el hígado, el cebollino o la cebolleta, la salvia, el condimento italiano, las semillas de hinojo, el ajo en polvo y la sal. Procesa hasta que la mezcla esté molida y comience a formar una bola.

2. Engrasa ligeramente un plato grande. Con las manos engrasadas, dale forma de ocho hamburguesas de igual tamaño a la mezcla y colócalas en el plato preparado.

3. Precalienta una sartén de hierro fundido de 25 cm a fuego medio-bajo durante unos minutos. Añade aproximadamente una cucharada de aceite y coloca cuidadosamente tres o cuatro hamburguesas en la sartén. Cocina de tres a cinco minutos por cada lado, o hasta que ya no estén rosadas. Repite con las restantes. Las hamburguesas crudas pueden guardarse envueltas en papel de pergamino en un recipiente en el congelador hasta seis meses. Las cocidas pueden guardarse en el refrigerador hasta cinco días.

REVUELTO DE COL RIZADA

Para 2 raciones

Fase
1

Si hago patatas asadas para la cena una noche, cocino una o dos más para poder preparar este revuelto para un desayuno rápido y fácil. Si estás acostumbrado a comer un desayuno rico en carbohidratos, con pan o cereales, este es un estupendo sustituto.

Si no te gustan los huevos, sustitúyelos por salmón cocido que te haya sobrado de alguna comida.

2 cucharadas de aceite de oliva virgen extra
1 patata al horno mediana, cortada en trozos grandes

Sal marina y pimienta negra recién molida
2 cebollinos, finamente rebanados
2-3 tazas de col finamente picada
3 huevos grandes orgánicos, batidos

1. Calienta una sartén de hierro fundido de 30 cm a fuego medio. Agrega el aceite y luego la patata. Sazona al gusto con sal y pimienta. Sofríe durante unos minutos, hasta que las patatas se doren por todos lados; luego agrega los cebollinos y la col rizada. Cocina durante unos minutos más, hasta que la col rizada esté tierna.
2. Pasa la mezcla a un lado de la sartén. Vierte los huevos en el otro lado y remueve. Una vez que los huevos estén cocidos, mézclalos con las patatas. Prueba y agrega más sal y pimienta, si es necesario.

SOPAS

CALDO DE POLLO DE COCCIÓN LENTA

Fases
1 y 2

Para casi 2 litros

Guarda los huesos y la piel de un *pollo asado básico* (ver la receta en la página 372) para preparar un caldo rico y curativo. No hay comparación: el sabor del caldo casero es muy superior a cualquier cosa que puedas comprar en una tienda. Usar una olla de cocción lenta hace que sea increíblemente fácil preparar caldo casero para sopas, guisos o recetas de salsa.

1 carcasa de pollo
1 cebolla pequeña, picada
2 zanahorias, picadas
2 ramas de apio, picadas
1 hoja de laurel
Unas pocas ramitas de tomillo

Unas pocas ramitas de romero
1-2 cucharaditas de sal marina
2 cucharadas de vinagre de manzana
   crudo
8-10 tazas de agua

1. En una olla de cocción lenta de aproximadamente cuatro litros coloca la carcasa de pollo, la cebolla, las zanahorias, el apio, el laurel, el tomillo, el romero, la sal, el vinagre y el agua. Tapa y cocina a fuego lento entre diez y veinticuatro horas.
2. Coloca un colador sobre un tazón grande y cuela el caldo. Desecha los sólidos. Usa el caldo, rico y sabroso, inmediatamente o viértelo en recipientes de vidrio o tarros de un litro de boca ancha y congélalo para su uso posterior.

SOPA DE POLLO, CALABAZA Y PUERROS

Para 4 a 6 raciones

Fases
1 y 2

Si te gusta una sopa rica y sabrosa, comienza por un caldo casero sustancioso y nutritivo. Sugiero usar el *caldo de pollo de cocción lenta* (página 357) para esta receta en lugar de cualquier otro producto comercial.

Busca la calabaza violín pelada y picada en la sección de congelados del supermercado o tienda de alimentos naturales. Una bolsa de 285 g de calabaza congelada equivale a unas dos tazas. Para un sabor más fresco, compra una calabaza pequeña de cuello largo, pélala y córtala tú mismo, ¡es realmente muy sencillo!

2 cucharadas de aceite de oliva virgen extra
1 puerro mediano, picado
2 dientes de ajo, machacados
4 tazas de caldo de pollo
2 tazas de calabaza pelada y picada

2 tazas de pollo cocido y picado
1-2 cucharaditas de tomillo seco
3-4 tazas de col rizada finamente picada
Sal marina y pimienta negra recién molida

1. Calienta el aceite en una olla de unos cuatro a seis litros a fuego medio. Añade el puerro y el ajo y cocina de cuatro a cinco minutos, o hasta que el puerro se ablande. Baja el fuego si el puerro comienza a dorarse. Agrega el caldo de pollo, la calabaza, el pollo cocido y el tomillo. Tapa y cocina a fuego lento durante unos diez minutos, o hasta que la calabaza esté tierna.

2. Apaga el fuego y añade la col rizada. Sazona al gusto con sal y pimienta.

SOPA CREMOSA DE ZANAHORIA E HINOJO

Fases
1 y 2

Para 6 raciones

Usa el *caldo de pollo de cocción lenta* (página 357) como base para esta sopa. Cuando utilices un bulbo de hinojo en una receta, simplemente corta los tallos verdes y las hojas, y usa solo el bulbo blanco.

1 cucharada de aceite de oliva virgen extra
½ taza de cebolla picada
6 tazas de zanahorias picadas (900 g)
4 tazas de hinojo picado (1 bulbo grande)

6 tazas de caldo de pollo
1 cucharadita de tomillo seco
½ taza de cebollino fresco picado
½ taza de eneldo fresco o perejil picado
Sal marina

1. Calienta una olla de unos seis litros a fuego medio. Añade el aceite y la cebolla y cocina durante cinco minutos. Agrega las zanahorias, el hinojo, el caldo de pollo y el tomillo. Cubre y cocina a fuego lento entre treinta y treinta y cinco minutos. Utiliza una batidora de inmersión para hacer el puré o vierte los ingredientes en una batidora de vaso y hazlos puré en tandas, cubriendo la parte superior de la batidora con un trapo de cocina para evitar que el líquido caliente salpique.
2. Vuelve a verter la sopa en la olla y añade el cebollino y el eneldo o el perejil. Añade sal al gusto. Sirve inmediatamente. Guarda la sopa sobrante en un frasco de vidrio en el refrigerador hasta una semana.

ESTOFADO CONTUNDENTE DE TERNERA Y SETAS

Fases
1 y 2

Para 6 raciones

Sirve este guiso de carne sobre arroz blanco o integral cocido (solo fase uno) y adórnalo con unas cucharadas de chucrut. El protocolo de transición permite el alcohol solamente para cocinar. Cuando cocinas con vino, el alcohol se evapora y deja un regusto ácido que añade buen sabor. Para obtener más información sobre el consumo de alcohol y el intestino permeable, consulta este enlace en línea: thepaleomom.com/2012/11/the-whys-behind-the-autoimmune-protocol-alcohol.html (en inglés).

900 g de carne orgánica estofada de ternera alimentada con pasto	1 ½ tazas de agua o caldo orgánico de hueso de ternera de primera calidad Vital Choice
1 cebolla mediana, picada	¾ de taza de vino tinto orgánico
2 tazas de zanahorias picadas	3 cucharadas de polvo de arrurruz
2 tazas de colinabos picados y pelados	1-2 tazas de col rizada picada
3 tazas de champiñones picados	½ taza de perejil fresco picado
1 cucharada de tomillo seco	Sal (opcional)
2 cucharaditas de sal marina	

1. En una olla de cocción lenta, mezcla la carne, la cebolla, las zanahorias, los nabos, los champiñones, el tomillo y la sal. En un tazón pequeño, mezcla el agua o el caldo, el vino y el polvo de arrurruz y añádelo a la olla de cocción lenta.

2. Cocina a fuego lento durante ocho horas o a fuego alto de cuatro a cinco horas. Añade la col rizada y el perejil y cocina durante unos minutos. Prueba y condimenta con sal, si lo deseas. Guarda el estofado sobrante en un recipiente de vidrio con tapa hasta una semana o congélalo hasta unos seis meses.

SOPA CONTUNDENTE DE VERDURAS DE LA HUERTA Y ALUBIAS

Fase 1

Para 6 raciones

La fibra que se encuentra en las verduras y las alubias ayuda a alimentar a las bacterias benignas del intestino. Si deseas probar esta sopa en la fase dos, omite los tomates y las patatas, así como los frijoles si tienes problemas abdominales.

Cualquier tipo de alubia blanca cocida sirve para esta receta: prueba las alubias blancas grandes, las alubias blancas *navy* o las alubias *cannellini*. También he utilizado garbanzos cocidos con excelentes resultados. Si no deseas poner en remojo por ti mismo las alubias y cocinarlas, sustitúyelas por alubias orgánicas enlatadas. Busca proveedores como Eden Foods que no usen bisfenol A en el revestimiento de sus latas.

2 cucharadas de aceite de oliva virgen extra
1 cebolla pequeña, finamente picada
2 dientes de ajo, machacados
2 tazas de patatas amarillas o rojas finamente picadas
1 ½ tazas de apio finamente picado
1 ½ tazas de judías verdes picadas
1-1 ½ tazas de tomates romanos cortados en dados

1 ½ tazas de alubias blancas cocidas
4-6 tazas de caldo de pollo
1 cucharadita de tomillo seco
1 cucharadita de orégano seco
2 tazas de col rizada picada
½ taza de perejil fresco picado
½ taza de albahaca fresca picada
Sal marina y pimienta negra recién molida

1. Calienta el aceite en una olla de cuatro a seis litros a fuego medio. Añade la cebolla y el ajo y cocina durante cinco minutos, o hasta que se ablanden. Agrega las patatas, el apio, las judías verdes, los tomates, las alubias blancas, el caldo de pollo, el tomillo y el orégano. Tapa y cocina de diez a quince minutos, o hasta que las verduras estén tiernas.

2. Incorpora la col rizada, el perejil y la albahaca y cocina a fuego lento durante unos minutos más. Sazona al gusto con sal y pimienta. Sirve inmediatamente. Guarda la sopa sobrante en frascos de vidrio de un litro y recaliéntala según sea necesario. La sopa aguantará hasta una semana en el refrigerador.

SOPA TAILANDESA DE PESCADO Y COCO

Para 4 raciones

Fases
1 y 2

Sirve esta nutritiva sopa, que te hará entrar en calor, con una bola de arroz blanco o integral cocido y unas cuantas cucharadas de verduras fermentadas, como el *kimchi*. Me gusta utilizar pescado blanco salvaje del Pacífico de sabor suave, como el fletán, el bacalao negro o el pez roca.

Gold Mine es una marca excelente de *kimchi* y chucrut crudo fermentados de manera natural.

1 cucharada de aceite de coco virgen
½ cebolla mediana, cortada en rodajas
2 dientes de ajo, machacados
1 pimiento morrón rojo, cortado en tiras finas
2-3 zanahorias, cortadas en tiras finas
1 lata (400 g) de leche de coco orgánica
1 taza de caldo de pollo
1-2 cucharadas de salsa de pescado sin azúcar y sin gluten

450 g a 700 g de pescado salvaje de sabor suave, sin espinas, sin piel y picado
¼ de taza de albahaca fresca picada o albahaca dulce
¼ de taza de cilantro fresco finamente picado
1 cucharada de zumo de limón recién exprimido
Sal marina
1-2 chiles tailandeses, finamente picados; usa guantes de plástico al manipularlos (opcional)

1. Calienta el aceite en una olla de unos cuatro litros a fuego medio. Añade la cebolla y cocina durante cinco minutos, o hasta que se ablande. Agrega el ajo, el pimiento rojo, las zanahorias, la leche de coco, el caldo de pollo y la salsa de pescado. Tapa y cocina durante cinco minutos. Incorpora el pescado y cocina durante cinco minutos, o hasta que el pescado esté bien cocido. Apaga el fuego y agrega la albahaca, el cilantro, el zumo de limón y la sal al gusto.
2. Sirve sobre arroz. Añade chiles tailandeses a cada tazón para que quede más picante, si lo deseas. Guarda la sopa sobrante en un frasco de vidrio bien cerrado durante un máximo de cinco días.

ENSALADAS Y VERDURAS

CALABAZA DELICATA AL HORNO CON CANELA

Fases
1 y 2

Para 4 raciones

Las calabazas Delicata son una variedad de calabazas de invierno. Son muy dulces y de sabor suave, perfectas para hornear. Por lo general, se pueden encontrar desde septiembre hasta marzo en las tiendas de comestibles o en los mercados de agricultores. Sirve esta receta acompañada con una ensalada grande para el almuerzo o con pollo o pescado asado y una ensalada para la cena.

2 calabazas medianas
2 cucharadas de aceite de oliva virgen extra

½ cucharadita de canela molida
¼ de cucharadita de sal marina

1. Precalienta el horno a 205 °C. Corta el extremo del tallo de cada calabaza, luego córtala por la mitad a lo largo.
2. Coloca las cuatro mitades de calabaza con la piel hacia abajo en una fuente de vidrio para hornear. Rocía el aceite uniformemente sobre la carne y a continuación la canela y la sal.
3. Hornea durante cuarenta minutos o hasta que estén tiernas. Saca la carne y tritúrala hasta que quede homogénea. Sírvela inmediatamente o guárdala en el refrigerador hasta una semana.

ENSALADA DE REPOLLO CON CHIPOTLE

Fase
1

Para 6 raciones

Sirve esta ensalada colorida y rica en antioxidantes como guarnición con el *pollo a la parrilla de cocción lenta* (página 373), o por sí mismo solo como aperitivo.

½ cabeza pequeña de col roja, cortada en rodajas finas
½ cabeza pequeña de col verde, cortada en rodajas finas
3-4 zanahorias, ralladas

½ manojo de cebollinos, cortados en rodajas finas
1 receta de *aderezo cremoso de lima y chipotle* (página 371)

En un tazón grande, mezcla las coles, las zanahorias y los cebollinos. Si has pensado utilizar toda la ensalada para una sola comida, vierte el aderezo sobre ella, mezcla y sirve. Si vas a comer solo una ración pequeña, adereza solo esta y guarda en el refrigerador el resto de la ensalada, sin comprimirla, en un recipiente de vidrio cubierto. Guarda el aderezo por separado en un frasco de vidrio.

ENSALADA DE HINOJO Y COL

Fases 1 y 2

Para 6 raciones

Puedes preparar esta ensalada y guardarla en el frigorífico durante toda la semana y luego sacar raciones según sea necesario y agregar tu aderezo favorito. De esta manera, puedes incorporar fácilmente más verdura a tu alimentación diaria sin dedicarle mucho tiempo a la preparación.

1 bulbo de hinojo grande
½ col roja o verde de cabeza grande
1 taza de perejil fresco picado

½ taza de cebollinos o chalotas en rodajas finas
1 receta de *aderezo de ajo y cítricos* (página 370)

Prepara un procesador de alimentos con el disco de corte. Corta el hinojo y la col en trozos lo suficientemente pequeños como para que quepan en el tubo alimentador y procésalos o córtalos en rodajas finas. Colócalo todo en un tazón de vidrio grande y añade el perejil y los cebollinos o las chalotas. Vierte el aderezo sobre la ensalada y mezcla de nuevo. Guarda las sobras en un recipiente grande de vidrio en el refrigerador durante un máximo de una semana.

COLIFLOR ASADA CON LIMÓN Y CURRI

Fases 1 y 2

Para 4 raciones

Si nunca has comido coliflor asada antes, ¡vas a descubrir un verdadero placer! Mis hijos se pelean por ella, hasta el último trozo. En las noches de cine en casa, prueba a asar toda una sartén llena de coliflor y tomarla en lugar de palomitas de maíz, ¡una alternativa mucho más saludable!

1 cabeza mediana de coliflor, picada
1 cucharadita de curri en polvo suave
1 cucharadita de cáscara de limón finamente rallada
¼ de cucharadita de sal marina

1 cucharada de zumo de limón recién exprimido
2 cucharadas de aceite de oliva virgen extra o de aguacate

1. Precalienta el horno a 205 °C.

2. En una bandeja para hornear de acero inoxidable con bordes altos, mezcla todos los ingredientes. Asa de veinticinco a treinta minutos, o hasta que esté lista. Sirve inmediatamente.

VERDURAS DE OTOÑO ASADAS AL ROMERO

Fases 1 y 2

Para 4 a 6 raciones

Sirve las verduras asadas con pescado al horno y una ensalada grande o guárdalas en el refrigerador y úsalas para cubrir las verduras mixtas. Combinan bien con restos de salmón y el aderezo de ajo y cítricos (página 370).

½ cebolla roja mediana, picada en trozos grandes
3 zanahorias medianas, cortadas en rodajas de 1,25 cm
450 g de coles de Bruselas, cortadas por la mitad

2 remolachas pequeñas, peladas y picadas
1 nabo pequeño, pelado y picado
2 cucharadas de aceite de oliva virgen extra o de aguacate
2 cucharadas de romero fresco picado
¼ de cucharadita de sal marina

1. Precalienta el horno a 205 °C.

2. En una bandeja para hornear de acero inoxidable con bordes altos o en una fuente de vidrio para hornear, mezcla todos los ingredientes. Distribuye las verduras uniformemente de modo que queden en una sola capa.

3. Asa durante veinticinco minutos o hasta que estén tiernas. Sirve inmediatamente.

VERDURAS SALTEADAS CON AJO

Fases
1 y 2

Para 4 raciones

Sirve estas sabrosas verduras con salmón al horno, cordero asado o pollo al horno para el almuerzo o la cena, o con huevos fritos para un desayuno contundente. Cambia el sabor añadiendo tus condimentos favoritos. Me gusta añadir un chorrito de vinagre de manzana crudo y una pizca de sal marina.

1 cucharada de aceite de oliva virgen extra o de coco virgen
1 manojo de col rizada, enjuagada y picada
1 berza, enjuagada y picada
1 manojo de acelgas, enjuagadas y picadas
4-6 dientes de ajo, machacados
¼-½ taza de agua

CONDIMENTOS OPCIONALES
Vinagre de arroz integral
Vinagre de coco
Vinagre de ciruela ume
Zumo de limón recién exprimido
Aminos de coco
Tamari sin trigo
Sal marina
Semillas de sésamo tostadas
Vinagre de manzana crudo

Calienta el aceite en una olla de unos seis u ocho litros a fuego medio. Agrega la col rizada, la berza, las acelgas y el ajo, y cocina durante unos minutos. Añade el agua, tapa y cocina de tres a cinco minutos, o hasta que estén tiernos. Sirve con los condimentos opcionales que prefieras.

BATATAS FRITAS HORNEADAS

Para 4 raciones

Fases
1 y 2

Para una cena perfecta, sirve estas sabrosas batatas fritas horneadas con hamburguesas de carne alimentada con pasto envueltas en hojas de lechuga junto con unas cuantas cucharadas de *verduras encurtidas* (página 382) aparte. Para esta receta prefiero usar batatas de pulpa blanca en lugar de la variedad naranja; tienen un poco menos de humedad y son mejores para hacerlas como patatas fritas.

1 kg de batatas blancas peladas
½ cucharadita de pimienta negra recién molida
½ cucharadita de cúrcuma en polvo

½ cucharadita de ajo en polvo
½ cucharadita de sal marina
3-4 cucharadas de aceite de oliva virgen extra o de aguacate

1. Precalienta el horno a 205 °C.
2. Corta las batatas en tiras gruesas de 1,2 cm y aproximadamente 10 cm de largo. Colócalas en una bandeja para hornear de acero inoxidable con bordes altos. En un tazón pequeño, mezcla la pimienta, la cúrcuma, el ajo en polvo y la sal. Espolvorea uniformemente la mezcla de especias sobre las batatas, agrega el aceite y remueve para cubrirlas.
3. Hornea de veinticinco a treinta minutos, o hasta que queden tiernas. Sirve inmediatamente.

ENSALADA DESINTOXICANTE DE PRIMAVERA

Para 4 raciones

Fases
1 y 2

Esta es mi ensalada para la semana. La preparo el fin de semana y la guardo en el refrigerador para poder usarla como base para las ensaladas durante toda la semana. Coloca encima las sobras, como salmón al horno o pollo asado. Vierte tu aderezo favorito en un frasco pequeño y adereza la ensalada justo antes de servirla. Me gusta usar la *vinagreta de frambuesa y limón* (página 370), pero cualquiera de los aderezos de este capítulo sería delicioso.

6 tazas de verduras *baby* orgánicas surtidas	1 manojo de rábanos, picados
2 tazas de rúcula *baby*	225 g de guisantes dulces, picados
1 taza de diente de león picado	1 taza de brotes de guisantes
	½ taza de cebollino fresco cortado

En un tazón grande, mezcla todos los ingredientes. Sirve con tu aderezo favorito. Las sobras pueden guardarse en un recipiente ligeramente tapado en el refrigerador hasta unos cinco días.

ENSALADA CALIENTE DE QUINOA, COL RIZADA Y POLLO

Fase 1

Para 4 raciones

La quinoa es un antiguo pseudocereal, una semilla emparentada con la espinaca y la remolacha que se asemeja a un cereal originario de los Andes. Puedes encontrarla en la tienda local de alimentos naturales.

1 ½ tazas de quinoa seca	4 tazas de col rizada finamente picada
2 ½ tazas de agua o caldo de pollo	2-3 tazas de pollo cocido y picado
3 cucharadas de aceite de oliva virgen extra	¼ de taza de pasas de Corinto (ver nota)
1 taza de cebolla finamente picada	1-2 cucharadas de pasas frescas
½ cucharadita de sal marina	Zumo de limón recién exprimido
2-3 cucharaditas de curri en polvo suave	

1. Enjuaga bien la quinoa bajo agua tibia en un colador de malla fina. Colócala en una olla de acero inoxidable de dos litros y agrega el agua o el caldo y una pizca de sal. Tapa y deja hervir, luego reduce el fuego a bajo y cocina durante veinte minutos.

2. Calienta el aceite en una olla de seis cuartos o en una sartén profunda de 28 cm a fuego medio. Añade la cebolla y la sal y cocina durante siete minutos, o hasta que la cebolla se ablande. Agrega el curri en polvo y la quinoa cocida, la col rizada, el pollo, las pasas y el zumo de limón. Remueve y cocina durante unos minutos o hasta que la col rizada se haya ablandado. Prueba y ajusta la sal y los condimentos, si lo deseas.

Nota: incluye las pasas de Corinto si puedes digerir los alimentos FODMAP; de lo contrario prescinde de ellas.

ADEREZOS PARA ENSALADAS

ADEREZO CREMOSO DE NARANJA Y JENGIBRE

Para aproximadamente 1 ½ tazas

Fase 1

Puedes usar este aderezo cremoso con sabor a naranja casi con cualquier ensalada. Me gusta mezclado con col napa picada, cebolletas y brotes de alubia mungo.

1 naranja mediana, pelada y sin semillas
2-3 cucharaditas de jengibre fresco picado
¼ de taza de mantequilla de almendra cremosa

3 cucharadas de vinagre de arroz integral orgánico
1 cucharadita de miel cruda
¼ de cucharadita de sal marina
6 cucharadas de aceite de oliva virgen extra

En una batidora, mezcla la naranja, el jengibre, la mantequilla de almendra, el vinagre, la miel y la sal a alta velocidad hasta que esté suave. Lentamente agrega el aceite mientras la batidora está funcionando a baja velocidad. Vierte la mezcla en un frasco de vidrio y guárdala en el refrigerador durante diez días.

VINAGRETA DE FRAMBUESA Y LIMÓN

Para alrededor de ¾ de taza

Fases
1 y 2

Esta receta de vinagreta funciona bien como adobo para el pollo. También funciona maravillosamente como aderezo para una ensalada de quinoa o cualquier ensalada verde.

6 cucharadas de aceite de oliva virgen extra
¼ de taza de puré de frambuesas
2 cucharadas de zumo de limón recién exprimido

2 cucharadas de vinagre de champán
1 cucharadita de miel cruda
¼ de cucharadita de sal marina

En un frasco de vidrio, pon todos los ingredientes. Cubre bien con una tapa y agita para que se mezcle bien. Guarda el aderezo en el refrigerador hasta diez días. Antes de servir coloca el frasco en un plato con agua caliente para diluir el aceite.

ADEREZO DE AJO Y CÍTRICOS

Para aproximadamente 1 taza

Fases
1 y 2

Cubre tu ensalada favorita con este aderezo alto en vitamina C. Combina bien con verduras amargas como la rúcula.

6 cucharadas de aceite de oliva virgen extra
¼ de taza de zumo de naranja recién exprimido
2 cucharadas de zumo de limón recién exprimido
2 cucharadas de zumo de lima recién exprimido

1 diente de ajo, machacado
2 cucharaditas de cáscara de naranja finamente rallada
½ cucharadita de cáscara de limón finamente rallada
½ cucharadita de cáscara de lima finamente rallada
½ cucharadita de sal marina

En un frasco de vidrio, pon todos los ingredientes. Cubre bien con una tapa y agita para que se mezcle todo bien. Guárdalo en el refrigerador hasta diez días. Antes de servir coloca el frasco en un plato con agua caliente para diluir el aceite.

Consejo: utiliza un rallador microplano para rallar finamente la cáscara de cítricos antes de exprimir el zumo.

ADEREZO CREMOSO DE LIMA Y CHIPOTLE

Para aproximadamente 1 taza

Sirve este aderezo sobre una ensalada de lechuga romana crujiente, aguacate, frijoles negros y semillas de calabaza tostadas. También me gusta servirlo mezclado con repollo desmenuzado, como la *ensalada de repollo con chipotle* (página 363).

½ taza de anacardos crudos
½ taza de agua
1-2 cucharadas de zumo de limón recién exprimido
¼ de taza de aceite de oliva virgen extra

1 diente de ajo, pelado
¼-½ cucharadita de chile chipotle en polvo
½-1 cucharadita de sal marina
Un puñado de perejil o cilantro fresco

1. En una batidora de alta potencia, mezcla los anacardos, el agua, el zumo de limón, el aceite, el ajo, el chile en polvo y la sal hasta que quede una mezcla uniforme y cremosa. Agrega el perejil o el cilantro y mezcla a baja velocidad. Si no tienes una batidora de alta potencia, remoja los anacardos en agua en un tazón pequeño durante unas tres horas. A continuación, escúrrelos y sigue las instrucciones anteriores, usando una batidora estándar.
2. Vierte el aderezo en un frasco de vidrio y sírvelo o guárdalo en el refrigerador hasta una semana.

PLATOS PRINCIPALES

POLLO ASADO BÁSICO

Fases
1 y 2

Para 4 raciones

Puedes preparar esta receta básica el fin de semana, de modo que tengas un pollo precocinado y ensaladas en la nevera para poder usarlos en platos rápidos a lo largo de la semana. El pollo cocido se puede usar como plato principal o para cubrir ensaladas, o en recetas como la *ensalada caliente de quinoa, col rizada y pollo* (página 368), la *sopa de pollo, calabaza y puerros* (página 358) y la *ensalada de pollo con wraps de lechuga* (página 373).

1 pollo orgánico entero (1350–1800 g) partido, o 2 muslos de pollo orgánicos con hueso y 2 pechugas de pollo orgánicas con hueso.

2-3 cucharadas de aceite de oliva virgen extra
¼- ½ cucharadita de sal marina
¼ de cucharadita de ajo en polvo
Pimienta negra recién molida

1. Precalienta el horno a 190 °C. Coloca los trozos de pollo en una fuente de vidrio para hornear de 33 x 23 cm. Rocíales el aceite, luego espolvorea uniformemente la sal, el ajo en polvo y una pizca de pimienta.

2. Asa, sin tapar, durante sesenta minutos, o hasta que un termómetro insertado en el trozo más grueso registre 75 °C y los jugos salgan claros. Úsalo en recetas como gustes. El pollo asado puede guardarse en un recipiente de vidrio cubierto en el refrigerador hasta una semana. Guarda los huesos y la piel para la receta de *caldo de pollo de cocción lenta* de la página 357.

ENSALADA DE POLLO CON *WRAPS* DE LECHUGA

Fases
1 y 2

Para 2 raciones

Para el pollo de esta receta, prefiero usar una pechuga sobrante de un pollo entero orgánico que he asado previamente. Asegúrate de usar encurtidos fermentados naturalmente, que solo tienen unos pocos ingredientes: pepinos, especias para encurtir, sal y agua, ¡sin vinagre! Bubbies es mi marca preferida de pepinillos. También recomiendo Primal Kitchen Mayo.

1 ½ tazas de pechuga de pollo cocida y picada
½ taza de apio finamente picado
½ taza de pepinillos finamente picados
¼ de taza de zanahorias finamente picadas
¼ de taza de perejil fresco finamente picado

1-2 cebollinos, cortados en rodajas finas
¼ de taza de mayonesa
Sal marina y pimienta negra recién molida
Hojas de lechuga con mantequilla, enjuagadas y secadas (ponlas entre dos trapos de cocina y dales palmaditas)

En un recipiente grande, mezcla el pollo, el apio, los pepinillos, las zanahorias, el perejil, los cebollinos y la mayonesa. Sazona al gusto con sal y pimienta. Coloca una bola de la ensalada de pollo en una hoja de lechuga y sirve. Guarda las sobras de la ensalada en el refrigerador hasta tres días.

POLLO A LA PARRILLA DE COCCIÓN LENTA

Fase
1

Para aproximadamente 6 raciones

Esta receta se puede preparar en un instante antes de ir a trabajar por la mañana. Cuando llegues a casa, hornea algunas batatas y haz una ensalada; tendrás una comida nutritiva de aspecto delicioso. Me gusta rellenar una batata con el pollo asado a la parrilla para servir.

1 cebolla pequeña, en rodajas
1 frasco (200 g) de pasta de tomate
(alrededor de ¾ de taza)
1 taza de agua
2 cucharadas de miel cruda o jarabe
de arce puro
2 cucharadas de vinagre de manzana
crudo

2-3 cucharaditas de melaza negra
2-3 dientes de ajo, machacados
1 cucharada de pimentón ahumado
½ cucharadita de chile chipotle en
polvo
1-2 cucharaditas de sal marina
1350 g de pechugas de pollo campero
deshuesadas, sin piel

En una olla de cocción lenta de cuatro litros, mezcla la cebolla, la pasta de tomate, el agua, la miel o el jarabe de arce, el vinagre, la melaza, el ajo, el pimentón, el chile en polvo y la sal. Tapa y cocina a fuego lento durante ocho horas. Desmenuza suavemente el pollo y cocínalo durante treinta minutos. Los restos de pollo asado a la parrilla pueden congelarse en pequeños contenedores para su uso futuro o refrigerarse durante un máximo de cinco días.

PALITOS DE PESCADO CON COSTRA DE COCO

Para 4 a 6 raciones

Fases
1 y 2

Sirve los palitos de pescado con una de las recetas de ensalada de este libro y una batata asada. Cuando compres el pescado en el mercado, pídele al pescadero que le quite la piel.

Herbamare es un condimento orgánico hecho de hierbas y verduras frescas y mezclado con sal marina natural.

680-900 g de fletán, sin piel
½ taza de polvo de arrurruz
4-6 cucharadas de agua
1 cucharadita de Herbamare o sal
marina

½ cucharadita de pimienta negra recién molida
1 cucharadita de tomillo seco
2 tazas de coco rallado sin azúcar
3-4 cucharadas de aceite de coco

1. Enjuaga el fletán y córtalo en «palitos» de aproximadamente 1,3 cm de ancho y 7,5 de largo.

2. En un tazón, mezcla el arrurruz, el agua, el Herbamare o la sal, la pimienta y el tomillo. Pon el coco rallado en un recipiente aparte.
3. Mientras la sartén se calienta, sumerge los palitos de pescado en la mezcla de arrurruz y cubre uniformemente. Luego sumerge el pescado en el coco, usando las manos para pegar el coco al pescado con objeto de asegurar una cobertura uniforme.
4. Añade dos cucharadas de aceite a la sartén caliente. (La sartén está lo suficientemente caliente cuando el aceite se esparce rápidamente). Añade los palitos de pescado en tandas para que no se amontonen en la sartén. Cocina de cuatro a seis minutos, volteando una vez con pinzas, o hasta que el pescado se desmenuce fácilmente. El tiempo puede variar dependiendo del grosor del pescado, pero ten en cuenta que continuará cocinándose una vez retirado de la sartén. Comprueba la cocción rompiendo el trozo más grueso con un tenedor. Añade el aceite restante según sea necesario a la sartén y cocina el resto de los palitos de pescado.

ALBÓNDIGAS ITALIANAS Y ESPAGUETIS DE FIDEOS DE CALABAZA

Fases
1 y 2

Para 6 raciones

Esta receta es una innovación de un conocido plato tradicional, pero sin los tomates y los fideos de trigo. Es importante usar un caldo casero de buena calidad en esta receta, ya que la mayoría de las variedades de caldo de ternera que se venden preparadas —incluso las marcas orgánicas— usan colorante de caramelo, que puede contener gluten.

ALBÓNDIGAS DE CARNE
900 g de carne de ternera orgánica alimentada con pasto picada
1 taza de zanahorias ralladas (compacta)

½ taza de cebollinos finamente picados
½ taza de perejil fresco finamente picado
2 huevos orgánicos grandes, batidos
1 cucharada de condimento italiano

1 cucharadita de sal marina

½ cucharadita de pimienta negra recién molida

½ cucharadita de ajo en polvo

2-3 cucharaditas de aceite de oliva virgen extra

SALSA

3 tazas de *caldo de pollo de cocción lenta* (página 357)

3 cucharadas de polvo de arrurruz

1-2 cucharaditas de tomillo seco

Sal marina y pimienta negra recién molida

1 calabaza espagueti mediana (aproximadamente 1400 g), cortada por la mitad a lo largo y sin semillas

1. Precalienta el horno a 205 °C.

2. Para preparar las albóndigas: en un tazón grande, mezcla la carne, las zanahorias, los cebollinos, el perejil, los huevos, el condimento italiano, la sal, la pimienta y el ajo en polvo. Mezcla bien usando las manos o una cuchara grande. Con las manos engrasadas, forma albóndigas de cinco centímetros y colócalas en dos platos. Deberías obtener de doce a dieciocho albóndigas.

3. Calienta una sartén grande de hierro fundido a fuego medio. Añade de una a dos cucharaditas de aceite a la sartén. Cocina las albóndigas en tandas durante unos minutos por todos los lados y luego transfiérelas a una fuente para hornear de vidrio de 33 x 23 cm (no se cocinarán todavía). Repite con el resto del aceite y las albóndigas.

4. Para preparar la salsa: en un tazón grande, mezcla el caldo, el arrurruz, el tomillo, la sal y la pimienta al gusto. Vierte la salsa en la sartén caliente utilizada para cocinar las albóndigas, vuelve a poner la sartén al fuego y remueve a fuego medio hasta que la salsa quede de color claro y espesa. Vierte la salsa sobre las albóndigas y hornea, sin tapar, de cuarenta a cuarenta y cinco minutos, o hasta que ya no estén rosadas.

5. Coloca la calabaza espagueti cortada hacia abajo en otro recipiente para hornear. Agrega un poco de agua al fondo del recipiente y hornea, sin tapar, de cuarenta y cinco a cincuenta minutos.

Saca los «fideos» de calabaza con una cuchara. Estos fideos, las hebras de la calabaza espagueti, se desprenden de forma natural. Sirve las albóndigas y la salsa sobre ellos. Las albóndigas, la salsa y la calabaza sobrantes se pueden congelar en recipientes individuales para su uso posterior.

POLLO ASADO CON BATATAS E HIGOS

Fases 1 y 2

Para 4 a 6 raciones

Si no usas todos los jugos de la sartén, guárdalos y añádelos a tu *caldo de pollo de cocción lenta* (página 357) con los huesos. Sirve este pollo con una ensalada verde grande mezclada con *vinagreta de frambuesa y limón* (página 370).

1 pollo entero orgánico (1500 – 1800 g)
1 kg de batatas peladas y cortadas en trozos grandes (ver nota)
½-1 taza de higos *Mission* negros secos (ver nota)
3 cucharadas de aceite de oliva virgen extra

1 cucharadita de tomillo seco
1 cucharadita de mejorana seca
1 cucharadita de romero seco
½-1 cucharadita de sal marina
Pimienta negra recién molida
½ taza de cebolla finamente picada
1 taza de agua

1. Precalienta el horno a 220 °C.
2. Coloca el pollo en el centro de una fuente de vidrio para hornear de 33 x 23 cm. En un tazón, mezcla las batatas, los higos y dos cucharadas de aceite. Rocía la cucharada de aceite restante sobre el pollo. Espolvorea el tomillo, la mejorana, el romero, la sal y la pimienta al gusto sobre el pollo y las batatas.
3. Coloca la cebolla picada en la cavidad del pollo y añade el agua a la fuente.
4. Asa, sin tapar, durante veinticinco minutos, luego reduce el fuego a 160 °C y asa durante una hora, o hasta que un termómetro

insertado en la pechuga registre 80 °C y el jugo sea claro. Deja reposar durante diez minutos antes de cortar.

5. Transfiere las batatas y los higos a un recipiente para servir. Coloca el pollo en una tabla de trinchar y córtalo en rodajas. Vierte los jugos en una salsera y sirve junto con la carne y las verduras.

Nota: incluye las batatas y los higos si puedes digerir los FODMAP; de lo contrario omítelos.

SALMÓN CON JENGIBRE Y LIMÓN

Fases
1 y 2

Para 6 raciones

Cuando compres salmón, asegúrate de adquirir pescado capturado en el medio silvestre. El salmón de piscifactoría a menudo contiene altos niveles de PCB, lo que puede aumentar el riesgo de diabetes, obesidad y resistencia a la insulina. Sirve el salmón con un poco de calabacín salteado y una ensalada verde grande con *aderezo de ajo y cítricos* (página 370).

900 g de filetes de salmón salvaje
3 cucharadas de zumo de limón recién exprimido
1 cucharada de miel cruda
1 cucharada de aceite de sésamo tostado
1 cucharada de polvo de arrurruz

1 diente de ajo, machacado
1-2 cucharaditas de jengibre fresco finamente rallado
½ cucharadita de cáscara de limón finamente rallada
½ cucharadita de sal marina

1. Enjuaga los filetes de salmón y colócalos con la piel hacia arriba en un recipiente pequeño para hornear. En otro recipiente pequeño, mezcla el resto de los ingredientes. Vierte la mezcla sobre el salmón. Cúbrelo y déjalo marinar a temperatura ambiente durante treinta minutos o déjalo marinar hasta dos horas. Escurre la mayor parte del adobo y voltea los filetes de salmón para que queden con la piel hacia abajo.

2. Precalienta el horno a 205 °C. Hornea el salmón durante diez minutos por cada 2,5 cm de espesor, o hasta que el pescado se oscurezca. Un filete fino como el de salmón coho puede necesitar diez minutos, mientras que un filete grueso de salmón rey puede necesitar veinte minutos. El pescado continuará cocinándose después de salir del horno, así que ten cuidado de no cocinarlo demasiado.

CAPRICHOS SALUDABLES

NATILLAS DE CHOCOLATE SIN COCINAR

Para 6 raciones

Fases
1 y 2

Esta receta es perfecta para los días en los que se te antoja algo rico, cremoso y con chocolate.

1 lata (400 ml) de leche de coco orgánica
1 cucharada de gelatina en polvo sin sabor
¼ de taza de cacao en polvo orgánico crudo

2-3 cucharadas de jarabe de arce puro
2 cucharaditas de extracto puro de vainilla
Frambuesas o fresas frescas orgánicas, para adornar

1. En una batidora, mezcla la leche de coco, la gelatina, el cacao, el jarabe de arce y la vainilla. Luego deja reposar la mezcla en la batidora durante cinco minutos para ablandar la gelatina. Mezcla de nuevo a alta velocidad durante al menos un minuto, o hasta que quede muy suave.
2. Vierte en seis moldes o tazones pequeños y refrigera durante al menos treinta minutos para que cuaje. Sirve adornado con las frambuesas o las fresas frescas. Cubre cualquier tazón de natillas que no hayas comido y guárdalo en el refrigerador durante una semana como máximo.

GALLETAS BLANDAS CON ESPECIAS

Para 10 a 12 galletas

Fase
1

Esta receta utiliza una harina de hornear alternativa llamada harina de chufa, que no contiene cereales ni frutos secos, lo que la convierte en la harina perfecta para usar en los dulces sin gluten. La harina de chufa está hecha de tubérculos pequeños que tienen un alto contenido en almidón resistente, un tipo de fibra prebiótica que alimenta a las bacterias benignas del intestino. Puedes comprar esta harina en Internet o en una tienda *bio*.

8 dátiles *medjool* deshuesados (aproximadamente ½ taza compacta)
¼ de taza de aceite de coco virgen
1 huevo grande
1 cucharadita de extracto puro de vainilla

1 taza de harina de chufa (firmemente empaquetada)
1½ cucharaditas de canela molida
½ cucharadita de jengibre molido
½ cucharadita de bicarbonato de sodio
¼ de cucharadita de sal marina

1. Precalienta el horno a 175 °C. Forra una bandeja para hornear con papel de pergamino sin blanquear.
2. En un procesador de alimentos equipado con la cuchilla S estándar, mezcla los dátiles, el aceite, el huevo y la vainilla. Añade la harina, la canela, el jengibre, el bicarbonato y la sal y vuelve a mezclar.
3. Transfiere la masa a cucharadas sobre la bandeja para hornear. Deberían salirte de diez a doce galletas. Aplástalas suavemente de una en una con las manos mojadas.
4. Hornéalas durante diez minutos o hasta que los bordes estén crujientes. Déjalas enfriar de cinco a diez minutos en la bandeja para hornear antes de pasarlas a una placa para que se enfríen completamente.

BARRITAS DE CHOCOLATE Y ALMENDRAS CON ALBARICOQUE

Para alrededor de 20 barritas

Antes de comenzar la fase uno prepara un lote de estas barritas y guárdalas en el congelador. Cuando sientas un antojo de azúcar o chocolate, podrás saciar tu deseo con una de ellas. En lugar de dulces de chocolate con «calorías vacías», esta receta te proporciona las grasas y las proteínas saludables de las almendras, la fibra beneficiosa de los albaricoques secos que alimenta a las bacterias benéficas del intestino y una serie de poderosos antioxidantes del chocolate agridulce orgánico. Yo las considero barritas de superalimento. Las puedes disfrutar en la fase dos siempre que puedas comer FODMAP.

1 taza de almendras crudas
1 taza de albaricoques secos (que no contengan sulfitos)
3 onzas de chocolate agridulce orgánico

2 cucharadas de aceite de coco virgen
2 cucharadas de miel cruda
1 cucharadita de vainilla cruda en polvo
Una pizca de sal marina

1. Forra una bandeja para hornear pan de vidrio de 23 x 13 cm con papel de pergamino sin blanquear.

2. Coloca las almendras en un procesador de alimentos equipado con la cuchilla S estándar y procesa hasta que estén bien molidas. Agrega los albaricoques y procesa hasta que ambos estén finamente molidos.

3. En una cacerola pequeña, derrite el chocolate y calienta el aceite a fuego muy lento. Vierte la mezcla de almendras y albaricoques en el procesador de alimentos, usando una espátula de silicona para raspar hasta el último resto de chocolate de la sartén. Procesa de nuevo para mezclar los ingredientes.

4. Transfiere la mezcla a la sartén preparada. Presiónala de manera firme y uniforme en la sartén. Congélala durante una hora o hasta que quede una masa dura al tacto. Retírala de la sartén, quítale el pergamino y córtala en barritas con un cuchillo grande y afilado. Almacena las barritas en un recipiente de acero inoxidable en el congelador hasta un máximo de seis meses.

Consejo: muchas empresas chocolateras procesan su chocolate en equipos que también procesan gluten. Asegúrate de comprar una barra de chocolate agridulce orgánico de una compañía libre de gluten. Me gusta usar barras de chocolate Dagoba en esta receta. También se dividen en porciones de 28 g, lo que hace que te resulte más fácil cortar de la barra la cantidad que necesites.

ALIMENTOS FERMENTADOS

VERDURAS ENCURTIDAS

Para 1 litro

Fases
1 y 2

Para elaborar esta receta, necesitarás un frasco de un litro con tapa o un frasco de un litro con tapa de cierre hermético.

3-4 dientes de ajo, picados
1½-2 cucharaditas de granos de pimienta negra enteros
Un puñado de eneldo fresco
1 taza de zanahorias finamente picadas
1 taza de rábanos finamente picados

1 taza de judías verdes finamente picadas
1 cucharada de sal marina
2 tazas de agua filtrada
1 hoja de col verde

1. Coloca el ajo y los granos de pimienta en el fondo del frasco. Pon el eneldo encima. Agrega las zanahorias, los rábanos y las judías, empujándolos conforme vas llenando el frasco, hasta que estén a aproximadamente de 1,27 a 2,54 cm de la parte superior.
2. En un tazón pequeño, bate el agua y la sal hasta que esta se disuelva. Vierte la solución de salmuera sobre las verduras hasta que

estén completamente sumergidas. Dobla la hoja de col y empújala contra las verduras para que quepa bajo la tapa del frasco. Esto ayudará a mantener las verduras sumergidas, lo cual es esencial para una fermentación adecuada. Alternativamente, puedes utilizar un peso de vidrio o de piedra esterilizada.

3. Cubre bien el frasco con la tapa y guárdalo en un lugar alejado de la luz solar directa. Haz «eructar» el frasco diariamente una vez que se empiecen a formar burbujas, por lo general para el segundo día. Haz esto desenroscando ligeramente la tapa (o destapándola) para liberar los gases y luego volviéndola a cerrar. La fermentación debe durar de cinco a diez días, dependiendo de la temperatura de tu casa. Cuanto más calor haga, más corto será el tiempo de fermentación. Revisa las verduras a los cinco días. Deben estar agrias y crujientes.

4. Una vez que las verduras hayan fermentado a tu gusto, coloca el tarro en el refrigerador y guárdalo hasta seis meses. Seguirá fermentando mientras esté en el refrigerador, pero a un ritmo mucho más lento.

REFRESCO PROBIÓTICO DE COCO Y CEREZA

Fases
1 y 2

Para 3¾ tazas

Esta receta es una manera excelente de consumir probióticos curativos del intestino en una bebida sabrosa. ¡A los niños les encanta! Si no puedes encontrar el iniciador de kéfir Body Ecology en tu tienda *bio*, puedes pedirlo en línea en bodyecology.com.

3 tazas de agua de coco	1 paquete de iniciador de kéfir Body
¾ de taza de zumo orgánico de cereza agria	Ecology

1. En una cacerola pequeña, calienta el agua de coco y el zumo de cereza a fuego lento hasta que alcance los 33 °C. Si se calienta más, las bacterias del iniciador morirán. El líquido debe estar a temperatura media, ni caliente ni muy frío. Viértelo en un frasco de vidrio de un litro, agrega el iniciador de kéfir y cierra la tapa del frasco. Agita suavemente para mezclarlo.

2. Coloca el frasco en un lugar cálido de tu cocina, idealmente a alrededor de 21 °C, para que fermente durante veinticuatro a cuarenta y ocho horas. Fermentará más rápido en una cocina muy caldeada, pero en una cocina fresca (en invierno), puede tardar más de cuarenta y ocho horas. La bebida se termina de hacer cuando se vuelve menos dulce y ligeramente burbujeante. Para obtener un «refresco» muy burbujeante, puedes verterlo en una botella con tapa de cierre y dejarlo reposar en la encimera durante uno o dos días más. Ten cuidado al abrir la tapa, ya que la presión de los gases de fermentación puede acumularse.

CHUCRUT CASERO CRUDO

Fases
1 y 2

Para 1 litro

Preparar chucrut es sorprendentemente fácil. Solo necesitas un frasco de un litro, un machacador de chucrut de madera, repollo y algo de sal marina. Al preparar esta receta, es importante mantener la proporción correcta entre col y sal. Si quieres duplicarla, usa 2.200 g de col y tres cucharadas de sal marina.

1.100 g de col	1½ cucharadas de sal marina

1. Retira las dos hojas exteriores de la col y reserva una hoja. Corta el núcleo del fondo de la col y deséchalo. Luego corta la col en trozos. Utiliza un procesador de alimentos equipado con la hoja de corte para cortarla rápida y fácilmente. Si no tienes un procesador de alimentos, usa un cuchillo afilado para cortarla en rodajas finas. **2.** Coloca la col rebanada en un tazón grande y espolvorea la sal por encima. Mezcla y deja reposar durante diez minutos. Usa un machacador de madera para chucrut o para carne para golpear la col durante cinco a diez minutos, o hasta que haya liberado sus jugos. Con las manos limpias, coloca la col en un frasco de boca ancha de un litro, y empuja firmemente hacia abajo con el machacador para que no haya burbujas de aire. Con esta cantidad de col se debe llenar un frasco de un litro hasta la parte de arriba. Si no hay suficientes jugos para cubrir completamente la col, bate media taza de agua purificada con media cucharadita de sal marina y viértela sobre ella. Mete la hoja de col reservada en el chucrut. Cierra la tapa y coloca el frasco sobre una toalla o en una fuente para que recojan los jugos que puedan gotear. **3.** Mantén el frasco en la encimera de la cocina alejado de la luz solar directa. Déjalo fermentar durante cinco a diez días y luego colócalo en el refrigerador, donde se conservará hasta seis meses.

EJEMPLOS DE PLANES DE COMIDAS

En las siguientes sugerencias encontrarás una serie de opciones de alimentos saludables para una semana de cada fase del protocolo de transición. Algunas de las sugerencias incorporan las recetas que acabamos de ver; otras se basan en opciones fáciles de encontrar sin gluten, sin lácteos Y sin azúcar que puedes preparar de manera sencilla. También te sugiero dónde puedes agregar alimentos fermentados.

Usa el plan de comidas como plantilla para la primera semana y luego, de ahí en adelante, haz ajustes basándote en tus preferencias y sensibilidades personales.

Plan de comidas de la fase uno de transición

Sin gluten, lácteos ni azúcar. Céntrate en alimentos enteros y orgánicos, y en alimentos fermentados para reponer tu microbiota.

Día 1

Desayuno: Una rebanada de *pan de sándwich sin gluten* (página 352) tostada y cubierta con medio aguacate triturado, un puñado de rúcula, un huevo orgánico escalfado y pimienta negra recién molida.

Almuerzo: Tazón de *sopa contundente de verduras de la huerta y alubias* (página 360).

Cena: Hamburguesas de carne de ternera a las hierbas envueltas en hojas de lechuga, servidas con *batatas fritas horneadas* (página 367) y pepinillos fermentados naturalmente.

Aperitivo: *Natillas de chocolate sin cocinar* (página 379) y frutas del bosque orgánicas de temporada.

Día 2

Desayuno: Tacos de desayuno (una tortilla caliente de maíz o arroz integral orgánico sin gluten, frijoles refritos orgánicos sin gluten, salsa, aguacate y huevos revueltos orgánicos).

Almuerzo: Ensalada grande hecha con verduras *baby* mixtas orgánicas, zanahorias picadas, cebollinos, quinoa cocida y restos de pollo o salmón cocido; cubierta con uno de los aderezos para ensaladas (páginas 369 y siguientes).

Cena: *Pollo a la parrilla de cocción lenta* (página 373), batatas al horno y chucrut.

Aperitivo: *Smoothie para sanar el intestino* (página 350).

Día 3

Desayuno: Dos rebanadas de *pan de sándwich sin gluten* (página 352), tostado y cubierto con mantequilla de cacahuete orgánica o mantequilla de almendra, más un plátano.

Almuerzo: *Ensalada caliente de quinoa, col rizada y pollo* (página 368).

Cena: Filete a las hierbas o sobras de pollo a la parrilla de cocción lenta, patatas al horno, brócoli al vapor y *verduras encurtidas* (página 382).

Aperitivo: *Batido verde superantioxidante* (página 351).

Día 4

Desayuno: Patata asada y *revuelto de col rizada* (página 356).

Almuerzo: Ensalada grande hecha con verduras *baby* mixtas orgánicas, zanahorias picadas, cebollinos, perejil y filete sobrante, alubias cocidas o rodajas de pavo orgánico, cubierta con uno de los aderezos para ensaladas (página 369 y siguientes).

Cena: *Salmón con jengibre y limón* (página 378), arroz orgánico blanco o integral cocido, y *ensalada de hinojo y col* (página 364).

Aperitivo: Frutas de temporada y un *refresco probiótico de coco y cereza* (página 383).

Día 5

Desayuno: *Smoothie para sanar el intestino* (página 350) y un huevo orgánico escalfado.

Almuerzo: Ensalada grande hecha con verduras *baby* mixtas orgánicas, sobras de *ensalada de hinojo y col* (página 364), sobras de salmón cocido y restos de arroz cocido, cubierta con *aderezo de ajo y cítricos* (página 370).

Cena: *Ensalada de pollo con* wraps *de lechuga* (página 373), *calabaza Delicata al horno con canela* (página 363) y *kimchi*.

Aperitivo: Palitos de apio y mantequilla de cacahuete orgánica o mantequilla de almendra.

Día 6

Desayuno: *Frittata de verduras de la huerta* (página 354).

Almuerzo: Dos rebanadas de *pan de sándwich sin gluten* (página 352), rebanadas de pavo orgánico, aguacate, cebolla roja finamente cortada en rodaja y mayonesa o mostaza; servido con un poco de *chucrut casero crudo* (página 384) o pepinillos fermentados naturalmente.

Cena: *Sopa tailandesa de pescado y coco* (página 362), arroz basmati blanco cocido y *coliflor asada con limón y curri* (página 365).

Aperitivo: *Barritas de chocolate y almendras con albaricoque* (página 381).

Día 7

Desayuno: Quinoa caliente en hojuelas, cubierta con arándanos frescos o congelados, leche de coco y almendras picadas.

Almuerzo: Sobras de la *sopa tailandesa de pescado y coco* (página 362), más *ensalada desintoxicante de primavera* (página 367).

Cena: Fideos cocidos de arroz integral con espaguetis cubiertos con carne de ternera alimentada con pasto y salsa de tomate para pasta (cocina 450 g de carne de ternera picada y añade un frasco de salsa para pasta orgánica sin gluten ni azúcar), además de una ensalada verde grande.

Aperitivo: Frutas de temporada y *refresco probiótico de coco y cereza* (página 383).

Plan de comidas de la fase dos de transición

Sin gluten, lácteos, azúcar, cereales ni verduras solanáceas. Céntrate en alimentos enteros y orgánicos y alimentos fermentados para reponer tu microbiota.

Día 1

Desayuno: *Batido verde superantioxidante* (página 351) y fruta fresca.

Almuerzo: Tazón de *sopa de pollo, calabaza y puerros* (página 358).

Cena: Bistec, calabaza al horno y *chucrut casero crudo* (página 384).

Aperitivo: Humus y palitos de apio.

Día 2

Desayuno: *Hamburguesas italianas de pollo* (página 355) y *verduras encurtidas* (página 382).

Almuerzo: Gran ensalada verde con verduras orgánicas mixtas, tocino y pepino picado, cubierta con uno de los aderezos para ensaladas de la fase dos (páginas 369 y siguientes).

Cena: *Sopa cremosa de zanahoria e hinojo* (página 359) y *verduras salteadas con ajo* (página 366).

Aperitivo: Humus con zanahorias y pepinos en rodajas

Día 3

Desayuno: Una rebanada de *pan de sándwich sin gluten* (página 352) tostado y *verduras encurtidas* (página 382).

Almuerzo: Sobras de *sopa cremosa de zanahoria e hinojo* (página 359) y medio aguacate con *verduras encurtidas* (página 382).

Cena: *Estofado contundente de ternera y setas* (página 359) y una ensalada verde.

Aperitivo: Frutas del bosque frescas y *refresco probiótico de coco y cereza* (página 383).

Día 4

Desayuno: *Smoothie para sanar el intestino* (página 350).

Almuerzo: Sobras de *estofado contundente de ternera y setas* (página 359) y *refresco probiótico de coco y cereza* (página 383).

Cena: Salmón a la parrilla, batatas al horno y una ensalada grande de verduras *baby*.

Aperitivo: Crema de *natillas de chocolate sin cocinar* (página 379).

Día 5

Desayuno: *Hamburguesas italianas de pollo* (página 355) y *verduras encurtidas* (página 382).

Almuerzo: Ensalada grande de verduras *baby* mixtas orgánicas, manzanas picadas y sobras de batatas asadas, aliñada con uno de los aderezos para ensaladas de la fase dos (páginas 369 y siguientes).

Cena: Ensalada de atún bajo en mercurio, dos rebanadas de *pan de sándwich sin gluten* (página 352) y *verduras salteadas con ajo* (página 366).

Aperitivo: *Batido verde superantioxidante* (página 351).

Día 6

Desayuno: Ensalada de fruta fresca con manzanas, arándanos y 1 banana orgánica

Almuerzo: *Ensalada desintoxicante de primavera* (página 367) y beicon.

Cena: *Estofado contundente de ternera y setas* (página 359).

Aperitivo: Palitos de apio y humus.

Día 7

Desayuno: *Batido verde superantioxidante* (página 351).

Almuerzo: Ensalada verde grande con verduras *baby* mixtas orgánicas, col roja picada, cebolletas, pepinos y mango fresco finamente cortado o manzanas, cubierta con uno de los aderezos para ensaladas de la fase dos (página 369 y siguientes).

Cena: Hamburguesas de carne de ternera alimentada con pasto envueltas en hojas de lechuga, servidas con *verduras de otoño asadas al romero* (página 365) o calabaza de invierno horneada, con *refresco probiótico de coco y cereza* (página 383).

Aperitivo: *Natillas de chocolate sin cocinar* (página 379) y un plátano orgánico.

LISTA DE LA COMPRA DEL PLAN DE COMIDAS DE TRANSICIÓN (TANTO PARA LA FASE UNO COMO PARA LA FASE DOS)

Aceite de aguacate
Aceite de coco
Aceite de oliva virgen extra
Aceite de pescado
Aceite de sésamo, tostado
Acelgas
Agua de coco
Aguacates

Ajo
Ajo en polvo
Albahaca
Albaricoques (secos)
Almendras
Alubias blancas
Aminos de coco
Anacardos (crudos)

Apio
Arándanos
Arándanos rojos (congelados)
Arroz basmati blanco
Arroz blanco o integral
Bicarbonato de sodio
Bistec
Bok choy
Boniatos
Brócoli
Brotes de guisantes
Cacao en polvo crudo
Calabacín
Calabaza de invierno
Calabaza Delicata
Caldo de huesos de ternera
  (orgánico)
Caldo de pollo
Canela
Carne de vacuno alimentada
  con pasto
Carne de vacuno guisada
  (ecológica)
Cáscaras de psilio (enteras)
Cebollas
Cebollino
Cereales calientes de copos de
  quinoa
Champiñones
Chile chipotle en polvo
Chiles tailandeses
Chocolate agridulce (orgánico)
Cilantro
Coco

Coco rallado (sin azúcar)
Col lombarda
Col rizada
Col verde
Coles de Bruselas
Coliflor
Condimento italiano
Cúrcuma
Curri en polvo
Dátiles Medjool
Encurtidos (fermentados natu-
  ralmente)
Eneldo
Espagueti calabaza
Espaguetis de arroz integral
Espinacas
Extracto de vainilla (puro)
Fécula de patata
Fletán
Frambuesas
Frijoles refritos (orgánicos, sin
  gluten)
Gelatina en polvo (sin sabor)
Grosellas
Guisantes dulces
Harina de almendra
  (blanqueada)
Harina de arroz integral
Harina de chufa
Harina de coco
Harina de tapioca
Herbamare
Hígados de pollo
Higos

Hinojo
Hojas de diente de león
Huevos
Humus (sin gluten)
Iniciador de kéfir Body Ecology
Jarabe de arce
Jengibre (fresco y molido)
Judías verdes
Kimchi
L-glutamina en polvo
Laurel
Leche de coco
Lechuga
Levadura seca activa
Limas
Limones
Lonchas de pavo Deli (orgánico)
Mantequilla de almendra
Mantequilla de cacahuete
Manzanas
Mayonesa
Mejorana (desecada)
Melaza
Miel cruda
Mostaza
Muslos de pollo (deshuesados, sin piel)
Naranjas
Orégano (seco)
Pasta de tomate
Pastel de zumo de cerezas
Patatas

Pechugas de pollo (deshuesadas, sin piel)
Pepinos
Perejil
Pimentón
Pimienta negra
Pimienta negra en grano (entera)
Pimiento rojo
Piña
Plátano
Pollo (entero, orgánico)
Polvo de arrurruz
Polvo de hornear (sin gluten)
Polvo de vainilla cruda
Puerros
Quinoa
Rábanos
Remolachas
Repollo
Romero
Rúcula
Rutabaga
Sal marina
Salmón
Salsa de chucrut
Salsa de pescado (sin azúcar, sin gluten)
Salsa de salvia
Salsa para pastas (orgánica, sin gluten)
Semillas de calabaza
Semillas de hinojo
Semillas de lino (molidas)

Semillas de sésamo
Setas de botón
Tamari (sin trigo)
Tomates Roma
Tomillo (seco)
Tortilla de arroz integral (sin gluten)
Tortilla de maíz (orgánica, sin gluten)

Verduras *baby* (mixtas orgánicas)
Vinagre de arroz integral
Vinagre de champán
Vinagre de ciruela ume
Vinagre de coco
Vinagre de manzana crudo
Vinagre de sidra
Vino tinto
Zanahorias

11

DE LA SÉPTIMA SEMANA EN ADELANTE

Mejor salud para toda una vida

Para la séptima semana, es muy probable que comiences a verte y sentirte diferente y que sepas que estás claramente en el camino correcto hacia una mejor salud. Espero que te encuentres menos enfermo, gordo y cansado después de estas seis semanas completas de prescindir del gluten, los lácteos y el azúcar, y de investigar los otros alimentos más comunes que pueden causarte sensibilidad. Quizá notes que estás menos hinchado, que tu piel está más limpia y que tienes más energía. Todas estas son señales de que en tu cuerpo está disminuyendo la cascada inflamatoria y tu sistema inmunitario está volviendo a una respuesta más normal y equilibrada.

Si esto es así, puedes pasar a la parte de mantenimiento del programa. Es ahora cuando comienzas a expandir tus opciones volviendo a añadir alimentos —los mismos que has estado evitando— de uno en uno, y a evaluar la manera en que tu cuerpo responde a cada uno de ellos. Comenzarás por reintroducir lentamente los alimentos que se eliminaron durante la fase dos, que vimos en el capítulo nueve, mientras sigues sin tomar gluten, lácteos ni azúcar.

CÓMO VOLVER A AÑADIR ALIMENTOS A TU DIETA

Sigue comiendo todos los alimentos aprobados que aprendiste a comer en el plan, al tiempo que empiezas a reintroducir los que has estado evitando. Comienza por un alimento, tal vez una de las verduras solanáceas, y luego otro y otro sucesivamente, hasta que hayas reintroducido todos los que te gustan. Por ejemplo, un día agrega un tomate a una comida. Al día siguiente, come tomates un par de veces, y luego, al tercer día, tres veces. Dado que las solanáceas son un grupo de alimentos que comúnmente desencadenan reacciones, te conviene averiguar enseguida si puedes tolerarlas o no.

Se necesita paciencia para reintroducir los alimentos, de manera que hazlo gradualmente. El proceso de reintroducción llevará unas semanas, porque solo podemos reintroducirlos de uno en uno. La razón es que las reacciones a los alimentos pueden ocurrir en cualquier momento, desde inmediatamente después de comer hasta setenta y dos horas más tarde. Si no experimentas ningún cambio en cómo te sientes durante los tres días siguientes a la reintroducción de los tomates, por ejemplo, es probable que este alimento no te cause una reacción adversa. Por supuesto, si algún alimento provoca algún tipo de síntoma, este es un mensaje claro de tu cuerpo que te avisa de que tienes sensibilidad a ese alimento en particular. Puede que sea tu energía lo que sufra con la comida introducida, o tu capacidad para dormir, o tu actividad intestinal. Usa la tabla de la página 399 para recordar a qué alimentos eres sensible y poder continuar evitándolos en el futuro.

Muchas personas experimentan síntomas diferentes o incluso más fuertes que los que sentían antes de probar el protocolo de transición. Si este es tu caso, no te preocupes: esta experiencia es completamente normal. A medida que se elimina la inflamación en una zona del cuerpo, se desenmascaran los síntomas que se producían simultáneamente, pero en menor medida, en otra zona. Esta es una señal de que te estás volviendo más fuerte y saludable. Tu cuerpo está reconociendo las toxinas un poco más rápido y te está enviando un mensaje más claro. A medida que reintroduces poco a poco los alimentos eliminados durante las últimas tres semanas, puedes ver con claridad si alguno de estos alimentos desencadena realmente una reacción física o mental. De hecho, es una suerte tener síntomas que se desarrollan con la reintroducción de alimentos eliminados. Nadie puede discutir lo que sientes. Puedes elegir ignorar los síntomas, pero esa no ha sido la razón por la que has comprado este libro. Luego podrás volver a realizar el cuestionario de síntomas médicos que vimos en el capítulo cuatro, para saber si has progresado a lo largo del espectro autoinmunitario. Los cambios más habituales que podrías experimentar son aumentos o disminuciones en cualquiera de los siguientes aspectos:

- Digestión/funcionamiento intestinal.
- Función cerebral, claridad de pensamiento.
- Nivel de energía.
- Dolor de cabeza/presión en la cabeza.
- Dolores articulares/musculares.
- Función riñón/vejiga/piel.
- Congestión nasal y torácica.

El día cuatro, reintroduce otra verdura solanácea (tal vez patatas blancas) y prueba esa comida durante tres días siguiendo el mismo patrón. ¿Sin reacción? Reintroduce otro alimento el día siete, y así sucesivamente. Una vez reintroducidos completamente, pasa a los cereales orgánicos sin gluten y repite el proceso, siguiendo con todos los alimentos eliminados durante la fase dos.

A continuación, intenta reintroducir un poco de azúcar, pero solo si lo deseas. No es obligatorio reintroducir los alimentos que has eliminado. Tu gusto por los dulces habrá disminuido, de manera que puedes mantenerte alejado de los azúcares tóxicos en la medida de lo posible. Debido a las cantidades excesivas de azúcar a las que hemos estado expuestos a lo largo de nuestras vidas, muchos investigadores aseguran que hoy en día la diabetes relacionada con el azúcar es el problema de salud más apremiante.[1] También es importante señalar que más del 46 % de los trescientos ochenta y seis millones de personas con diabetes en todo el mundo no han recibido un diagnóstico. Esta alarmante cifra sugiere que a veces la forma en que nos «sentimos» con la diabetes no es lo suficientemente debilitante como para ver a un médico. Muchos diabéticos sin diagnosticar se sienten bien. Por esta razón, sugiero esperar durante al menos de seis meses a un año para reintroducir el azúcar refinado. Esto les dará a tus vías metabólicas reguladoras del azúcar en la sangre la oportunidad de volver a crear una mayor tolerancia a las exposiciones ocasionales al azúcar.

Cuando creas que puedes tolerar un poco de azúcar, puedes reintroducir las bebidas alcohólicas. Aconsejo a mis pacientes que comiencen por las que son intrínsecamente libres de gluten, como el tequila o la sidra libre de gluten elaborada con manzanas u otras frutas. Si te despiertas a la mañana siguiente sintiéndote aturdido o con poca energía después de haber tomado solo una bebida sin gluten, podría ser una señal de que es demasiado pronto para introducirla, aunque no sea más que ligeramente alta en azúcar. Entonces sabrás que debes seguir evitando el azúcar. Si es así, espera otras tres semanas y vuelve a intentarlo.

Te sugiero que dejes la reintroducción de los lácteos para el final. Como has visto, los productos lácteos son un desencadenante tan común y potente que pueden perjudicarte si tienes una reacción. Como las moléculas de proteína de los lácteos son ocho veces mayores que las de la leche materna humana, los lácteos pueden causar una gran cantidad de reacciones diferentes, como la producción excesiva de mucosidad. Los niños con infecciones recurrentes del oído, o los adultos con infecciones crónicas de los senos

CUADRO DE RESPUESTA DIFERIDA A LA INTRODUCCIÓN DE ALIMENTOS

Nombre:

Día	Alimento		Digestión/ función intestinal	Función cerebral, claridad de pensamiento	Nivel de energía
	Tiempo	Alimento			

Día	Dolor de cabeza/presión de cabeza	Dolores musculares/articulares	Función renal/vesical/de la piel	Congestión nasal y torácica

paranasales, desarrollan un estado en el que la cabeza se convierte en una placa de Petri humana llena de mucosidad. Las bacterias prosperan en este ecosistema no-inmunitario, oscuro, denso en nutrientes. No hay flujo sanguíneo a través de la mucosidad acumulada; por lo tanto, no pueden entrar glóbulos blancos para eliminar las bacterias.

EL ELEFANTE EN LA HABITACIÓN: EL DILEMA DE LA DIETA DE ELIMINACIÓN

El concepto de reintroducir alimentos en la dieta es algo con lo que he tenido dificultades durante la mayor parte de mi carrera. El método estándar que todo el mundo utiliza es el que he explicado: reintroducir los alimentos de uno en uno y luego observar cómo te sientes. Esto se conoce como dieta de eliminación. Aparentemente, tiene mucha lógica. El problema es, como ya has visto, que el espectro del desarrollo de la autoinmunidad lleva años produciéndose en tu cuerpo sin síntomas notables. Cuando tenemos un elevado nivel de anticuerpos en nuestro cerebro, por ejemplo, no podemos «sentir» la inflamación que ruge en nuestro interior hasta que se han dañado suficientes células cerebrales y presentamos síntomas. Si has eliminado los alimentos desencadenantes y has utilizado la nutrición para apoyar la curación del intestino y el equilibrio de la microbiota, tu cuerpo se encontrará como un coche deportivo que acaba de ser puesto a punto. Pero cuando reintroduces alimentos sospechosos en la dieta, si un alimento en particular es un problema y tienes suerte, puedes sufrir un síntoma notable dondequiera que esté el eslabón débil de tu cadena. Aunque esto funciona bien para algunas personas, nunca ha habido un estudio que analice cuántos individuos no experimentan síntomas con la reintroducción de alimentos; sin embargo, sus cuerpos reactivan una respuesta inmunitaria y, una vez más, elevan los anticuerpos. Y si reactivas la cascada inmune sin síntomas notables, reactivas la destrucción de células de tejido por parte de los anticuerpos en el punto en el que esté el eslabón débil de tu cadena. Este es el dilema de la reintroducción de alimentos: a menos que pruebes estos alimentos, nunca sabrás si te afectan. No obstante, si los comes y te causan problemas, es posible que los síntomas no se noten durante mucho tiempo.

La única estrategia que conozco para ayudar a protegerte a largo plazo es un enfoque doble: primero, sigue esta dieta de eliminación, reintroduciendo los alimentos de uno en uno tal y como acabo de explicar. Segundo, seis meses después de que hayas completado la reintroducción y te sientas bien, vuelve a hacerte los análisis de sangre que vimos en el capítulo cinco que identificaron los problemas iniciales. Si muestran que los anticuerpos contra el eslabón débil de tu cadena se reactivan, ahora tienes pruebas de que, a pesar de cómo te sientes, el daño tisular ha comenzado de nuevo y corres un elevado riesgo de padecer finalmente la enfermedad asociada con esa destrucción tisular específica. Con mi enfoque de dos pasos, estarás más seguro de no reactivar involuntariamente la cascada de destrucción de tejido.

Recuerda que los tres factores necesarios para el desarrollo de la enfermedad autoinmune son la genética, los desencadenantes ambientales y la permeabilidad intestinal. Hay muchos desencadenantes ambientales que estamos examinando durante la fase de reintroducción, no solo el gluten. Cualquier alimento al que tengas una reacción adversa causará permeabilidad intestinal y es un problema, independientemente de que «sientas» el problema o no.[2]

CÓMO COMER FUERA

Como viajo con tanta frecuencia para enseñar, como muchas veces fuera. Preferiría que no fuera así: sé que estoy mucho más seguro comiendo los alimentos que preparo en casa. Comer fuera de casa está lleno de peligros. A menudo, muchos profesionales de la alimentación –desde los camareros hasta los gerentes de restaurantes e incluso los chefs– no saben realmente cómo ayudar a las personas con sensibilidad alimentaria. Pero gracias a la disponibilidad de enzimas digestivas de apoyo, de las que te hablé en el capítulo ocho, experimento una increíble sensación de alivio y seguridad fuera de mi propia cocina.

Los trabajadores de los restaurantes suelen ser profesionales con vocación de servicio que desean que los comensales pasen un rato agradable. Desafortunadamente, a muchos no les han enseñado lo que significa una exposición involuntaria. Aparte de esto, está el hecho de que, en general, somos amables: no tenemos intención de complicarle la vida a nadie y puede que pensemos: «No quiero molestar». Sin embargo, he aprendido que conservar la salud es más importante que la cortesía.

Creo firmemente que cuando estás en un restaurante, debes explicar cuáles son tus necesidades específicas y luego encargarte de que el personal de servicio las cumpla. Que no te importe ser un poco exagerado: tienes que captar la atención de alguien. En los restaurantes, me aseguro de mirar directamente a los ojos al camarero o camarera y decir lo siguiente en un tono amistoso pero claro: «Hola, espero que pueda ayudarme. Tengo sensibilidad al gluten. ¿Puede ayudarme a cerciorarme de que la totalidad de la comida que traemos a nuestra mesa no contiene gluten?».

La mayoría de las veces, un buen camarero entenderá tus preocupaciones y se asegurará de que toda la comida que llegue a tu mesa sea segura. También he descubierto que cuando involucras al personal de servicio («¿Puede ayudarme a cerciorarme...?»), te ofrece un poco más de protección porque has creado un aliado que, con un poco de suerte, expondrá tus necesidades en la cocina, protegiendo tu comida a lo largo del peligroso viaje desde la tabla de cortar hasta tu plato. La exposición al gluten puede producirse en cualquier punto de la etapa de preparación. Además de las fuentes ocultas de gluten, lácteos o azúcar en las recetas, hay un serio problema con la contaminación cruzada: cuando se usan repetidamente ollas, sartenes y otros utensilios de cocina sin haberlos limpiado a fondo. Así que incluso si no hay gluten en ninguno de los ingredientes, puedes estar expuesto si el cocinero utiliza la misma tabla de cortar en la que se cortó el pan, agita la pasta sin gluten con el mismo tenedor que se usa para la pasta normal en el otro quemador o fríe las patatas en el mismo aceite que las gambas empanadas. Recuerda, solo se necesita una pizca de gluten de una octava parte de la superficie de tu uña para activar tu respuesta inmunitaria inflamatoria protectora. Un buen personal de servicio les recordará a los cocineros que utilicen solo las ollas y sartenes más limpias cuando preparen la comida para alguien con sensibilidades.

Si no me fío del camarero, pregunto por el dueño o el gerente. No pienses que le estás complicando la vida al personal. Los restaurantes están acostumbrados a amoldarse a los deseos del cliente. En eso consiste su trabajo: en hacerte pasar un rato inolvidable para que quieras regresar. Ayúdalos a que lo consigan haciéndoles saber lo que necesitas. Yo hablo con el encargado y, con mucha educación, le digo: «Tengo sensibilidad al gluten, así que para evitar tener que llamar a urgencias en su restaurante, ¿podría asegurarse de que todo lo que pido esté completamente libre de gluten?».

También elijo alimentos del menú que sé que pueden prepararse de forma sencilla. Ni siquiera pruebo las salsas, y pido que se salteen las proteínas o verduras con un poco de ajo y aceite de oliva. Suelo volver a los restaurantes donde he tenido buenas experiencias, para que la gente que trabaja allí me conozca y entienda mis necesidades. Cuando estoy de viaje, busco cadenas de restaurantes que tengan la reputación de prestar un buen servicio. Entre mis cadenas favoritas están McCormick & Schmick's y el Oceanaire Seafood Room, aunque, a decir verdad, en cualquier sitio puede producirse una contaminación inadvertida. Una vez, mi novia y yo estábamos cenando con un amigo, un importante gastroenterólogo de medicina funcional, en un restaurante de una de mis cadenas favoritas, y el personal nos sirvió un aperitivo que contenía gluten a pesar de que expusimos con mucha claridad nuestras necesidades. Mi novia es celíaca con sensibilidad al gluten.* Fue toda una lección comprobar que incluso después de que los tres hubiéramos comunicado claramente la necesidad de platos sin gluten, se pueden producir errores.

Dos años después, estaba en una cadena de restaurantes de lujo con mi hermana, y le expliqué al camarero muy claramente que ambos teníamos intolerancia al gluten. Él respondió con confianza: «No hay problema. Casi todos los platos del menú se pueden preparar sin gluten».

Nos alegró mucho oírlo. Mi hermana y yo pedimos salmón a la parrilla, con guarnición de arroz y verduras verdes. Justo antes de que el camarero se marchara con nuestro pedido, le dije: «Por favor, asegúrese de decirle al chef que todo tiene que estar libre de gluten». Lo miré directamente a los ojos mientras hablaba. La mirada que me echó mostraba que estaba molesto, era como si dijera: «Idiota, ya te he dicho que podemos prepararlo todo sin gluten»; sin embargo, respondió: «Sí, señor».

Pero cuando llegó la comida, todo flotaba en una salsa inidentificable. Inmediatamente le pedí al camarero que averiguara qué era y, por supuesto, contenía harina como espesante. Esta vez se sintió avergonzado, devolvió la comida a la cocina y tomó un nuevo pedido. Pregunté por el gerente y le dije que iba a publicar nuestra experiencia en mi página de Facebook —lo claros que habíamos sido con el camarero y el desafortunado resultado— y que decenas de miles de personas se iban a enterar del error que cometió «su restaurante». Se quedó con la boca abierta. Yo añadí: «Y aquí está mi tarjeta con mi dirección de correo electrónico personal. Cuando me envíen fotos y una explicación de la formación adicional que ha recibido su personal para adaptarse a la comida sin gluten, publicaré una actualización con el título: "Se equivocaron, y ahora están esforzándose por hacer lo correcto"».

---

* N. del T: los celíacos con sensibilidad reaccionan a cantidades minúsculas de gluten que no afectan a todos los celíacos (aunque todos sean sensibles al gluten).

A lo largo de los años he utilizado este método varias veces y, en la mayoría de los casos, el gerente me responde con la información actualizada sobre la capacitación del personal. Al final, cuando ponemos las cosas claras todos salimos ganando.

INTEGRAR TODA LA INFORMACIÓN PARA OBTENER UNA VISIÓN GLOBAL

En este libro, has aprendido a identificar dónde te encuentras en el espectro autoinmune y has descubierto cómo llegaste ahí. También has aprendido a dejar de arrojar leña al fuego de la inflamación prescindiendo de los alimentos que te hacen enfermar. Asimismo, has aprendido a curar y sellar tu intestino para que se pueda regenerar el tejido que ha sido dañado y se detenga de una vez por todas la cascada autoinmune.

Quizá hayas observado que cuando hablaba de experimentar con los alimentos que suprimimos, no me referí en ningún momento al gluten. Esta decisión fue deliberada porque el único alimento que sabemos con certeza que no se puede reintroducir es el gluten. Según la investigación que he examinado, el gluten es el único alimento para el que nuestros cuerpos producen células B de memoria (¿recuerdas el sarampión general?). Esto significa que una vez que la sensibilidad ha comenzado y tu sistema inmunitario produce anticuerpos contra el gluten, tendrás de por vida sensibilidad a esta sustancia. Nunca desaparecerá. El general Gluten estará siempre atento. En la actualidad se están llevando a cabo diversos ensayos que buscan una «cura» para la sensibilidad al gluten, pero en el momento de escribir estas líneas, no se ha confirmado que ninguno haya tenido éxito.

En mi consultorio, volvemos a examinar a los pacientes de seis a doce meses después de que hayan comenzado a seguir una dieta libre de gluten. A diferencia de las pruebas de detección de otros anticuerpos, el marco de tiempo está determinado por la edad del paciente, su respuesta al protocolo de transición y su estado general de salud. Cuanto más avanzado esté el desarrollo del espectro autoinmune, más tiempo necesitarán los anticuerpos autoinmunes y alimentarios para volver a su rango normal. Tratamos de ver si el sistema inmunitario se ha calmado; esto lo confirman los análisis de sangre.

Si los análisis de sangre confirman que ya no tienes niveles elevados de anticuerpos contra el gluten, existe una tendencia natural a preguntar: «¿Puedo volver a comer gluten?». Desafortunadamente, la respuesta es no. En primer lugar, incluso cuando el resultado de un análisis adecuado de sangre sea normal, solo significa que no ha habido agresiones en los últimos meses y que las fuerzas armadas vuelven a estar de centinela de guardia en lugar de estar en alerta máxima. Cuando la amenaza se reduce, el nivel de alerta disminuye (niveles reducidos de anticuerpos). Una vez que la amenaza se ha eliminado por completo, se tardan de dos a seis meses en reducir los niveles de anticuerpos, de manera que ten paciencia.

Los dos desencadenantes más comunes que mantienen activado el sistema inmunitario son las exposiciones involuntarias y saltarse la dieta. En el caso de la monja que compartí en el capítulo siete, bastaba con solo una cantidad ínfima de gluten equivalente a una octava parte del área de una uña a la semana para mantener enferma a esta mujer. En cuanto su obispo le ordenó que dejara de comer ese trocito minúsculo, volvió a la plena vitalidad. Así que da igual en qué lugar del espectro te encuentres, no puedes volver a comer gluten, ni siquiera de vez en cuando. Como les he estado diciendo a los médicos y al público durante años, un trastorno relacionado con el gluten, es decir, la enfermedad celíaca o la sensibilidad al gluten no celíaca, requiere una dieta 100 % libre de gluten de por vida.

Si todavía no me crees, escucha atentamente a la ciencia. Según un estudio publicado en 2009 en la revista *Alimentary Pharmacology and Therapeutics*, el 65 % de los pacientes celíacos continúa padeciendo inflamación intestinal que causa permeabilidad, *incluso tras seguir una dieta libre de gluten durante años.*[3] Lo has leído bien. Los pocos que se curan por completo (solo el 8 %) lo hacen solo porque su alfombra intestinal (las microvellosidades) y el tejido tienen la oportunidad de curarse. La mayoría de las personas sigue teniendo permeabilidad intestinal por dos razones: o porque hay exposiciones inadvertidas que continúan alimentando el fuego o porque los intestinos se dañaron gravemente, la inflamación no puede detenerse y los intestinos son incapaces de sanar solos.

¿Qué significa esto? En términos de salud a largo plazo, los estudios son desalentadores. Si tienes una enfermedad celíaca o una intolerancia al gluten, tu probabilidad de morir prematuramente, lo que se conoce como la *tasa de mortalidad estandarizada* (SMR, por sus siglas en inglés) es alta en comparación con la población general debido a la continua permeabilidad intestinal que se está convirtiendo en una inflamación constante. Un estudio decisivo realizado en 2001 afirma literalmente: «El retraso en el diagnóstico, el patrón de presentación y la no adherencia a la dieta libre de gluten tuvieron un impacto muy significativo en los fallecimientos [...] La no adherencia a la dieta libre de gluten, definida como comer gluten una vez al mes, multiplicaba por seis el riesgo relativo de muerte».[4] En pocas palabras, la SMR para alguien con celiaquía es de dos a uno, lo que incluye a todas las personas, independientemente de si siguen o no una dieta libre de gluten. Eso significa que si tengo sesenta y tres años y sufro de enfermedad celíaca, y mi hermano tiene sesenta y dos años y no es celíaco, tengo el doble de probabilidades de morir a los sesenta y tres años de alguna enfermedad –cardíaca, cáncer, alzhéimer, diabetes, derrame cerebral, párkinson– que mi hermano cuando llegue a esa misma edad. Y si ya tengo otra enfermedad autoinmune, la probabilidad aumenta. Si añadimos el asma, la SMR es de 3 a 1; con la enfermedad renal, de 6 a 1; con la tuberculosis, de 5 a 1; con la tuberculosis y la colitis, de 70,9 a 1; con la enfermedad de la tiroides de Hashimoto, de 64,5 a 1. La razón es simple: a menos que consigas que las microvellosidades de tu revestimiento intestinal sanen completamente, no estarás tratando la inflamación. Sin tratar la inflamación, la cascada autoinmune continúa, y aunque estés haciendo todo lo posible, continuarás a recorriendo el espectro autoinmune. Y en un estudio impactante de 2006, se demostró que la mortalidad de los individuos sensibles al gluten que habían dado negativo para la enfermedad celíaca era aún peor. En palabras de los autores del estudio: «La mortalidad general y la mortalidad por neoplasias malignas aumentaron en pacientes que habían resultado ser sensibles al gluten al realizar una prueba celíaca».[5]

Sin embargo, hay buenas noticias. Los resultados de la investigación demuestran que quienes siguen con la dieta libre de gluten, es decir, quienes se lo toman realmente en serio, tienen una SMR de 0,5 a 1, lo que significa que su riesgo de morir antes de tiempo es la mitad en lugar de dos veces más frecuente, porque están poniendo empeño en cuidarse.

Mi intención a la hora de escribir este libro ha sido ayudarte a entender que comer sin gluten no es un programa de tres semanas, o ni siquiera de seis. Cuando entiendes la relación que existe entre la sensibilidad al gluten, la permeabilidad intestinal y la iniciación del espectro de la enfermedad autoinmune, te das cuenta de que este es un principio por el que tienes que guiarte durante toda la vida, y tener cuidado es un pequeño precio que hay que pagar por los niveles más altos de salud y vitalidad que disfrutarás. Es muy importante que recuerdes que no tiene importancia cómo te sientas. De hecho, la mayoría de las enfermedades autoinmunes se conocen como asesinos silenciosos porque mientras van progresando te sientes bien. Te sientes bien con la osteoporosis, la anemia y la deficiencia de vitamina B. Sin embargo, todas estas son afecciones de malabsorción relacionadas directamente con la inflamación intestinal, en las que el cuerpo no absorbe nutrientes importantes como el calcio, la vitamina B o el magnesio. Los síntomas de malabsorción no se sienten hasta que se agravan tanto que se vuelven obvios. Y tampoco notas cuando tienes anticuerpos que afectan a la tiroides, el cerebro o el corazón. Los anticuerpos que destruyen tu tejido son los verdaderos «asesinos silenciosos», ya que reducen lentamente la función de tus tejidos y órganos hasta que disminuye lo suficiente como para que comiences a tener síntomas. Luego viene el diagnóstico: psoriasis, artritis reumatoide, alzhéimer, etc., enfermedades que afectan a tu cerebro y al resto de tu cuerpo en la parte en la que esté tu eslabón débil.

Por eso es importante entender el mundo de la autoinmunidad predictiva. Si puedes identificar las enfermedades antes de los primeros síntomas, y aprendes a dejar de arrojar leña al fuego, podrás cambiar estos valores de SMR y lograr una curación óptima. Esto sirve no solo para ti sino para toda tu familia. La genética es uno de los tres factores en el desarrollo de la enfermedad autoinmune. Si tienes sensibilidad al gluten, es probable que tu familia sufra de uno de los trescientos tipos diferentes de afecciones autoinmunes, tanto si son conscientes de ello como si todavía no lo son.

Su salud, y la tuya, está en tus manos. Solo tú puedes controlar tu destino.

Recuerda que es con las pequeñas acciones como se consiguen los grandes resultados. En prácticamente la totalidad de las conferencias que he dado en la última década, ya sea al público general o a los profesionales de la salud más preparados, termino mi charla con la siguiente cita de mi mentor, el doctor Jeffrey Bland, porque resume a la perfección mi mensaje:

En el transcurso de nuestra vida, las influencias
más profundas sobre nuestra salud, vitalidad y buen funcionamiento
no radican en los médicos a los que acudimos, los hospitales a los
que vamos o los medicamentos que tomamos. Las influencias más
profundas vienen como resultado del efecto acumulativo de las decisiones
que hemos tomado sobre nuestra dieta y nuestro estilo de vida, ya
que ello se refleja en la forma en que se expresan nuestros genes.

Gracias, y que Dios te bendiga.

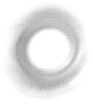

NOTAS

Introducción

1. L. H. Sigal, «Basic Science for the Clinician 44. Atherosclerosis: An Immunologically Mediated (Autoimmune?) Disease», *Journal of Clinical Rheumatology* 13, n.° 3 (junio de 2007): 160-168; Y. Sherer y Y. Shoenfeld, «Mechanisms of Disease: Atherosclerosis in Autoimmune Diseases», *Nature Clinical Practice: Rheumatology* 2, n.° 2 (febrero de 2006): 99-106; N. Rose y M. Afanasyeva, «Autoimmunity: Busting the Atherosclerotic Plaque», *Nature Medicine* 9, n.° 6 (junio de 2003): 641-642; C. J. Binder *et al.*, «The Role of Natural Antibodies in Atherogenesis», *Journal of Lipid Research* 16, n.° 7 (julio de 2005): 1353-1363; P. A. Gordon *et al.*, «Atherosclerosis and Autoimmunity», *Lupus* 10, n.° 4 (2001): 249-252.

2. V. G. Khurana *et al.*, «Cell Phones and Brain Tumors: A Review Including the Long-Term Epidemiologic Data», *Surgical Neurology* 72, n.° 3 (septiembre de 2009): 205-214; debate 214-215. doi: 10.1016/j.surneu.2009.01.019.

3. Z. S. Morris, S. Wooding y J. Grant, «The Answer Is 17 Years, What Is the Question: Understanding Time Lags in Translational Research», *Journal of the Royal Society of Medicine* 104, n.° 12 (diciembre de 2011): 510-520.

Capítulo 1

1. M. R. Arbuckle *et al.*, «Development of Autoantibodies before the Clinical Onset of Systemic Lupus Erythematosus», *New England Journal of Medicine* 349, n.° 16 (16 de octubre de 2003): 1526-1533.

411

2. G. Davies *et al.*, «Effects of Metronidazole and Misoprostol on Indomethacin-Induced Changes in Intestinal Permeability», *Digestive Diseases and Sciences* 38, n.º 3 (marzo de 1993): 417-425.

3. J. S. Strauss *et al.*, «Guidelines of Care for Acne Vulgaris Management», *Journal of the American Academy of Dermatology* 56, n.º 4 (abril de 2007): 651-663.

4. G. Corrao *et al.*, «Mortality in Patients with Coeliac Disease and Their Relatives: A Cohort Study», *The Lancet* 358, n.º 9279: 356-361.

5. S. Helms, «Celiac Disease and Gluten-Associated Diseases», *Alternative Medicine Review* 10, n.º 3 (septiembre de 2005): 172-192.

6. ACCORD Study Group, «Long-Term Effects of Intensive Glucose Lowering on Cardiovascular Outcomes», *New England Journal of Medicine* 364, n.º 9 (marzo de 2011): 818-828. doi: 10.1056/NEJMoa1006524.

7. M. Gundestrup y H. H. Storm, «Radiation-Induced Acute Myeloid Leukemia and Other Cancers in Commercial Jet Cockpit Crew: A Population-Based Cohort Study», *Lancet* 354, n.º 9195 (11 de diciembre de 1999): 2029-2031.

8. O. H. Franco *et al.*, «The Polymeal: A More Natural, Safer, and Probably Tastier (Than the Polypill) Strategy to Reduce Cardiovascular Disease by More Than 75 %», *British Medical Journal* 329, n.º 7480 (18 de diciembre de 2004): 1447-1450.

9. NIH Autoimmune Diseases Coordinating Committee, *Autoimmune Diseases Research Plan*, 2006.

10. E. Lionetti *et al.*, «Subclinic Cardiac Involvement in Paediatric Patients with Celiac Disease: A Novel Sign for a Case Finding Approach», *Journal of Biological Regulators and Homeostatic Agents* 26, supl. 1 (enero-marzo de 2012): S63-S68.

11. American Autoimmune Related Diseases Association, «List of Diseases: Autoimmune and Autoimmune-Related Diseases», http://www.aarda.org/autoimmune-information/list-of-diseases/.

12. J. F. Ludvigsson *et al.*, «Small-Intestinal Histopathology and Mortality Risk in Celiac Disease», *Journal of the American Medical Association* 302, n.º 11 (16 de septiembre de 2009): 1171-1178.

13. A. Carroccio *et al.*, «Non-Celiac Wheat Sensitivity Diagnosed by Double-Blind Placebo-Controlled Challenge: Exploring a New Clinical Entity», *American Journal of Gastroenterology* 107, n.º 12 (diciembre de 2012): 1898-1906.

14. A. Carroccio *et al.*, «High Proportions of People with Nonceliac Wheat Sensitivity Have Autoimmune Disease or Antinuclear Antibodies», *Gastroenterology* 149, n.º 3 (septiembre de 2015): 596-603.

15. Helms, «Celiac Disease and Gluten-Associated Diseases».

16. W. F. Stenson *et al.*, «Increased Prevalence of Celiac Disease and Need for Routine Screening among Patients with Osteoporosis», *Archives of Internal Medicine* 165, n.º 4 (28 de febrero de 2005): 393-399.

Capítulo 2

1. A. Fasano y T. Shea-Donohue, «Mechanisms of Disease: The Role of Intestinal Barrier Function in the Pathogenesis of Gastrointestinal Autoimmune Diseases», *Nature Clinical Practice: Gastroenterology and Hepatology* 2, n.º 4 (septiembre de 2005): 416-422.

2. M. F. Cusick, J. E. Libbey y R. S. Fujinami, «Molecular Mimicry as a Mechanism of Autoimmune Disease», *Clinical Reviews in Allergy and Immunology* 42, n.º 1 (febrero de 2012):102-111. doi: 10.1007/s12016-011-8293-8.

3. Ahmed El-Sohemy, «Coffee, CYP1A2 Genotype and Risk of Myocardial Infarction», *Genes and Nutrition* 2, n.º 1 (octubre de 2007): 155-156.

4. C. Catassi *et al.*, «Natural History of Celiac Disease Autoimmunity in a USA Cohort Followed since 1974», *Annals of Medicine* 42, n.º 7 (octubre de 2010): 530-538.

5. P. H. Green *et al.*, «Mechanisms Underlying Celiac Disease and Its Neurologic Manifestations», *Cellular and Molecular Life Sciences* 62, n.º 7-8 (abril de 2005): 791-799.

6. I. W. Davidson *et al.*, «Antibodies to Maize in Patients with Crohn's Disease, Ulcerative Colitis and Coeliac Disease», *Clinical and Experimental Immunology* 35, n.º 1 (enero de 1979): 147-148.

7. J. Hollon *et al.*, «Effect of Gliadin on Permeability of Intestinal Biopsy Explants from Celiac Disease Patients and Patients with Non-Celiac Gluten Sensitivity», *Nutrients* 7, n.º 3 (27 de febrero de 2015): 1565-1576. doi: 10.3390/nu7031565.

8. A. Sánchez et al., «Role of Sugars in Human Neutrophilic Phagocytosis», *American Journal of Clinical Nutrition* 26, n.º 11 (noviembre de 1973): 1180-1184; J. Bernstein *et al.*, «Depression of Lymphocyte Transformation Following Oral Glucose Ingestion», *American Journal of Clinical Nutrition* 30, n.º 4 (abril de 1977): 613; W. Ringsdorf Jr., E. Cheraskin y R. Ramsay Jr., «Sucrose, Neutrophilic Phagocytosis and Resistance to Disease», *Dental Survey* 52, n.º 12 (diciembre de 1976): 46-48.

9. F. Couzy *et al.*, «Nutritional Implications of the Interactions between Minerals», *Progressive Food and Nutrition Science* 17, n.º 1 (enero-febrero de 1933): 65-87; A. Kozlovsky *et al.*, «Effects of Diets High in Simple Sugars on Urinary Chromium Losses», *Metabolism* 35, n.º 6 (junio de 1986): 515-518; M. Fields *et al.*, «Effect of Copper Deficiency on Metabolism and Mortality in Rats Fed Sucrose or Starch Diets», *Journal of Nutrition* 113, n.º 7 (1 de julio de 1983): 1335-1345; J. Lemann, «Evidence That Glucose Ingestion Inhibits Net Renal Tubular Reabsorption of Calcium and Magnesium», *Journal of Clinical Nutrition* 70 (1976): 236-245.

10. E. Takahashi, Tohoku University School of Medicine, *Wholistic Health Digest* 41 (octubre de 1982): 10; Patrick Quillin, «Cancer's Sweet Tooth», *Nutrition Science News,* abril de 2000; M. Rothkopf, «Fuel Utilization in Neoplastic Disease: Implications for the Use of Nutritional Support in Cancer Patients», *Nutrition* 6, n.º 4 (julio-agosto de 1990): 14S-16S; D. Michaud, «Dietary Sugar, Glycemic Load, and Pancreatic Cancer Risk in a Prospective Study»,

Journal of the National Cancer Institute 94, n.º 17 (4 de septiembre de 2002): 1293-1300.

11. J. Cornée *et al.*, «A Case-Control Study of Gastric Cancer and Nutritional Factors in Marseille, France», *European Journal of Epidemiology* 11, n.º 1 (febrero de 1995): 55-65.

12. A. T. Lee y A. Cerami, «The Role of Glycation in Aging», *Annals of the New York Academy of Science* 663 (21 de noviembre de 1992): 63-70.

13. L. Darlington, N. W. Ramsey y J. R. Mansfield, «Placebo-Controlled, Blind Study of Dietary Manipulation Therapy in Rheumatoid Arthritis», *Lancet* 1, n.º 8475 (1 de febrero de 1986): 236-238; J. Cheng *et al.*, «Preliminary Clinical Study on the Correlation between Allergic Rhinitis and Food Factors», *Journal of Clinical Otorhinolaryngology* (China) 16, n.º 8 (agosto de 2002): 393-396.

14. S. Reiser *et al.*, «Effects of Sugars on Indices on Glucose Tolerance in Humans», *American Journal of Clinical Nutrition* 43, n.º 1 (enero de 1986): 151-159.

15. S. Ayres Jr y R. Mihan, «Is Vitamin E Involved in the Autoimmune Mechanism?», *Cutis* 21, n.º 3 (marzo de 1978): 321-325.

16. A. Furth y J. Harding, «Why Sugar Is Bad for You», *New Scientist* (23 de septiembre de 1989), 44.

17. Nancy Appleton, *Lick the Sugar Habit*, Nueva York: Avery Penguin Putnam, 1988.

18. Thomas Cleave, *The Saccharine Disease*, New Canaan, CT: Keats Publishing, 1974.

19. M. Tominaga *et al.*, «Impaired Glucose Tolerance Is a Risk Factor for Cardiovascular Disease, but Not Impaired Fasting Glucose: The Funagata Diabetes Study», *Diabetes Care* 22, n.º 6 (enero de 1999): 920-924.

20. A. T. Lee y A. Cerami, «Modifications of Proteins and Nucleic Acids by Reducing Sugars: Possible Role in Aging», *Handbook of the Biology of Aging*, Nueva York: Academic Press, 1990.

21. V. M. Monnier, «Nonenzymatic Glycosylation, the Maillard Reaction and the Aging Process», *Journal of Gerontology* 45, n.º 4 (julio de 1990): 105-110.

22. D. G. Dyer *et al.*, «Accumulation of Maillard Reaction Products in Skin Collagen in Diabetes and Aging», *Journal of Clinical Investigation* 93, n.º 6 (1993): 421-422.

23. Monnier, «Nonenzymatic Glycosylation».

24. Appleton, *Lick the Sugar Habit*.

25. W. Hellenbrand *et al.*, «Diet and Parkinson's Disease II: A Possible Role for the Past Intake of Specific Nutrients; Results from a Self-Administered Food-Frequency Questionnaire in a Case-Control Study», *Neurology* 47, n.º 3 (septiembre de 1996): 644-650.

26. N. J. Blacklock, «Sucrose and Idiopathic Renal Stone», *Nutrition and Health* 5, n.º 1-2 (1987): 9-17; G. C. Curhan *et al.*, «Beverage Use and Risk for Kidney Stones in Women», *Annals of Internal Medicine* 28, n.º 7 (1 de abril de 1998): 534-540.

27. F. S. Goulart, «Are You Sugar Smart?», *American Fitness,* marzo-abril de 1991, 34-38.

28. E. Grand, «Food Allergies and Migraine», *Lancet* 1, n.º 8123 (5 de mayo de 1979): 955-959.

29. John Yudkin, *Sweet and Dangerous*, Nueva York: Bantam Books, 1974, 129.

30. J. Frey, «Is There Sugar in the Alzheimer's Disease?», *Annales de biologie clinique* (Paris) 59, n.º 3 (mayo-junio de 2001): 253-257.

31. A. Ceriello, «Oxidative Stress and Glycemic Regulation», *Metabolism* 49, n.º 2 supl. 1 (febrero de 2000): 27-29.

32. Blacklock, «Sucrose and Idiopathic Renal Stone».

33. F. Lechin *et al.*, «Effects of an Oral Glucose Load on Plasma Neurotransmitters in Humans», *Neuropsychobiology* 26, n.º 1-2 (1992): 4-11.

34. M. Fields, «Nutritional Factors Adversely Influencing the Glucose/Insulin System», *Journal of the American College of Nutrition* 17, n.º 4 (agosto de 1998): 317-321.

35. Patricia Murphy, «The Role of Sugar in Epileptic Seizures», *Townsend Letter for Doctors and Patients*, mayo de 2001.

36. N. Stern y M. Tuck, *Pathogenesis of Hypertension in Diabetes Mellitus. Diabetes Mellitus, a Fundamental and Clinical Test,* 2.ª ed. (Philadelphia: Lippincott Williams & Wilkins, 2000), 943-957.

37. D. Donnini *et al.*, «Glucose May Induce Cell Death through a Free Radical–Mediated Mechanism», *Biochemical and Biophysical Research Communications* 219, n.º 2 (15 de febrero de 1996): 412-417.

38. W. Glinsmann, H. Irausquin y Y. K. Park, «Evaluation of Health Aspects of Sugar Contained in Carbohydrate Sweeteners: Report of Sugars Task Force, 1986», *Journal of Nutrition* 116, supl. 11 (noviembre de 1986): S1-216; J. Yudkin y O. Eisa, *Dietary* 26; N. J. Blacklock, «Sucrose and Idiopathic Renal Stone», *Nutrition and Health* 5, n.º 1-2 (1987): 9-17; G. C. Curhan *et al.*, «Beverage Use and Risk for Kidney Stones in Women», *Annals of Internal Medicine* 28, n.º 7 (1 de abril de 1998): 534-540.

39. T. Feehley y C. R. Nagler, «Health: The Weighty Costs of Non-Caloric Sweeteners», *Nature* 514, n.º 7521 (9 de octubre de 2014): 176-177. doi: 10.1038/nature13752.

40. Nicholas A. Bokulich y Martin J. Blaser, «A Bitter Aftertaste: Unintended Effects of Artificial Sweeteners on the Gut Microbiome», *Cell Metabolism* 20, n.º 5 (4 de noviembre de 2014): 701-703.

41. G. Kristjánsson, P. Venge y R. Hällgren, «Mucosal Reactivity to Cow's Milk Protein in Coeliac Disease», *Clinical and Experimental Immunology* 147, n.º 3 (marzo de 2007): 449-455.

42. J. Wasilewska *et al.*, «The Exogenous Opioid Peptides and DPPIV Serum Activity in Infants with Apnoea Expressed as Apparent Life Threatening Events (ALTE)», *Neuropeptides* 45, n.º 3 (junio de 2011): 189-195. doi: 10.1016/j.npep.2011.01.005.

43. M. Knip *et al.*, «Dietary Intervention in Infancy and Later Signs of Beta-Cell Autoimmunity», *New England Journal of Medicine* 363, n.º 20 (11 de noviembre de 2010): 1900-1908. doi:10.1056/NEJMoa1004809.

44. A. Ebringer y T. Rashid, «Rheumatoid Arthritis Is Caused by Proteus: The Molecular Mimicry Theory and Karl Popper», *Frontiers in Bioscience (elite edition)* 1 (1 de junio de 2009): 577-586.

45. Michael H. Silverman y Marc J. Ostro, *Bacterial Endotoxin in Human Disease,* Berkeley, CA: XOMA, 1999.

46. J. Hollon *et al.*, «Effect of Gliadin on Permeability».

Capítulo 3

1. J. Simon-Areces, «UCP2 Induced by Natural Birth Regulates Neuronal Differentiation of the Hippocampus and Related Adult Behavior», *PLoS One* 7, n.º 8 (2012): e42911.

2. K. Kristensen y L. Henriksen, «Cesarean Section and Disease Associated with Immune Function», *Journal of Allergy and Clinical Immunology* 137, n.º 2 (febrero de 2016): 587-590.

3. J. R. Marchesi *et al.*, «The Gut Microbiota and Host Health: A New Clinical Frontier», *Gut* 65, n.º 2 (febrero de 2016): 330-339.

4. H. J. Zapata y V. J. Quagliarello, «The Microbiota and Microbiome in Aging: Potential Implications in Health and Age-Related Diseases», *Journal of the American Geriatrics Society* 63, n.º 4 (abril de 2015): 776-781.

5. J. L. Round y S. K. Mazmanian, «The Gut Microbiota Shapes Intestinal Immune Responses during Health and Disease», *Nature Reviews: Immunology* 9, n.º 5 (mayo de 2009): 313-323.

6. S. Bengmark, «Nutrition of the Critically Ill –A 21st-Century Perspective», *Nutrients* 5, n.º 1 (2013): 162-207.

7. G. D. Hermes, E. G. Zoetendal y H. Smidt, «Molecular Ecological Tools to Decipher the Role of Our Microbial Mass in Obesity», *Beneficial Microbes* 6, n.º 1 (marzo de 2015): 61-81.

8. C. de Filippo *et al.*, «Impact of Diet in Shaping Gut Microbiota Revealed by a Comparative Study in Children from Europe and Rural Africa», *Proceedings of the National Academy of Sciences of the United States of America* 107, n.º 33 (17 de agosto de 2010): 14691-14696.

9. C. Costelloe *et al.*, «Effect of Antibiotic Prescribing in Primary Care on Antimicrobial Resistance in Individual Patients: Systematic Review and Meta-Analysis», *BMJ* 340 (18 de mayo de 2010): c2096. doi: 10.1136/bmj.c2096.

10. T. J. Martin, J. E. Kerschner y V. A. Flanary, «Fungal Causes of Otitis Externa and Tympanostomy Tube Otorrhea», *International Journal of Pediatric Otorhinolaryngology* 69, n.º 11 (noviembre de 2005): 1503-1508.

11. A. I. Petra *et al.*, «Gut-Microbiota-Brain Axis and Its Effect on Neuropsychiatric Disorders with Suspected Immune Dysregulation», *Clinical Therapeutics* 37, n.º 5 (1 de mayo de 2015): 984-995. doi: 10.1016/j.clinthera.2015.04.002.

12. N. Sudo, «Role of Microbiome in Regulating the HPA Axis and Its Relevance to Allergy», *Chemical Immunology and Allergy* 98 (2012): 163-175. doi: 10.1159/000336510.

13. G. Ou *et al.*, «Proximal Small Intestinal Microbiota and Identification of Rod-Shaped Bacteria Associated with Childhood Celiac Disease», *American Journal of Gastroenterology* 104, n.º 12 (diciembre de 2009): 3058-3067. doi: 10.1038/ajg.2009.524.

14. N. Hayek, «Chocolate, Gut Microbiota, and Human Health», *Frontiers in Pharmacology* 4 (7 de febrero de 2013): 11. doi: 10.3389/fphar.2013.00011.

15. A. Duda-Chodak, «The Inhibitory Effect of Polyphenols on Human Gut Microbiota», *Journal of Physiology and Pharmacology* 63, n.º 5 (octubre de 2012): 497-503.

16. O. H. Franco *et al.* «The Polymeal» (ver el cap. 1, n.º 8).

17. M. I. Queipo-Ortuno *et al.*, «Influence of Red Wine Polyphenols and Ethanol on the Gut Microbiota Ecology and Biochemical Biomarkers», *American Journal of Clinical Nutrition* 95, n.º 6 (junio de 2012): 1323-1334. doi: 10.3945/ajcn.111.027847.

18. M. Massot-Cladera *et al.*, «Cocoa Modulatory Effect on Rat Faecal Microbiota and Colonic Crosstalk», *Archives of Biochemistry and Biophysics* 527, n.º 2 (15 de noviembre de 2012): 105-112. doi: 10.1016/j.abb.2012.05.015.

19. Mara Hvistendahl, «My Microbiome and Me», *Science* 336, n.º 6086 (8 de junio de 2012): 1248-1250.

20. M. Jackson *et al.*, «Signatures of Early Frailty in the Gut Microbiota», *Genome Medicine* 8, n.º 1 (29 de enero de 2016): 8.

21. J. Suez *et al.*, «Artificial Sweeteners Induce Glucose Intolerance by Altering the Gut Microbiota», *Nature* 514, n.º 7521 (9 de octubre de 2014): 181-186.

22. I. R. Redovnikovic *et al.*, «Polyphenolic Content and Composition and Antioxidative Activity of Different Cocoa Liquors», *Czech Journal of Food Sciences* 27, n.º 5 (2009): 330-337.

Capítulo 4

1. R. Valentino *et al.*, «Markers of Potential Coeliac Disease in Patients with Hashimoto's Thyroiditis», *European Journal of Endocrinology* 146, n.º 4 (abril de 2002): 479-483.

2. J. P. Bercz *et al.*, «Mechanistic Aspects of Ingested Chlorine Dioxide on Thyroid Function: Impact of Oxidants on Iodide Metabolism», *Environmental Health Perspectives* 69 (noviembre de 1986): 249-254.

3. V. M. Darras, «Endocrine Disrupting Polyhalogenated Organic Pollutants Interfere with Thyroid Hormone Signalling in the Developing Brain», *Cerebellum* 7, n.º 1 (2008): 26-37.

4. US Department of Health and Human Services, Office on Women's Health, «Hashimoto's Disease, Frequently Asked Questions», http://www.womens-health.gov/publications/our-publications/fact-sheet/hashimoto-disease.pdf.

5. Jonas F. Ludvigsson *et al.*, «Small-Intestinal Histopathology and Mortality Risk in Celiac Disease», *Journal of the American Medical Association* 302, n.º 11 (16 de septiembre de 2009): 1171-1178.

6. C. Zanchi *et al.*, «Leonardo da Vinci Meets Celiac Disease», *Journal of Pediatric Gastroenterology and Nutrition* 56, n.º 2 (febrero de 2013): 206-210.

7.   M. Finizio *et al.*, «Large Forehead: A Novel Sign of Undiagnosed Coeliac Disease», *Digestive and Liver Disease* 37, n.º 9 (septiembre de 2005): 659-664.

Capítulo 5

1.   M. R. Arbuckle *et al.*, «Development of Autoantibodies» (ver el cap. 1, n.º 1).
2.   Y. Shoenfeld *et al.*, «The Mosaic of Autoimmunity: Prediction, Autoantibodies, and Therapy in Autoimmune Disease –2008», *Israel Medical Association Journal* 10, n.º 1 (enero de 2008): 13-19.
3.   B. Lindberg *et al.*, «Islet Autoantibodies in Cord Blood from Children Who Developed Type I (Insulin-Dependent) Diabetes Mellitus before 15 Years of Age», *Diabetologia* 42, n.º 2 (febrero de 1999): 181-187.
4.   A. Lanzini *et al.*, «Complete Recovery of Intestinal Mucosa Occurs Very Rarely in Adult Coeliac Patients despite Adherence to Gluten-Free Diet», *Alimentary Pharmacology and Therapeutics* 29, n.º 12 (15 de junio de 2009): 1299-1308. doi: 10.1111/j.1365-2036.2009.03992.x.
5.   A. Sugrue, A. Egan y A. O'Regan, «A Woman with Macrocytic Anaemia and Confusion», *BMJ* 349 (8 de julio de 2014): g4388.
6.   R. Shaoul y A. Lerner, «Associated Autoantibodies in Celiac Disease», *Autoimmunity Reviews* 6, n.º 8 (septiembre de 2007): 559-565.
7.   J. V. Wright, «The Unexpected Culprits behind Rheumatoid Arthritis», *Nutrition and Healing*, 18 de diciembre de 2008.
8.   N. H. Shah *et al.*, «Proton Pump Inhibitor Usage and the Risk of Myocardial Infarction in the General Population», *PLoS One* 10, n.º 6 (10 de junio de 2015): e0124653.
9.   D. E. Freedberg *et al.*, «Use of Proton Pump Inhibitors Is Associated with Fractures in Young Adults: A Population-Based Study», *Osteoporosis International* 26, n.º 10 (octubre de 2015): 2501-2507.
10.   K. Tucker, «Are you Vitamin B12 Deficient?», *Agricultural Research* 48, n.º 8 (agosto de 2000).
11.   L. Viitasalo *et al.*, «Early Microbial Markers of Celiac Disease», *Journal of Clinical Gastroenterology* 48, n.º 7 (agosto de 2014): 620-624.
12.   B. Kaila, K. Orr y C. N. Bernstein, «The Anti-*Saccharomyces Cerevisiae* Antibody Assay in a Province-Wide Practice: Accurate in Identifying Cases of Crohn's Disease and Predicting Inflammatory Disease», *Canadian Journal of Gastroenterology* 19, n.º 12 (diciembre de 2005): 717-721.
13.   E. Israeli *et al.*, «Anti-*Saccharomyces Cerevisiae* and Antineutrophil Cytoplasmic Antibodies as Predictors of Inflammatory Bowel Disease», *Gut* 54, n.º 9 (septiembre de 2005): 1232-1236. doi: 10.1136/gut.2004.060228.
14.   K. M. Das *et al.*, «Autoimmunity to Cytoskeletal Protein Tropomyosin: A Clue to the Pathogenetic Mechanism for Ulcerative Colitis», *Journal of Immunology* 150, n.º 6 (15 de marzo de 1993): 2487-2493.
15.   M. Hendricks y H. Weintraub, «Tropomyosin Is Decreased in Transformed Cells», *Proceedings of the National Academy of Sciences of the United States of America* 78 n.º 9 (septiembre de 1981): 5633-5637.

16. C. Betterle y R. Zanchetta, «Update on Autoimmune Polyendocrine Syndromes (APS)», *Acta Bio-Medica* 74, n.º 1 (abril de 2003): 9-33.
17. L. H. Duntas, «Does Celiac Disease Trigger Autoimmune Thyroiditis?», *Nature Reviews: Endocrinology* 5, n.º 4 (abril de 2009): 190-191.
18. C. Virili *et al.*, «Atypical Celiac Disease as Cause of Increased Need for Thyroxine: A Systematic Study», *Journal of Clinical Endocrinology and Metabolism* 97, n.º 3 (marzo de 2012): E419-22.
19. C. J. Murray y J. Frenk, «Ranking 37th –Measuring the Performance of the US Health Care System», *New England Journal of Medicine* 362, n.º 2 (14 de enero de 2010): 98-99, doi: 10.1056/NEJMp0910064; P. A. Muennig y S. A. Glied, «What Changes in Survival Rates Tell Us about US Health Care», *Health Affairs.* 29, n.º 11 (noviembre de 2010): 2105-2113, doi: 10.1377/hlthaff.2010.0073.
20. P. Lencel y D. Magne, «Inflammaging: The Driving Force in Osteoporosis?», *Medical Hypotheses* 76, n.º 3 (marzo de 2011): 317-321, doi: 10.1016/j.mehy.2010.09.023.
21. P. Jepsen, «Comorbidity in Cirrhosis», *World Journal of Gastroenterology* 20, n.º 23 (21 de junio de 2014): 7223-7230.
22. G. Gobbi *et al.*, «Coeliac Disease, Epilepsy, and Cerebral Calcifications: The Italian Working Group on Coeliac Disease and Epilepsy», *Lancet* 340, n.º 8817 (22 de agosto de 1992): 439-443.
23. M. Hadjivassiliou, R. A. Grünewald y G. A. Davies-Jones, «Gluten Sensitivity as a Neurological Illness», *Journal of Neurology, Neurosurgery, and Psychiatry* 72, n.º 5 (mayo de 2002): 560-563.

Capítulo 6

1. P. J. Turnbaugh *et al.*, «The Effect of Diet on the Human Gut Microbiome: A Metagenomic Analysis in Humanized Gnotobiotic Mice», *Science Translational Medicine* 1, n.º 6 (11 de noviembre de 2009): 6ra14.
2. Environmental Working Group analysis of tests of 10 umbilical cord blood samples conducted by AXYS Analytical Services (Sydney, BC) and Flett Research Ltd. (Winnipeg, MB).
3. L. Geurts *et al.*, «Gut Microbiota Controls Adipose Tissue Expansion, Gut Barrier and Glucose Metabolism: Novel Insights into Molecular Targets and Interventions Using Prebiotics», *Beneficial Microbes* 5, n.º 1 (marzo de 2014): 3-17.
4. L. O. Schulz *et al.*, «Effects of Traditional and Western Environments on Prevalence of Type 2 Diabetes in Pima Indians in Mexico and the US», *Diabetes Care* 29, n.º 8 (agosto de 2006): 1866-1871.
5. William Davis, *Sin trigo, gracias*, Editorial Aguilar.

Capítulo 7

1. USDA Economic Research Service, «Recent trends in GE Adoption», http://www.ers.usda.gov/data-products/adoption-of-genetically-engineered-crops-in-the-us/recent-trends-in-ge-adoption.aspx.

2. R. Mesnage et al., «Cytotoxicity on Human Cells of Cry1Ab and Cry1Ac Bt Insecticidal Toxins Alone or with a Glyphosate-Based Herbicide», Journal of Applied Toxicology 33, n.º 7 (julio de 2013): 695-699.

3. Anthony Samsel y Stephanie Seneff, «Glyphosate's Suppression of Cytochrome P450 Enzymes and Amino Acid Biosynthesis by the Gut Microbiome: Pathways to Modern Diseases», Entropy 15, n.º 4 (abril de 2013): 1416-1463, doi: 10.3390/e15041416.

4. R. A. Hites et al., «Global Assessment of Organic Contaminants in Farmed Salmon», Science 303, n.º 5655 (9 de enero de 2004): 226-229.

5. S. L. Seierstad et al., «Dietary Intake of Differently Fed Salmon: The Influence on Markers of Human Atherosclerosis», European Journal of Clinical Investigation 35, n.º 1 (enero de 2005): 52-59.

6. J. Foran et al., «Quantitative Analysis of the Benefits and Risks of Consuming Farmed and Wild Salmon», Journal of Nutrition 135, n.º 11 (noviembre de 2005): 2639-2643.

7. National Resources Defense Council, «The Smart Seafood Buying Guide», 25 de agosto de 2015, https://www.nrdc.org/stories/smart-seafood-buying-guide.

8. T. Thompson, «Gluten Contamination of Commercial Oat Products in the United States», New England Journal of Medicine 351, n.º 19 (4 de noviembre de 2004): 2021-2022.

9. G. M. Sharma, M. Pereira y K. M. Williams, «Gluten Detection in Foods Available in the United States —A Market Survey», Food Chemistry 169 (15 de febrero de 2015): 120-126.

10. B. Bellioni-Businco et al., «Allergenicity of Goat's Milk in Children with Cow's Milk Allergy», Journal of Allergy and Clinical Immunology 103, n.º 6 (junio de 1999): 1191-1194.

11. J. Jenkins, H. Breiteneder y E. N. Mills, «Evolutionary Distance from Human Homologs Reflects Allergenicity of Animal Food Proteins», Journal of Allergy and Clinical Immunology 120, n.º 6 (diciembre de 2007): 1399-1405.

12. P. Restani et al., «Cross-Reactivity between Milk Proteins from Different Animal Species», Clinical and Experimental Allergy 29, n.º 7 (julio de 1999): 997-1004.

13. T. J. Suutari et al., «IgE Cross Reactivity between Reindeer and Bovine Milk Beta-Lactoglobulins in Cow's Milk Allergic Patients», Journal of Investigational Allergology and Clinical Immunology 16, n.º 5 (2006): 296-302.

14. G. Iacono et al., «Use of Ass' Milk in Multiple Food Allergy», Journal of Pediatric Gastroenterology and Nutrition 14, n.º 2 (febrero de 1992): 177-181.

15. A. V. Finkel, J. A. Yerry y J. D. Mann, «Dietary Considerations in Migraine Management: Does a Consistent Diet Improve Migraine?», Current Pain and Headache Reports 17, n.º 11 (noviembre de 2013): 373, doi: 10.1007/s11916-013-0373-4.

16. B. M. Popkin y C. Hawkes, «Sweetening of the Global Diet, Particularly Beverages: Patterns, Trends, and Policy Responses», Lancet Diabetes and Endocrinology 4, n.º 2 (febrero de 2016): 174-186.

17. USDA, Profiling Food Consumption in America, http://www.usda.gov/factbook/chapter2.pdf.

18. A. Singh *et al.*, «Phytochemical Profile of Sugarcane and Its Potential Health Aspects», *Pharmacognosy Reviews* 9, n.º 17 (enero-junio de 2015): 45-54.

19. Nicholas A. Bokulich y Martin J. Blaser, «A Bitter Aftertaste: Unintended Effects of Artificial Sweeteners on the Gut Microbiome», *Cell Metabolism* 20, n.º 5 (4 de noviembre de 2014): 701-703.

20. J. James *et al.*, «Preventing Childhood Obesity by Reducing Consumption of Carbonated Drinks: Cluster Randomised Controlled Trial», *BMJ* 328, n.º 7450 (22 de mayo de 2004): 1237, doi: 10.1136/bmj.38077.458438.EE.

21. F. Biagi *et al.*, «A Milligram of Gluten a Day Keeps the Mucosal Recovery Away: A Case Report», *Nutrition Reviews* 62, n.º 9 (septiembre de 2004): 360-363.

22. Chiara Dall'asta *et al.*, «Dietary Exposure to Fumonisins and Evaluation of Nutrient Intake in a Group of Adult Celiac Patients on a Gluten-Free Diet», *Molecular Nutrition and Food Research* 56, n.º 4 (abril de 2012): 632-640.

Capítulo 8

1. A. Fasano y T. Shea-Donohue, «Mechanisms of Disease: The Role of Intestinal Barrier Function in the Pathogenesis of Gastrointestinal Autoimmune Diseases», *Nature Clinical Practices: Gastroenterology and Hepatology* 2, n.º 9 (septiembre de 2005): 416-422.

2. J. L. Watson *et al.*, «Green Tea Polyphenol (-)-Epigallocatechin Gallate Blocks Epithelial Barrier Dysfunction Provoked by IFN-Gamma but Not by IL-4», *American Journal of Physiology: Gastrointestinal and Liver Physiology* 287, n.º 5 (noviembre de 2004): G954-61.

3. S. D. Hsu *et al.*, «Green Tea Polyphenols Reduce Autoimmune Symptoms in a Murine Model for Human Sjogren's Syndrome and Protect Human Salivary Acinar Cells from TNF-Alpha-Induced Cytotoxicity», *Autoimmunity* 40, n.º 2 (marzo de 2007): 138-147.

4. Jeong-a Kim *et al.*, «Epigallocatechin Gallate, a Green Tea Polyphenol, Mediates NO-Dependent Vasodilation Using Signaling Pathways in Vascular Endothelium Requiring Reactive Oxygen Species and Fyn», *Journal of Biological Chemistry* 282, n.º 18 (4 de mayo de 2007): 13736-13745.

5. S. Kuriyama *et al.*, «Green Tea Consumption and Cognitive Function: A Cross-Sectional Study from the Tsurugaya Project», *American Journal of Clinical Nutrition* 83, n.º 2 (febrero de 2006): 355-361.

6. Q. Collins *et al.*, «Epigallocatechin-3-Gallate (EGCG), a Green Tea Polyphenol, Suppresses Hepatic Gluconeogenesis through 5-AMP-Activated Protein Kinase», *Journal of Biological Chemistry* 282, n.º 41 (12 de octubre de 2007): 30143-30149.

7. S. Kuriyama *et al.*, «Green Tea Consumption and Mortality due to Cardiovascular Disease, Cancer, and All Causes in Japan: The Ohsaki Study», *Journal of the American Medical Association* 296, n.º 10 (13 de septiembre de 2006): 1255-1265.

8. A. C. Bronstein *et al.*, «Annual Report of the American Association of Poison Control Centers' National Poison Data System (NPDS): 28th Annual Report», *Clinical Toxicology* 49, n.º 10 (diciembre de 2010): 910-941.

9. K. M. Adams, M. Kohlmeier y S. H. Zeisel, «Nutrition Education in US Medical Schools: Latest Update of a National Survey», *Academic Medicine* 85, n.º 9 (septiembre de 2010): 1537-1542.

10. B. Diosdado *et al.*, «Neutrophil Recruitment and Barrier Impairment in Celiac Disease: A Genomic Study», *Clinical Gastroenterology and Hepatology* 5, n.º 5 (mayo de 2007): 574-581.

11. B. Muehleisen y R. L. Gallo, «Vitamin D in Allergic Disease: Shedding Light on a Complex Problem», *Journal of Allergy and Clinical Immunology* 131, n.º 2 (febrero de 2013): 324-329, doi: 10.1016/j.jaci.2012.12.1562.

12. J. O. Clarke y G. E. Mullin, «A Review of Complementary and Alternative Approaches to Immunomodulation», *Nutrition in Clinical Practice* 23, n.º 1 (febrero de 2008): 49-62.

13. Y. Wang *et al.*, «High Molecular Weight Barley β-Glucan Alters Gut Microbiota toward Reduced Cardiovascular Disease Risk», *Frontiers in Microbiology* 7 (10 de febrero de 2016): 129.

14. A. Mahmood *et al.*, «Zinc Carnosine, a Health Food Supplement That Stabilises Small Bowel Integrity and Stimulates Gut Repair Processes», *Gut* 56, n.º 2 (febrero de 2007): 168-175.

15. M. R. Griffin, «Epidemiology of Nonsteroidal Anti-Inflammatory Drug-Associated Gastroduodenal Injury», *American Journal of Medicine* 104, n.º 3A (30 de marzo de 1998): 23S-29S.

16. C. M. Wilcox *et al.*, «Consensus Development Conference on the Use of Nonsteroidal Anti-Inflammatory Agents, including Cyclooxygenase-2 Enzyme Inhibitors and Aspirin», *Clinical Gastroenterology and Hepatology* 4, n.º 9 (septiembre de 2006): 1082-1089.

17. B. Cryer, «NSAID-Associated Deaths: The Rise and Fall of NSAID-Associated GI Mortality», *American Journal of Gastroenterology* 100, n.º 8 (agosto de 2005): 1694-1695.

18. B. Cryer y M. Feldman, «Effects of Very Low Doses of Daily, Long-Term Aspirin Therapy on Gastric, Duodenal and Rectal Prostaglandins and on Mucosal Injury in Healthy Humans», *Gastroenterology* 117, n.º 1 (julio de 1999): 17-25.

19. C.M. Wilcox, B. Cryer y G. Triadafilopoulos, «Patterns of Use and Public Perception of Over-the-Counter Pain Relievers: Focus on Nonsteroidal Antiinflammatory Drugs», *Journal of Rheumatology* 32, n.º 11 (noviembre de 2005): 2218-2224.

20. Daniel A. Leffler *et al.*, «A Randomized, Double-Blind Study of Larazotide Acetate to Prevent the Activation of Celiac Disease during Gluten Challenge», *American Journal of Gastroenterology* 107, n.º 10 (octubre de 2012): 1554-1562.

21. Ilus Tuire *et al.*, «Persistent Duodenal Intraepithelial Lymphocytosis despite a Long-Term Strict Gluten-Free Diet in Celiac Disease», *American Journal of Gastroenterology* 107, n.º 10 (octubre de 2012): 1563-1569.

22. M. V. Tulstrup, «Antibiotic Treatment Affects Intestinal Permeability and Gut Microbial Composition in Wistar Rats Dependent on Antibiotic Class», *PLoS One* 10, n.º 12 (21 de diciembre de 2015): e0144854.

23. F. C. Peedikayil, P. Sreenivasan y A. Narayanan, «Effect of Coconut Oil in Plaque Related Gingivitis—A Preliminary Report», *Nigerian Medical Journal* 56, n.º 2 (marzo-abril de 2015): 143-147.

24. K. Scherf *et al.*, «Wheat-Dependent Exercise-Induced Anaphylaxis», *Clinical and Experimental Allergy* 46, n.º 1 (enero de 2016): 10-20.

25. T. Thompson y T. Grace, «Gluten in Cosmetics: Is There a Reason for Concern?», *Journal of the Academy of Nutrition and Dietetics* 112, n.º 23 (septiembre de 2012): 1316-1323.

26. R. Teshima, «Food Allergen in Cosmetics», *Yakugaku Zasshi* 134, n.º 1 (2014): 33-38.

27. K. Kwangmi, «Influences of Environmental Chemicals on Atopic Dermatitis», *Toxicological Research* 31, n.º 2 (junio de 2015): 89-96.

28. A. R. Heurung, «Adverse Reactions to Sunscreen Agents: Epidemiology, Responsible Irritants and Allergens, Clinical Characteristics, and Management», *Dermatitis* 25, n.º 6 (noviembre-diciembre de 2014): 289-326.

Capítulo 9

1. Margie Kelly, «Top 7 Genetically Modified Crops», *Huffpost Green* (blog), (30 de octubre de 2012), http://www.huffingtonpost.com/margie-kelly/genetically-modified-food_b_2039455.html.

2. G. M. Sharma, M. Pereira y K. M. Williams, «Gluten Detection in Foods Available in the United States –A Market Survey», *Food Chemistry* 169 (15 de febrero de 2015): 120-126.

3. G. Kristjánsson *et al.*, «Gut Mucosal Granulocyte Activation Precedes Nitric Oxide Production: Studies in Coeliac Patients Challenged with Gluten and Corn», *Gut* 54. n.º 6 (junio de 2005): 769-774, doi: 10.1136/gut.2004.057174.

4. F. Cabrera-Chávez *et al.*, «Maize Prolamins Resistant to Peptic-Tryptic Digestion Maintain Immune-Recognition by IgA from Some Celiac Disease Patients», *Plant Foods for Human Nutrition* 67, n.º 1 (marzo de 2012): 24-30.

5. Chiara Dall'asta *et al.*, «Dietary Exposure to Fumonisins and Evaluation of Nutrient Intake in a Group of Adult Celiac Patients on a Gluten-Free Diet», *Molecular Nutrition and Food Research* 56, n.º 4 (abril de 2012): 632-640.

6. V. F. Zevallos *et al.*, «Variable Activation of Immune Response by Quinoa (Chenopodium Quinoa Willd.) Prolamins in Celiac Disease», *American Journal of Clinical Nutrition* 96, n.º 2 (agosto de 2012): 337-344.

7. J. R. Biesiekierski *et al.*, «No Effects of Gluten in Patients with Self-Reported Non-Celiac Gluten Sensitivity after Dietary Reduction of Fermentable, Poorly Absorbed, Short-Chain Carbohydrates», *Gastroenterology* 145, n.º 2 (agosto de 2013): 320-328.

Capítulo 11

1. P. Tiwari, «Recent Trends in Therapeutic Approaches for Diabetes Management: A Comprehensive Update», *Journal of Diabetes Research* (2015): 340838.

2. M. T. Ventura *et al.*, «Intestinal Permeability in Patients with Adverse Reactions to Food», *Digestive and Liver Disease* 38, n.º 10 (octubre de 2006): 732-736.

3. A. Lanzini *et al.*, «Complete Recovery of Intestinal Mucosa Occurs Very Rarely in Adult Coeliac Patients despite Adherence to Gluten-Free Diet», *Alimentary Pharmacology and Therapeutics* 29, n.º 12 (15 de junio de 2009): 1299-1308.

4. G. Corrao *et al.*, «Mortality in Patients with Coeliac Disease and Their Relatives: A Cohort Study», *Lancet* 358, n.º 9279 (4 de agosto de 2001): 356-361.

5. L. A. Anderson *et al.*, «Malignancy and Mortality in a Population-Based Cohort of Patients with Coeliac Disease or 'Gluten Sensitivity'», *World Journal of Gastroenterology* 13, n.º 1 (7 de enero de 2007): 146-151.

ÍNDICE TEMÁTICO

Los números subrayados corresponden a texto de recuadros.